大国医经典医案诠解（病症篇）

眩晕头痛

主编 杨志宏

中国医药科技出版社

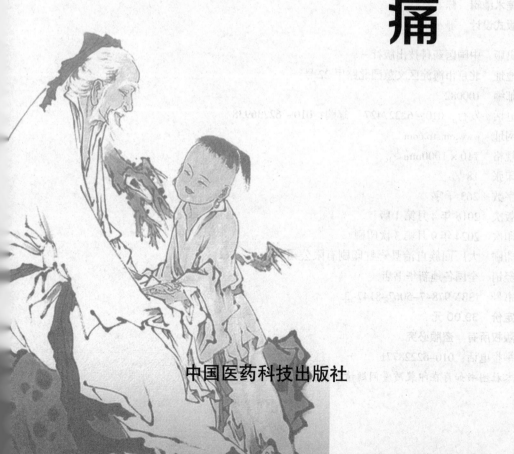

内 容 提 要

本书为《大国医经典医案诠解（病症篇）》丛书之一。全书分为眩晕篇和头痛篇，选取了近现代名医对眩晕症、头痛症的证治经验，各篇以证型细分为纲，以名家医案为目，每病案详细载录病史、诊疗经过，"诠解"部分阐释病案病因、病机及遣方用药之特色，旨在为临床诊治眩晕症和头痛症提供参考。全书内容丰富，资料翔实，具有较高的临床应用价值和文献参考价值，能够帮助读者开阔视野，增进学识。

图书在版编目（CIP）数据

眩晕头痛 / 杨志宏主编 . — 北京：中国医药科技出版社，2016.4（2024.9重印）
（大国医经典医案诠解 . 病症篇）
ISBN 978-7-5067-8147-3

Ⅰ . ①眩…　Ⅱ . ①杨…　Ⅲ . ①眩晕－医案－汇编　②头疼－医案－汇编
Ⅳ . ① R255.3　② R277.71

中国版本图书馆 CIP 数据核字（2016）第 018892 号

美术编辑　陈君杞
版式设计　郭小平

出版　中国医药科技出版社
地址　北京市海淀区文慧园北路甲 22 号
邮编　100082
电话　发行：010 - 62227427　　邮购：010 - 62236938
网址　www.cmstp.com
规格　710 × 1000mm $\frac{1}{16}$
印张　18 $\frac{3}{4}$
字数　263 千字
版次　2016 年 4 月第 1 版
印次　2024 年 9 月第 3 次印刷
印刷　大厂回族自治县彩虹印刷有限公司
经销　全国各地新华书店
书号　ISBN 978-7-5067-8147-3
定价　39.00 元

《大国医经典医案诠解（病症篇）》

编 委 会

主　编　吴少祯

副主编　王应泉　许　军　刘建青　范志霞

编　委　（以姓氏笔画为序）

于作洋　马　进　王　朔　尹　涛

邓小英　朱虹丽　刘欣竹　刘春莹

杨志宏　杨景锋　李　忠　李　楠

李禾薇　李宇恒　冷　伟　宋春荣

张　慧　张芳芳　陈　梅　陈　蓉

陈慰填　范志霞　金芬芳　屈　强

段行武　洪志明　贾清华　党志政

郭新宇　常占杰　覃　湛　满　雪

前 言

中医医案是中医临证诊治的资料，它具体体现了中医学理法方药的综合应用。医案是医家诊疗经验的积累和总结，能够反映其临床经验和学术特色，是具有参考和借鉴性的诊疗资料。近代著名学者章太炎说："中医之成绩，医案最著。"古往今来，历代医家都十分重视医案的总结记述，后学也从中汲取精华，获取启迪思维的心法。因此，医案对于从事中医临床、教学、科研工作者来说，当是必修之学。通过学习和研究医案，可以帮助我们揣摩名医的临床思维，培养知常达变的本领。同时，研究学习医案，可以获得关于疾病诊断、治疗、转归预后、流行病学以及医学史研究的资料，尤其是对各种方剂、药物的应用范围、加减变化、配伍、剂量、剂型等方面研究能发挥较大的作用。

本书在编写过程中遵从以下原则：①选录了近代名医、现代国家级及省级名老中医治疗眩晕、头痛具有代表性的医案，主要包括王文选、冉雪峰、施今墨、叶熙春、蒲辅周、陆观虎、王绍荫、李斯炽、史沛棠、张子琳、王渭川、严苍山、邹云翔、胡希恕、魏长春、刘惠民、岳美中等医家的医案。②全书分两部分，即眩晕和头痛。主要以中医辨证分型为纲，以名家医案为目，每病案均引自原医案，详细载录了各医家的诊疗经过以及处方用药。③因古代医案中无高血压病的诊断，故只选取了近代及现代临床治疗眩晕、头痛的医家医案。④每医案后均注有"诠解"，揭示医家的辨证思路、知常达变的诊疗技巧及遣方用药的特色。

本书在编写过程中，始终遵循着中医学基本理论，根据历代医家的原始医案内容，选择治疗眩晕、头痛的医案，主要从各位医家在长达数十年的实践积累所凝练出的学术思想及其独到的临床治疗经验中，结合笔者多年来的临床体会，加入诠解以尽力阐述名家对各种病症治疗用方、用药、加减变化、配伍、剂量范围、剂型的特点，收集资料内容翔实，密切结合临床实际，以冀为传承名医名家治疗眩晕、头痛的诊疗经验提供参考，为临床医生提高诊疗水平提供帮助。本书在编写过程中，得到庞芳、牛振英二位同志的大力协助，在此一并感谢。

由于编者水平有限，才疏学浅，经验不足，书中谬误之处在所难免，敬祈广大读者批评指正。

编者

2016 年 2 月

目 录

眩 晕 篇

头 痛 篇

眩晕篇

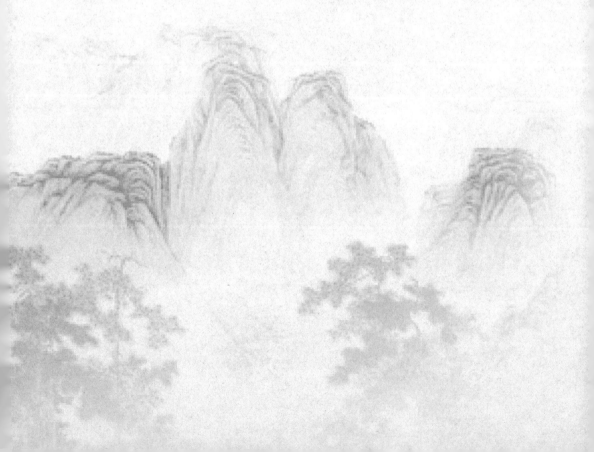

文章篇

肝阳上亢证

施今墨医案

（上实下虚重镇以治其标，育阴涵木丸剂以治其本）

陈某，女，38岁。

初诊：时有头晕痛已数年，失眠，精神不振，心烦怕吵，经北京医院检查血压190/120mmHg。近日上述症状较前加重，伴恶心，汗出，月经量少。脉弦上溢鱼际，尺弱。

辨证：肝阳上亢，气虚血少。

治法：平肝潜阳，补气强心。

处方：紫石英（先煎）18g，灵磁石（先煎）18g，旋覆花（包煎）6g，代赭石（先煎）15g，炒远志6g，蟹化石（先煎）30g，茯苓10g，茯神10g，白蒺藜12g，川牛膝15g，酸枣仁12g，半夏曲12g，玫瑰花4.5g，厚朴花4.5g，东白薇6g，谷芽10g，麦芽10g。9剂，水煎服，日1剂。

二诊：服上药后血压172/110mmHg，较前已有下降之势，症状均有所减轻，病属慢性，拟服丸药。

三诊：服丸药1个月，情况甚好，诸症大为减轻，睡眠可达5~6个小时，精神甚佳，已不心烦，血压160/100mmHg。

处方：夏枯草10g，生龙骨（先煎）12g，生牡蛎（先煎）12g，蟹化石（先煎）24g，灵磁石（先煎）18g，紫石英（包煎）18g，茯苓10g，茯神10g，白蒺藜12g，炒远志10g，鹿角霜10g，橘红4.5g，橘红络4.5g。20剂，水煎服，日1剂。

四诊：服药后，除觉乏力、口干之外，诸症若失。血压为140/100mmHg。病邪已退，正气未复，拟用强心补血，巩固疗效。

处方：夏枯草 10g，白蒺藜 12g，蟹化石（先煎）30g，朱寸冬 10g，朱茯神 10g，远志肉 10g，金石斛 6g，鲜石斛 6g，黄菊花 10g，东白薇 6g，大生地 6g，鲜生地 6g，西洋参（另炖兑服）4.5g，陈阿胶（另烊兑服）10g，鹿角胶（另烊兑服）6g。

五诊：前方连服 20 剂，检查血压 130/90mmHg，已趋正常，仍将上方去鲜石斛、鲜生地，加龟胶 20g。除三胶另兑服外，其余诸药共研细末，炼蜜为丸，每丸 10g 重，早、晚各服 1 丸，白开水送服。

（施小墨，陆寿康. 中国百年百名中医临床家丛书——施今墨. 北京：中国中医药出版社，2001：9-11.）

【诠解】本例患者初诊时头晕痛数年，失眠，心烦怕吵，血压过高，证属上实下虚，故以重镇之品紫石英、灵磁石、代赭石、蟹化石平肝潜阳以治其标；标证减轻后，再佐以滋阴之药金石斛、鲜石斛、黄菊花、东白薇、大生地、鲜生地、西洋参、陈阿胶、鹿角胶，育阴涵木以从本治。治疗中用丸剂，取其作用持久，与汤剂比较，内服后在胃肠中溶散缓慢，逐渐释放药物，吸收显效迟缓，作用持久，还可缓和某些药物毒性和不良反应，更宜高血压等慢性病长期服用，故在标证缓解后改用丸药培补本元，从而标本兼顾。

叶熙春医案
（风火上炎扰清空，养阴清肝息风火）

陈，男，60 岁。2 月，武康。

初诊：头部两侧晕胀掣痛，痛连两目，视物不清，右胁胀疼，脉象弦数，舌质边绛苔黄。

辨证：风阳上扰。

治法：清肝胆风火。

处方：羚羊角（先煎）12g，杭菊 6g，决明子 9g，生白芍 5g，青葙子（包）9g，黑山栀 9g，明天麻 6g，夏枯草 9g，制女贞子 9g，蔓荆子 9g，生石决明（先煎）24g。

二诊：泻肝清胆法服后，头晕、胁痛均减，而颞部之痛未除，两目视物不明，脉弦，拟再养阴、清肝、息风。

处方：大生地 18g，甘菊 6g，石蟹（先煎）15g，青葙子（包）9g，粉丹皮 5g，赤、白芍各 5g，黑山栀 9g，夏枯草 9g，明天麻 6g，制女贞子 9g，晚蚕沙（包）12g。

石斛夜光丸 8g，分吞。

（叶熙春．叶熙春专辑．北京：人民卫生出版社，1986：122-123.）

【诠解】因肝脉布于胁肋，上达巅顶，连于目系，又开窍于目，肝经风火炽盛，风火上炎，上扰清空，故头痛及目、视物不明、右胁胀疼。治当凉肝泻肝清热，以泄内风内火。肝木火太过，风火升逆，阴不制阳，必耗肾水，故二诊养阴清肝，平肝息风，此即"壮水之主，以制阳光"之意。

陆观虎医案

（肝郁气滞湿成痰，痰结化火致阳亢）

王某，男，44 岁。

初诊：头晕，耳鸣，脘堵，纳少，便燥，脉细弦。舌质红边绛，苔黄。

辨证：肝阳上亢，痰火郁结。

治法：和肝胃，化郁结。

处方：白蒺藜 9g，杭甘菊 6g，制半夏 6g，陈皮 6g，焦薏米 9g，焦稻芽 9g，山楂炭 6g，焦建曲 6g，石决明 9g，代代花 3g，佛手花 3g。

二诊：头晕、耳鸣未减，脘堵转痛，纳增。脉细弦，舌红苔黄。

处方：按前方去代代花、佛手花、焦建曲，加苏梗 6g，木香 3g，云磁石 9g。

三诊：头晕、耳鸣已减，脘胀有块，但痛止。脉细弦，舌质红而裂。

处方：按二诊方去制半夏、陈皮、焦薏米，加生牡蛎 9g，肥知母 6g，川通草 3g。

四诊：头晕大减，耳鸣已聪，仍脘胀有块。脉细弦，舌质红，苔微黄。

处方：按三诊方去苏梗、木香、焦山楂，加香橼皮 6g，上川连 3g，大腹皮 9g。

（纪民裕．陆观虎医案．天津：天津科学技术出版社，1986：430-431.）

【诠解】本例患者肝气郁结，气机不畅，湿聚成痰，气郁痰结日久化火，致肝阳上亢，发为头晕，耳鸣，脘堵纳少便燥，舌质红边绛，苔黄，脉细弦。治以白蒺藜、杭甘菊平肝散风以清头晕；代代花、佛手花宽胸理气；半夏、陈皮、焦薏米利湿化痰；焦稻芽、焦建曲、山楂炭健脾胃，导滞消积和胃；生石决镇肝清火以聪耳。二诊时患者症状缓解不明显，苏梗和中开胃，广木香理气解郁以止脘痛，云磁石平肝聪耳以止耳鸣。三诊时予以生牡蛎软坚化痰清热，肥知母泻火润燥清热，川通草通气利溲，引热下行。四诊头晕大减，耳鸣已聪，仍脘胀有块，此为肝气郁结化火，用上川连清心泻火，香橼皮宽胸顺气，大腹皮消胀利水。

王绍荫医案

（肝肾不足风痰动，息风通络安神志）

何某，男，60岁。

初诊：1963年7月8日。患者眩晕3年余，血压波动于180~200/100~120mmHg之间，久治不效来诊。患者头晕耳鸣，足软乏力，两手麻木，烦躁不安，夜间少寐，口苦咽干，食欲欠佳，小便黄而红，舌红苔黄，脉弦滑有力。

辨证：肝阳上亢。

治法：平肝潜阳。

处方：薄荷6g，钩藤10g，珍珠母（先煎）24g，生牡蛎（先煎）15g，夏枯草15g，云苓10g，半夏6g，橘红10g，炒枣仁15g。

此方加减服用20余剂，眩晕已除，余症若失，血压120~140/90~100mmHg，随访半年，未复发。

（赵恩俭. 津门医粹·第1辑. 天津：天津科学技术出版社，1989：170-171.）

【诠解】此证系年高久病，肝肾不足，肝风内动，风阳挟痰窜络所致。症见头晕耳鸣，足软乏力，两手麻木，烦躁不安，夜间少寐，口苦咽干，食欲欠佳，小便黄而红。治疗用薄荷、钩藤、珍珠母、生牡蛎、夏枯草平肝潜阳，云苓、半夏、橘红息风通络，炒枣仁安神定志。全方药简力峻，服20余剂诸症若失，血压正常，半年未复发，取效神速。

史沛棠医案

（肝阳上浮心阳亢，养阴平肝安心神）

张某，男。

初诊：1960 年 11 月 20 日。头昏耳鸣，心悸不宁，夜来失眠，脉弦有歇止。血压 160/105mmHg。

辨证：肝阳自旺，心阳偏亢。

治法：养阴和阳，平肝息风，佐以清心宁神。

处方：补心丹加减。北沙参 9g，丹参 12g，辰砂拌麦冬 9g，大生地黄 15g，炒牡丹皮 9g，夏枯草 12g，茯神 12g，川黄连 2.5g，炒酸枣仁 18g，制远志 4.5g，炙鳖甲（先煎）24g，煅牡蛎（先煎）30g，槐花 9g，甘菊花 9g，生磁石（先煎）1.8g，黑木耳 9g，佛手柑 9g。10 剂，水煎服，日 1 剂。

二诊：1960 年 12 月 1 日。服上方 10 剂后，血压降为 145/95mmHg，头昏、失眠、心悸等情况均有减轻，唯大便较溏。原方减去黑木耳，加焦山楂 12g，神曲 12g。

三诊：1960 年 12 月 16 日。服上方 14 剂后，血压 115/85mmHg，心悸等情况已除，夜寐已安，脉无歇止。嘱改用生脉饮长期调服，以期巩固。

（史奎钧，吕直，吴美倩．中国百年百名中医临床家丛书——史沛棠．北京：中国中医药出版社，2001：45．）

【诠解】本案反映了史氏用药灵动多变，注重辨证。患者不但肝阳上浮，头昏耳鸣，而且心阳偏亢，症见心悸不宁，夜来失眠，脉弦有歇止，血压升高。治疗上，史氏仿补心丹加减，以养阴平肝、清心安神为治，使血压得以控制，心悸等情况亦见减轻。方中黑木耳有滋肾强阴功效，据报道另有抗凝血、预防冠心病的功效，但其质多滋柔，易滑肠致便溏，故二诊时即减去。史氏用药灵活，辨证精准，可见一斑。

张子琳医案

（肝肾阴虚肝阳亢，补益肝肾重养阴）

原某，男，80岁。

初诊：1978年4月14日。近几天来忽觉头晕眼花，睡眠不好。西医诊为高血压病（血压220/120mmHg），尚患有老年性白内障。服药片，未见效。故想服中药治疗。现症：头晕眼花，食欲尚可，二便调，口干，脉弦而急。身体素健，喜食肥甘，从不服药。

辨证：肝阳上亢。

治法：平肝潜阳。

处方：平肝清晕汤加减。生白芍12g，生石决明（先煎）15g，白蒺藜12g，菊花10g，夏枯草10g，生龙、牡（先煎）各15g，杜仲12g，怀牛膝12g，桑寄生15g，麦冬12g。2剂，水煎服。

二诊：1978年4月20日。上药只服1剂，头晕即止。血压下降至正常，精神已复原。

（张文康，赵尚华，张俊卿.中国百年百名中医临床家丛书——张子琳.北京：中国中医药出版社，2001：17.）

【诠解】本案患者年过八旬，肝肾阴虚，肝阳上亢，发为眩晕，治疗予以补肝肾，强腰膝，以固其本，药用怀牛膝、桑寄生、杜仲。肝阳上亢，上冲头目，故治疗用夏枯草，其辛苦性寒，善治肝阳上亢之头痛、头晕，以加强菊花、石决明之功用；以麦冬易生地黄者，以其口干明显，宜重养阴也。因患者从不服药，现在药证相投，故一剂而效。

严苍山医案

（风阳痰浊上逆，主化痰浊兼理肝）

杨某，女，44岁。

初诊：血压高亢，胸闷泛恶，头晕痛殊甚，脉弦滑，苔薄腻。血压230/135mmHg。

辨证：风火相煽，胃失和降。

治法：平肝潜阳，和胃降逆。

处方：玳瑁片（先煎）6g，姜半夏9g，生石决明（先煎）15g，菊花6g，竹茹6g，薄荷炭（后下）3g，炙僵蚕9g，姜黄连2.4g，钩藤（后下）9g，牛黄清心丸（化服）1粒。

二诊：头晕痛，纳呆泛恶，心悸气短，苔腻薄黄，脉沉而小滑与症状未合，是因脾土失运则痰生，因痰生热，痰热生风，撳压过甚，风阳亢逆，故拟予化痰浊，和胃平肝，不斤斤于泻肝也。

处方：北沙参9g，竹茹6g，竹沥半夏9g，陈皮6g，白蒺藜9g，北秫米（包）9g，穭豆衣9g，枳壳4.5g，菊花6g，生石决明（先煎）15g，钩藤（后下）9g，生薏苡仁9g，朱茯苓9g。

三诊：用和胃平肝化浊法，中焦痞闷顿舒，脉象亦起，头晕痛渐瘥，纳渐增，泛恶亦止，然腻苔尚未尽化，再宗原法损益之。

处方：北沙参9g，生石决明（先煎）15g，竹茹6g，陈皮4.5g，炒枳壳6g，佩兰（后下）6g，生薏苡仁9g，蒺藜9g，朱茯苓9g，北秫米（包）6g，谷、麦芽各12g。

（严苍山. 上海老中医经验选编. 上海：上海科学技术出版社，1980：99-100.）

【诠解】本例患者血压高亢，胸闷泛恶，头晕痛殊甚，属脾失健运，聚湿生痰，风阳痰浊上逆，本源在脾，其标在于脾胃。遂以化痰浊为主，理肝健脾为佐，治用竹茹、竹沥半夏、陈皮、白蒺藜、北秫米、穭豆衣、枳壳、生薏苡、朱茯苓化痰浊，脉证合参，正本清源，故应手而瘥。而首诊时辨证为风火相煽、胃失和降，盖由脉不应症，反见沉而小滑，未得要领，治以平肝潜阳，和胃降逆，急此治，药不中的。严氏能及时准确辨证更法，取得显效。

魏长春医案

（郁怒生风肝阳亢，平息肝风调阴阳）

盛某，男，56岁。

初诊：眩晕，头胀面红，心烦少寐，口苦肢麻，大便硬结，小便短少，舌红苔黄，脉弦劲。血压175/110mmHg。有高血压病史。

辨证：肝阳上亢。

治法：平肝息风。

处方：自拟降压调肝汤加减。谷精草30g，墨旱莲30g，夏枯草12g，野菊花9g，广地龙9g，钩藤（后下）9g，决明子15g，怀牛膝15g，桑寄生15g。10剂，水煎服，日1剂。

二诊：服上方10剂后，血压降为100/96mmHg，头胀痛、眩晕减轻，寐安，二便通畅。嘱其继续服用，以巩固疗效。

三诊：再服上方15剂后，血压降为正常，诸症消失。

（单书健，陈子华．古今名医临证金鉴——头痛眩晕卷．北京：中国中医药出版社，1999：300-301．）

【诠解】魏长春自拟降压调肝汤，主要是从平息肝风着手，使内脏阴阳协调，血压下降至正常。用于肝阳上亢型的原发性高血压，表现为头痛眩晕、行走欲仆、烦躁失眠、性情急躁、舌红、脉弦硬。病因多由情志不畅，郁怒不乐，肝气郁结，肝阳化风，发生内风，攻冲成病。方中的谷精草、墨旱莲、夏枯草息风降压，决明子、广地龙柔肝降压，野菊花散风降压，怀牛膝引药下行，以治头脑胀痛，桑寄生养血散风降压，钩藤平肝息风，诸药合用，以平息内风，降低血压。

岳美中医案

（肝郁生热上额巅，凉肝清热潜肝阳）

梁某，男性，45岁。

初诊：1958年10月4日。自诉头晕胀痛已7年，每因劳累或情绪波动而加重。去年以来偶有心悸、耳鸣。素嗜烟酒，宿有咳嗽。诊见舌红无苔，左寸盛尺弱，余部沉牢，血压188/102mmHg。

辨证：肝郁热盛。

治法：疏肝清热。

处方：百合 12g，生地黄 12g，菊花 12g，决明子 12g，夏枯草 12g，白芍 12g，桑寄生 9g。

3 剂后头晕大减，血压下降为 148/88mmHg。再以白薇、龙、牡出入其间，20 剂后头晕、头胀悉除，血压稳定在 148~150/88~90mmHg。终止治疗。

（林殷. 心系病证医家临证精华——高血压病. 北京：人民军医出版社，2008：398-399.）

【诠解】本案头晕胀痛已 7 年，每因劳累或情绪波动而加重，舌红无苔，左寸盛尺弱，盖因肝失条达，郁久生热，邪热循经上额至巅顶所致。治疗谨遵《内经》"诸风掉眩，皆属于肝"之论，以疏肝清热之法获效。

张伯臾医案
（肝阳痰热窜络滞腑，平肝潜阳清泄痰热）

叶某，女，49 岁。

初诊：1976 年 10 月 14 日。昨晨起突感头晕痛，口唇向右歪斜，左侧肢体麻木不遂，面红口苦，便秘，舌苔黄腻，脉细涩。有高血压史 10 余年。

辨证：肝阳挟痰热。

治法：平肝，泄痰，通腑。

处方：钩藤（后下）15g，牡蛎（先煎）30g，生石决明（先煎）30g，生大黄（后下）4.5g，枳实 12g，黄芩 9g，朱茯苓 12g，天竺黄 9g，牡丹皮 9g，炒槐花 9g。7 剂，水煎服，日 1 剂。

二诊：1976 年 10 月 21 日。头晕痛已减，大便虽解但量少质干，夜寐不佳，左侧肢体稍利，舌苔黄腻未化，脉小弦。肝阳未平，痰热未清，再拟平肝清热、通腑泄痰法。

处方：钩藤（后下）15g，牡蛎（先煎）30g，生石决明（先煎）30g，当归 9g，生大黄（后下）4.5g，芒硝（冲）6g，枳实 12g，黄芩 9g。7 剂，水煎服，日 1 剂。

三诊：1976 年 10 月 27 日。头晕痛已除，口唇歪斜已瘥，左侧关节酸楚活动较前好转，大便通畅，舌苔转薄黄，脉小滑。再拟平肝清化通络法。

处方：生石决明（先煎）30g，炒黄芩 9g，丹参 15g，当归 12g，生大黄（后下）4.5g，防己 12g，忍冬藤 12g，生薏苡仁 12g，熟薏苡仁 12g，指迷茯苓丸（包）12g。4 剂，水煎服，日 1 剂。

四诊：1976 年 11 月 10 日。口唇歪斜已复，左侧肢体活动亦利，能下床步行，舌苔薄黄已化，脉细。再拟养肝润肠以善后。

处方：生地黄 12g，北沙参 12g，麦冬 9g，甜苁蓉 12g，油当归 12g，枳实 9g，沙苑子 9g，蒺藜 9g，生牡蛎（先煎）30g，忍冬藤 12g，指迷茯苓丸（包煎）12g。14 剂，出院带回。

（张小萍，陈明人. 中医内科医案精选. 上海：上海中医药大学出版社，2001：109-111.）

【诠解】本案患者晨起突感头晕痛，口唇向右歪斜，左侧肢体麻木不遂，神志清楚，属中风之中经络。面红口苦，便秘，舌苔黄腻，脉细涩。有高血压史 10 余年，证属肝阳化风，内风挟痰，走窜经络，痰热壅滞阳明腑实证，治以平肝潜阳，清泄痰热，通腑泄热。方中钩藤、石决明、牡蛎平肝潜阳，生大黄、枳实通腑泻实，黄芩、天竺黄、牡丹皮、炒槐花等清化痰热。二诊加用芒硝以增强清热通腑之力。三诊时腑热减轻，故予平肝清化通络法，加丹参、忍冬藤、指迷茯苓丸等清热化瘀通络之品。四诊时痰热已化，故予养肝润肠法以善后。

张赞臣医案
（肝阳上亢胃失和，柔润治肝疗效佳）

周某，女，49 岁。

初诊：1976 年 7 月 8 日。患者眩晕、呕吐、耳鸣反复发作已有半年。1975 年 12 月 7 日，始因心情不舒而引起发病，1 周后症状自行缓解。嗣后，眩晕病反复发作，而每次发作间隔时间逐渐缩短，由 2 个月 1 次缩短到 4 天发作 1 次。发作时周围物体旋转，伴恶心、呕吐、左耳鸣、听力下降，不敢睁眼视物，甚至不能起床。于 1976 年 6 月 21 日前庭功能检查：左耳功能消失，右耳略减弱。内听道拍片：未见异常。电测听检查：左神经性耳聋，右混合性耳聋。经门诊治疗无效而于同年 7 月 8 日入院。检查：神清，喜闭目，步态慢，尚稳。血压 170/110mmHg，心肺（-），耳膜完整，鼻、咽（-），眼球震颤Ⅰ度，血、尿常规正常。素有眩晕病史，近日又有发作，头晕不能转动，兼有作恶，左眼球作胀，且有震颤感。脉弦滑，苔薄腻。

辨证：肝阳上亢，胃气不和。

治法：平肝息风，化痰和中。

处方：生白芍 9g，白蒺藜 9g，嫩钩藤（后下）12g，稽豆壳 9g，夏枯草 12g，制半夏 9g，陈皮 4.5g，白茯苓 9g，青葙子 9g，决明子 9g，粉牡丹皮 9g。水煎服，4 剂。

二诊：7 月 15 日。头晕、目眩已减，眼球震颤消失，唯仍有耳鸣，微有呕恶感，左目珠尚有胀感。脉滑，苔腻。再予平肝和中。

处方：生白芍 9g，白蒺藜 9g，夏枯草 9g，制半夏 9g，陈皮 4.5g，白茯苓 9g，青葙子 9g，决明子 9g，稽豆壳 9g，枸杞子 9g。

三诊：7 月 29 日。耳鸣轻减，恶心、呕吐已止，唯眩晕时起时伏，但较过去大有轻减。脉滑，苔薄腻。再予平肝扶正。

处方：生白芍 9g，白蒺藜 9g，沙苑子 9g，枸杞子 9g，稽豆壳 9g，青葙子 9g，嫩钩藤（后下）12g，制半夏 9g，陈皮 4.5g，白茯苓 9g，炒党参 9g。水煎服，7 剂。

1978 年 5 月 20 日，随访近 2 年来眩晕间有发作，但症状较前明显减轻，同时发作次数亦大大减少。

（林殷 . 心系病证医家临证精华——高血压病 . 北京：人民军医出版社，2008：403-404.）

【诠解】本案始因心情不舒而发病，眩晕反复发作，而发作间隔时间逐渐缩短。发作时周围物体旋转，伴恶心、呕吐、左耳鸣、听力下降，不敢睁眼视物，甚至不能起床，此为内耳性眩晕症兼有高血压病。张赞臣用生白芍、白蒺藜、嫩钩藤、稽豆壳、夏枯草、白茯苓、青葙子、决明子、粉牡丹皮之品柔润治肝，疗效确切。

邢子亨医案

医案 1（肝阳偏盛火气逆，泻肝潜镇血下行）

李某，男，38 岁。

初诊：1974 年 8 月 29 日。病已数月，头晕头痛，枕骨部、项两侧憋胀，睡眠不好，舌红，脉弦数稍硬。血压 160/110mmHg。

辨证：肝阳偏盛，肝火上炎，肝气上逆。

治法：清肝泻火，潜镇降压。

处方：自拟平降汤加减。当归 12g，生白芍 12g，茯神 15g，首乌藤 15g，合欢皮 12g，生石决明（先煎）12g，菊花 12g，蔓荆子 12g，白蒺藜 10g，地龙 12g，牛膝 15g，玳瑁（另煎兑服）9g。7 剂，水煎服，日 1 剂。

二诊：1974 年 9 月 4 日。服上方后，头晕、头痛减轻，睡眠稍好。上方加龙骨（煅，先煎）19g，珍珠母 24g，以镇心平肝。

三诊：1974 年 9 月 12 日。服上方后，头晕、头痛已愈，睡眠也好，血压降至正常范围。再以上方减重镇药之量，改生石决明 15g，龙骨（煅，先煎）15g，珍珠母（先煎）15g。嘱其继续服用 10 剂以巩固疗效。

（邢睿贞，张文康. 中国百年百名中医临床家丛书——邢子亨. 北京：中国中医药出版社，2002：122.）

【诠解】本案为肝阳上亢型原发性高血压，因肝经郁火致肝阳上亢，头晕头痛，枕骨部、项两侧憋胀，睡眠不好，舌红，脉弦数稍硬。邢氏拟用平降汤加减治疗，清肝降压。方中当归、白芍养血平肝；茯神、首乌藤、合欢皮养心和肝安神；生石决明潜降肝阳，止头痛；菊花、蔓荆子、白蒺藜清肝，止眩晕，降血压；地龙、玳瑁凉血降压；牛膝引血下行，有引诸药行下降之功。

医案 2（肾虚肝阳上逆，滋肾清肝潜阳降逆）

叶某，男，62 岁。

初诊：1974 年 4 月 18 日。近几月来，头晕甚剧，下肢麻木，酸软无力，脉象弦细。血压 220/130mmHg。患原发性高血压 10 余年。

辨证：肝阳上亢。

治法：滋肾平肝，潜阳降压。

处方：潜降汤加减。熟地黄 24g，山药 12g，山茱萸肉 12g，女贞子 12g，生石决明（先煎）18g，珍珠母（先煎）18g，蔓荆子 12g，牛膝 15g，木瓜 15g，杜仲 18g，钩藤（后下）9g，红花 5g，鸡血藤 15g，陈皮 9g。7 剂，水煎服，日

1 剂。

二诊：1974 年 4 月 24 日。服上方后，血压稍降，病情见好。上方加黄精 12g，以补益精气；加磁石 24g，以镇摄平肝降压。

三诊：1974 年 5 月 14 日。服上方 10 剂后，两腿已觉有力，头晕肢麻减轻，已可扶拐杖行走，血压降为 180/100mmHg。去重镇之磁石，恐久用伤气。嘱其再服 10 剂，诸症消失，血压维持在 150/100mmHg。

（邢睿贞，张文康. 中国百年百名中医临床家丛书——邢子亨. 北京：中国中医药出版社，2002：123-124.）

【诠解】本案患者年 62 岁，头晕甚剧，下肢麻木，酸软无力，脉象弦细。血压 220/130mmHg，患原发性高血压 10 余年，为肾虚肝阳上逆型原发性高血压，必须心情舒畅，才可使血气安和，血压归于正常。《灵枢·本脏》云："志意者，所以御精神，收魂魄，适寒温，和喜怒者也。……志意和则精神专直，魂魄不散，悔怒不起，五脏不受邪矣。"若情志不遂，则脏气失调，久则脏气不和，发生偏盛偏衰之克贼现象，如善怒肝郁则肝邪上逆，易致原发性高血压。邢氏自拟潜降汤滋肾清肝，潜阳降逆。方中重用熟地黄、山药、山茱萸肉、女贞子补肝肾之阴；亦重用石决明、珍珠母、蔓荆子潜镇清肝；牛膝、木瓜、杜仲舒筋强腰膝；钩藤平肝息风降压；红花、鸡血藤活血通经络，以治麻木，兼以降压；佐以陈皮以理气健胃。

刘星元医案

（阴不制阳肝阳亢，平肝滋阴潜阳热）

杨某，女，34 岁，教师。

初诊：1975 年 10 月 4 日。头晕，头痛，耳鸣，血压 170/100mmHg，已 3 个多月，睡眠不实，梦多。手不能握拳，恶心欲吐，疲乏，月经错后，量多色红，无瘀块，两侧头痛，手足发麻，眼睛胀痛。脉弦盛，舌色鲜红。

辨证：肝阳上扰。

治法：平肝潜阳。

处方：丹皮 9g，炒栀子 9g，生杭芍 9g，茯苓 9g，白术 9g，柴胡 9g，黄芩

9g，薄荷（后下）4.5g，菊花 12g，青葙子 12g，炒地龙 9g，钩藤（后下）9g，生地 12g，玄参 9g，麦冬 9g。3 剂，隔日 1 剂。

二诊：1975 年 10 月 11 日。服药后头晕减轻，呕恶消失，能入睡。血压降为 126/78mmHg，但药停又升至 140/88mmHg。脉弦而缓，舌红稍减。10 月 4 日处方加防风 9g。3 剂，隔日 1 剂。

三诊：1975 年 10 月 17 日。药后诸症继续减轻，精神亦好，但仍多梦，现值月经来潮，脉弦缓，舌光少苔。10 月 4 日处方加防风 9g，继服。5 剂，隔日 1 剂。诸症大减而停药。

（刘星元. 刘星元临证集. 兰州：甘肃人民出版社，1980：27-28.）

【诠解】肝肾之阴不足，阴不制阳，阳亢于上，故头晕、头痛、耳鸣、睡眠不实、梦多。肝经脉属少阳，故见两侧头痛，手不能握拳，手足发麻，眼睛胀痛，脉弦盛，舌色鲜红。肝阳偏旺，胃气上逆，则恶心欲吐。治疗用丹皮、炒栀子、生杭芍、菊花、青葙、钩藤、柴胡平肝潜阳，黄芩、生地、玄参、麦冬滋阴清热，茯苓、白术健脾和胃；薄荷清利头目；炒地龙清热，平肝，通经。复诊时患者肝阳渐复，加防风，入肝经，用其气平散肝风，虽膀胱、脾、胃经药，然随诸经之药，各经皆至。

李仲守医案

（肝阳上亢胃不和，平肝潜阳调脾胃）

李某，男，42 岁。

初诊：1984 年 2 月 28 日。头晕胀，眼花，左上肢麻木，胃脘胀，口苦，咽红，二便正常。舌边偏红，苔薄黄，脉弦。血压 170/100mmHg。既往有高血压病史 2 年。

辨证：肝阳上亢，脾胃不和。

治法：平肝潜阳，调和脾胃。

处方：夏枯草 15g，丹参 15g，山楂 15g，桑皮 15g，钩藤（后下）15g，白蒺藜 12g，甘菊花 12g，牛蒡子 10g，枳壳 10g，鸡血藤 30g，干葛根 30g，石决明（先煎）40g。7 剂，水煎服，日 1 剂。

二诊：1984 年 3 月 5 日。服上方后，头晕大减，口微苦，舌脉同前。血压降至 140/90mmHg。嘱其继续服用上方，以巩固疗效。

（单书健，陈子华．古今名医临证金鉴——头痛眩晕卷．北京：中国中医药出版社，1999：269-270．）

【诠解】李老认为高血压病早期以阴损为主，临床见阴虚阳亢症状，逐渐阴损及阳，终见阴阳两虚症状，并将其病机概括为"变动在肝，根源在肾，关键在脾"。本案患者头晕胀眼花，左上肢麻木，胃脘胀，口苦，咽红，二便正常，舌边偏红，苔薄黄，脉弦，主要为肝阳上亢、脾胃不和。故治疗用夏枯草、钩藤、白蒺藜、甘菊清热不削伐；丹参养血活血；鸡血藤补养精血，以补"下虚"之本；又加以山楂、枳壳适当消导，调理脾胃，以免脾胃发生积滞燥热。

华廷芳医案

（肝胆之火上冲头目，滋阴养心镇肝通经络）

韩某，女，37 岁。

初诊：1974 年 6 月 3 日。现症头眩疼，五心烦热，失眠多梦，大便滞下，脉象沉滑，血压 160/110mmHg。

辨证：肝阳上亢。

治法：平肝潜阳。

处方：天麻、川牛膝、石决明、龙齿、生地黄、玄参、天冬、炒酸枣仁、柏子仁、当归、白芍、云茯苓、远志。水煎服，服药数剂后临床痊愈。

（林殷．心系病证医家临证精华——高血压病．北京：人民军医出版社，2008：408．）

【诠解】肝阳上冲于头目，头眩疼，血压升高至 160/110mmHg。肝胆火盛，消耗津液，不充于心身，故五心烦热。《经》云："肝藏魂，醒则魂寓于目，卧则魂藏于肝"；"阴虚则目不暝"。故失眠多梦，肝失疏泄，则大便滞下。治疗以滋阴潜阳、镇肝通络为法，以生地黄、玄参、天冬滋阴潜阳，以制肝胆之火；酸枣仁、柏子仁、当归、白芍、云茯苓活血补血，养心安神；石决明、龙齿镇肝潜阳；天麻、川牛膝通经活络，由上下行。

盛国荣医案

（肝阳妄动络道扰，清肝散结通络气）

陈某，男，56岁。

头目眩晕，头胀面红，心烦不寐，口苦肢麻，大便硬结，小便短少，舌红苔黄，脉弦，血压175/110mmHg。既往有高血压病史。

辨证：肝阳上亢。

治法：平肝，利水，息风。

处方：地龙干20g，生地黄20g，夏枯草15g，钩藤（后下）15g，蒺藜10g，白芍10g，牡丹皮10g，天麻10g，车前子10g，甘草3g。

服10剂后，血压降为150/96mmHg，头胀、眩晕减轻，寐安，二便通畅，于上方加茯苓10g，枸杞子10g，调治半个月血压降至正常。

[柯联才.盛国荣利水降压法用药经验.中医杂志，1994，35（1）：22-24.]

【诠解】眩晕，头胀面红，心烦不寐，口苦肢麻，便硬，小便短少，舌红苔黄，脉弦，辨证属肝阳上亢证。治疗用夏枯草、钩藤、蒺藜、天麻平肝潜阳，尤其夏枯草清肝散结，能"补养厥阴血脉，疏通结气"，含有丰富的钾盐，降压而不失钾。牡丹皮、车前子利水降压，具有利水祛瘀、通畅血脉、调节气血之功效，其中有些药物尚有降血脂、血糖之效，所以没有西药利尿剂所引起的低血钾、高血脂、高血糖等不良反应。临床常用于治疗肝阳妄动、络道所扰之高血压，疗效较好。地龙功能清热平肝，通络利水，"主大热狂烦及大人小儿小便不通"；现代药理学研究证实，此药对麻醉动物及肾性高血压犬均有缓慢而持久的降压作用。生地黄、白芍滋补肝肾，育阴潜阳。

郭士魁医案

（肝阳亢逆痰瘀扰，清热平肝化浊瘀）

王某，男，54岁。

初诊：1978年12月26日。反复头晕、头胀、胸闷5年。5年前无明显诱因出现头晕、头胀、胸闷,测血压高于正常,诊断为高血压病,服用复方降压片等有好转,但血压不稳定。口干,烦躁易怒,怒则心悸,头痛,失眠多梦。舌胖暗,苔黄白,脉沉弦。血压 190/120mmHg。

辨证:肝阳上亢,痰浊血瘀。

治法:清热平肝,活血化浊。

处方:川芎 20g,菊花 12g,葛根 20g,夏枯草 12g,黄芩 12g,瓜蒌 20g,薤白 15g,青木香 15g,茺蔚子 30g,香附 15g,草决明 20g,蝉蜕 6g,首乌藤 30g,珍珠母(先煎)30g。继服降压片。

二诊:1979 年 1 月 9 日。进前方头晕、头痛、胸闷完全缓解,睡眠改善,大便通畅,情绪好转。舌胖暗苔薄黄,脉沉弦。血压 150/100mmHg。上方加郁金 15g,续服。

三诊:1979 年 1 月 16 日。进前方以后,自觉无其他不适,睡眠可,舌胖暗苔薄白,脉沉弦,血压 138/85mmHg,上方续服。

(邓小英. 古今名医临证实录丛书——高血压. 北京:中国医药科技出版社,2013:114.)

【诠解】本案患者反复头晕、头胀、胸闷,口干,烦躁易怒,怒则心悸,头痛,失眠多梦。舌胖暗,苔黄白,脉沉弦。辨证属肝阳上亢、痰浊血瘀之本虚标实,多因水不涵木,肝阳亢逆无所制,气火上扰所致。治疗宜平肝潜阳,滋阴降火,活血化浊。方中取《金匮要略》中瓜蒌、薤白豁痰通阳,佐以黄芩、菊花等清泄肝热;夏枯草、草决明、珍珠母平肝;又以木香、香附、川芎行气活血,疏肝解郁。复诊时再予凉心热、散肝郁之郁金,以清热平肝,活血化浊。

颜正华医案

(肝郁气滞阴血耗,平和调理免伤肝)

王某,男,41 岁。

初诊:1992 年 4 月 13 日。1 年前因工作劳累及着急,突发血压升高,最高时可达 170/120mmHg。刻下:头晕,时感左胁及肝区胀痛,四肢乏力,梦多,纳少,多食则胀,大便不畅。舌暗,苔薄腻,脉弦滑。血压 150/98mmHg。平日性情急躁，喜食辛辣。

辨证：肝阳上亢，气机不畅。

治法：平肝潜阳，理气止痛。

处方：天麻 10g，钩藤（后下）15g，蒺藜 10g，赤芍 15g，珍珠母（先煎）30g，生牡蛎（先煎）30g，决明子 30g，郁金 12g，青皮 5g，陈皮 5g，炒川楝子 10g，元胡 10g，牛膝 15g，炒枳壳 10g。共 7 剂，每日 1 剂，水煎服。忌食辛辣、油腻，戒烟酒。

二诊：药后诸症均减，血压 120/80mmHg。昨日不慎感冒，今发热，咽痛，汗出，乏力，舌红发暗，苔薄白滑。证属风热表证兼阳亢，气机不畅。治以解表清热，佐以平肝疏肝。

处方：桑叶 10g，菊花 10g，桔梗 10g，苦杏仁 10g，浙贝母 10g，金银花 10g，连翘 10g，郁金 10g，枳壳 6g，生甘草 5g，芦根 30g。续进 3 剂。

三诊：热退，咽痛已，血压 130/90mmHg。仍头晕乏力，左胁隐痛而胀，并见恶心欲吐，苔微黄腻，脉弦。证属肝阳偏亢，气机不畅。治以平肝理气止痛。

处方：蒺藜 10g，白菊花 10g，郁金 10g，赤芍 10g，白芍 10g，青皮 10g，陈皮 10g，牛膝 12g，决明子 15g，竹茹 6g，生牡蛎（先煎）30g。

续进 7 剂。药后恶心欲吐止，余症均减。遂再以本方加减，连进 30 余剂，头晕、胁胀痛消失，血压基本正常。

（常章富. 颜正华学术经验辑要. 北京：人民军医出版社，2010：135.）

【诠解】患者平日性情急躁，喜食辛辣，肝阳偏亢，又因工作劳累，终使肝阳愈亢，故引发血压升高、头晕、胁胀痛、多梦等症。肝阳上亢，气机不畅，脾失健运，故大便不畅、纳少、多食则胀、四肢乏力。证属肝阳上亢，气机不畅。治以平肝潜阳，理气止痛。颜师认为治疗本证的关键有三：一是平肝潜阳与疏理气机并举；二是不能急于求成，过用峻猛之品，应平和调理，以免因过于镇潜与疏泄而再伤肝；三是配合辅助疗法，劝诫患者改掉嗜食辛辣之习惯，调畅情志。颜师将此三点贯穿于治疗的全过程，遂使诸症渐消。二诊时因表热多汗又兼肝阳偏亢，颜师随证变法，急则治标，以桑菊饮加减为治，主以解表清热，兼以平肝理气，一俟表解热清，即转平肝疏理，以治其本。方中主用桑、菊，因此二药既解表清热，又不大汗，且兼平肝故也。

路志正医案

（心火亢盛扰清空，养阴清热兼利水）

王某某，男，28岁。

初诊：1975年3月28日。头晕、头痛，两目发干，眼球抽痛，失眠多梦，尿黄量少，尿时痛感，下唇有一溃疡，舌质红少苔，脉弦数有力，血压156/108mmHg。

辨证：心火亢盛，上扰清空。

治法：清心泻火，导热下行。

处方：导赤散加味。生地15g，木通9g，竹叶6g，甘草梢6g，黄芩6g，生龙、牡（先煎）各30g。3剂，每日1剂，水煎服。

二诊：1975年3月31日。药后晕、痛悉减，小便复常，但睡眠、胃纳欠佳，血压130/80mmHg。予以养心安神，健脾益阴。

处方：炒白术15g，生龙、牡（先煎）各30g，茯苓9g，薏苡仁30g，夜交藤15g，远志9g，生地黄15g。3剂，每日1剂，水煎服。

三诊：1975年4月3日。诸症悉除，血压140/85mmHg，唯睡眠欠佳，故予补心丹，缓图收工。

（吴大真，李剑颖. 国医大师验案精粹. 北京：化学工业出版社，2011：78-79.）

【诠解】头晕、头痛，两目发干，眼球抽痛，失眠多梦，尿黄量少，尿时痛感，下唇有一溃疡，舌质红少苔，脉弦数有力，此正所谓《灵枢·五邪》"邪在心，则病心痛喜悲，时眩晕，视有余不足，而调之其输也"。治以导赤散，清心泻火，导热下行。方中生地甘寒而润，入心肾经，凉血滋阴以制心火；木通苦寒，入心与小肠经，上清心经之火，下导小肠之热，两药相配，滋阴制火而不恋邪，利水通淋而不伤阴。竹叶甘淡，清心除烦，淡渗利窍，导心火下行；生甘草梢清热解毒，尚可直达茎中而止痛，并能调和诸药，还可防木通、生地之寒凉伤胃。四药合用，共收清热、利水、养阴之效。

何任医案

（肝郁侮脾阳上亢，疏理肝脾镇肝阳）

苏某，女，36岁。

初诊：1971年12月6日。头目眩晕，夜寐时有手足麻木而有重感，脉弦苔净。素有高血压病。

辨证：脾胃不和，肝阳上亢。

治法：疏肝，和胃，平潜。

处方：桑寄生9g，钩藤（后下）12g，夏枯草12g，珍珠母（先煎）15g，代赭石12g，八月札9g，炒白芍9g，柴胡4.5g，制香附9g，旋覆花（包煎）9g，乌药6g。5剂，水煎服，日1剂。

二诊：素有高血压，头晕。近日感脘腹部作胀，手足麻，苔薄，脉微弦。血压200/135mmHg。

处方：旋覆花（包煎）9g，代赭石12g，蔻仁3g，川朴4.5g，白芍9g，大腹皮9g，柴胡4.5g，制香附9g，沉香曲12g，焦六曲12g。5剂，水煎服，日1剂。

三诊：药后血压略平，但尚在160/100mmHg，面色较红，脘腹气滞感，噫嗳，苔光质暗红，脉微弦而数。

处方：夏枯草24g，益母草15g，钩藤（后下）9g，焦山栀9g，珍珠母（先煎）30g，白芍9g，桑寄生12g，代赭石12g，炙龟甲15g，马蹄决明12g。5剂，水煎服，日1剂。

（何任.何任医案选.杭州：浙江科学技术出版社，1981：55-56.）

【诠解】头为诸阳之会，耳目乃清空之窍，肝阳上扰，易致头目眩晕，横窜四肢，夜寐时有手足麻木而有重感，脉弦苔净。素有高血压病，都是阳证。治疗用桑、钩、夏枯、珠母清肝镇潜；香附、乌药、沉香，八月札则疏理肝脾；降逆用旋覆、代赭石为旋覆代赭汤的主药；平肝用柴胡、芍药为四逆散协作药。复诊因肝郁气滞已减，故去疏气药，以山栀易柴胡，促使肝热下行；龟甲、决明以清降血压。

朱锡祺医案

（肝阳炽热鸱张莫制，介类为主潜阳镇逆）

魏某，男，57岁。

初诊：1963年12月9日。今日突然头晕眼化，面亦如丹，舌强不利，手指麻木，走路不稳，伸舌偏斜，口秽喷人，血压230/130mmHg，脉弦数，苔薄黄。既往有高血压病多年，性情急躁。

辨证：肝阳升扰，下汲肾阴，阳明炽热，鸱张莫制。

治法：泄热通腑，泻肝潜阳。

处方：羚羊角粉（吞服）0.6g，龙胆草6g，钩藤（后下）12g，生大黄（后下）6g，丹皮9g，夏枯草12g，野菊花12g，决明子30g，黄芩6g，石决明（先煎）30g，珍珠母（先煎）30g。2剂。

二诊：1963年12月11日。药后血压稍降，大便已行，仍头晕目花，面赤生火，多善言笑，口角流涎，右手麻木，走路摇晃。脉弦细，苔薄黄。血压180/110mmHg。

辨证：肝阳上扰。

治法：泻肝泄热，佐以潜阳。

处方：羚羊角粉（吞服）0.6g，龙胆草6g，石决明（先煎）30g，珍珠母（先煎）30g，丹皮9g，夏枯草12g，豨莶草15g，丹参9g，黄芩9g，臭梧桐30g，决明子30g，茺蔚子12g。2剂。

三诊：1963年12月14日。血压续降，舌斜已正，头晕减轻。多言善笑，喜动，喉头痰多，言语不利，流涎。脉弦细，苔薄。血压150/90mmHg。

辨证：痰浊内恋。

治法：平肝息风，化痰清热。

处方：豨莶草12g，决明子30g，夏枯草12g，丹参9g，半夏6g，郁金9g，陈胆星6g，天竺黄6g，丹皮6g，僵蚕9g，石决明（先煎）30g，珍珠母（先煎）30g。4剂。

四诊：1963年12月18日。多言善笑略有好转，性情依然急躁，头晕，睡眠不佳，头面升火。血压160/100mmHg。

辨证：心火亢盛，肝阳偏旺。

治法：清心降火，平肝潜阳。

处方：豨莶草 12g，黄连 3g，焦山栀 9g，连翘 12g，龟甲（先煎）12g，石决明（先煎）12g，珍珠母（先煎）30g，牡蛎（先煎）30g，钩藤（后下）12g，白蒺藜 12g，丹参 9g，生白芍 9g，磁石（先煎）30g。5 剂。

五诊：1964 年 1 月 19 日。心烦已静，心悸较平，睡眠欠佳，头昏足软，脉弦细，苔薄腻。血压 150/96mmHg。治法：平肝潜阳，养血安神。

处方：丹参 9g，夜交藤 30g，白蒺藜 9g，枣仁 9g，生槐花 12g，磁石（先煎）30g，牡蛎（先煎）30g，北秫米 12g，夏枯草 9g，合欢花 12g。5 剂。

（上海市卫生局. 上海老中医经验选编. 上海：上海科学技术出版社，1980：55-57.）

【诠解】既往有高血压病多年，性情急躁，躁则易怒，怒则气上，肝阳因之升腾，腑气躁结，阳明积热上攻，痰热窒塞，气火上升，是以风乘火势，火仗风盛，故突然头晕眼花，面赤如丹，舌强不利，手指麻木，走路不稳，伸舌偏斜，口秽喷人，血压 230/130mmHg，脉弦数，苔薄黄。此病多由木旺，火炽风生而气血上逆，此即《素问》"气血并走于上之大厥"。辨证属肝阳升扰，下汲肾阴，阳明炽热，鸱张莫制。此系急性发作，急则治其标，以泄热通腑，泻肝潜阳。方中羚羊角粉平肝息风，以龙胆草、决明、黄芩、夏枯草之苦寒为佐，泻上盛之火；石决明、珍珠母平肝潜阳；野菊、钩藤清在上之风；丹皮凉血；以大黄急下阳明腑气，釜底抽薪，大便通行，气火随之则风平热泄。复诊气焰平息，然本病多夹有痰浊，治当求本，滋补之药滋腻，皆于痰浊不宜。故潜阳镇逆，多以介类咸寒质重性能沉降，以定奔腾之气火，气味俱轻不碍痰浊，用石决明、珍珠母、牡蛎潜阳镇逆，风平火。最后以滋肝涵木、育阴潜阳以收工，此治之大法也。

杨少山医案

（肝阳偏亢心阴虚，平肝潜阳养心神）

张某，女，41 岁。

初诊：2003 年 6 月 11 日。发现血压增高半年，在服络活喜片 1 日 5mg，今测得血压 180/140mmHg。头晕目眩，心烦少寐，胸闷口干，颜面潮红，苔薄黄舌质红，脉弦。

辨证：肝阳上亢。

治法：平肝潜阳。

处方：明天麻 6g，枸杞子 30g，钩藤（后下）18g，杭白芍 15g，石决明（先煎）15g，决明子 30g，川连 3g，炒枣仁 30g，夜交藤 30g，黄芩 10g，桑寄生 15g，怀牛膝 15g，生地 15g，丹皮 10g，旱莲草 15g，女贞子 10g。连服 10 剂。

二诊：2003 年 6 月 21 日。服药后头晕目眩减，血压 140/105mmHg，仍胸闷寐差，舌脉同前，上方去丹皮、生地、黄芩，加川石斛 15g，合欢皮 10g，再进 10 剂。

三诊：2003 年 7 月 1 日。诸症渐平，面色如常，血压 140/90mmHg，苔薄白，舌质红，脉弦，前方续服 7 剂。服药后肝阳渐平，阴阳趋于平衡，诸症渐息。

［方伟. 杨少山名老中医诊治高血压的经验. 浙江中西医结合杂志，2006，16（1）：27.］

【诠解】患者头晕目眩，颜面潮红，苔薄黄舌质红，脉弦属肝阳上亢之证。心烦少寐，胸闷口干，此为兼有心阴虚证，治以平肝潜阳。方用明天麻、钩藤、杭白芍、石决明、决明子平肝阳；川连、黄芩、丹皮清肝经之热；炒枣仁、夜交藤、生地、旱莲草、女贞子养心安神。二诊时，仍觉胸闷寐差，予以石斛滋肾阴，降虚火；合欢皮解郁安神。肝阳渐平，阴阳平和，诸症渐息。

方和谦医案

医案 1（肝阳升发太过，上扰头目，滋阴降火镇肝阳）

唐某，男，55 岁。

初诊：2006 年 2 月 12 日。头晕加重半年。患者近半年来经常出现头晕耳堵、听力下降、视物模糊、行走欲倒的症状。自诉：有高血压病史，头晕加重症状，常因情绪急躁发作。查其：血压右臂 135/90mmHg，左臂 120/80mmHg；舌红，苔白；脉弦大有力。

辨证：肝阳上亢化风。

治法：平肝息风，滋阴降火。

处方：羚羊钩藤汤加减。桑寄生 12g，钩藤（后下）10g，薄荷（后下）5g，竹茹 10g，石斛 6g，麦冬 6g，羚羊角粉（冲）0.3g，茯苓 12g，沙苑子 10g，枸杞子 10g，生稻芽 15g，百合 10g。7 剂，水煎服，日 1 剂。

二诊：患者药后头晕、恶心好转，耳堵、视力均逐渐好转。察其舌红，苔白；脉弦大。

处方：桑寄生 12g，钩藤（后下）10g，天麻 6g，珍珠母 10g，石斛 10g，麦冬 10g，桑椹 10g，茯苓 12g，夜交藤 12g，枸杞子 10g，熟地 12g，薄荷（后下）5g。10 剂，水煎服，日 1 剂。

三诊：因肝风已平，去羚羊粉、珍珠母，加用白芍、桑椹、熟地、夜交藤等滋阴柔肝药，标本兼治。

（贺兴东，翁维良，姚乃礼．当代名老中医典型医案集——内科分册．北京：人民卫生出版社，2009：1160．）

【诠解】半年来常因情绪急躁，肝气郁结，郁久化火，肝阳挟痰动风，风痰上扰，正如《素问》谓"诸风掉眩，皆属于肝"。肝为风木之脏，体阴而用阳，主升主动。因肝阳升发太过，上扰头目，故经常出现头晕耳堵、听力下降；阳亢而阴虚，目失濡养，故视物模糊；上盛下虚，故行走欲倒。治以平肝息风，滋阴降火。处方羚羊钩藤汤是平息肝风的重要方剂。本案因肝阳升发太过，故用羚羊角粉、珍珠母镇肝潜阳；钩藤、天麻平肝息风；竹茹、薄荷清热化痰，平肝息风；用桑寄生、石斛、麦冬、百合补肝肾之阴；枸杞子、沙苑子养肝明目；茯苓、生稻芽健脾和中化痰。全方共用以滋阴降火除痰。

医案 2（肝郁化火阳上亢，育阴潜阳降火逆）

杨某，男，35 岁。

初诊：2005 年 10 月 13 日。1 个月来，因劳神出现头晕脑胀，医院确诊为高血压病。予服开博通半片，2 次／日，疗效不佳。现头晕项强，心烦口干，眠差易醒，纳可，二便调，舌红苔白，脉平缓。血压 140/105mmHg。

辨证：肝阳上亢。

治法：平肝潜阳。

处方：天麻钩藤饮。石决明（先煎）15g，钩藤（后下）10g，怀牛膝 6g，天麻 6g，生杜仲 10g，夜交藤 12g，石斛 10g，茯苓 10g，泽泻 10g，丹皮 10g，玉竹 12g，薄荷（后下）5g，白菊花 10g。7 剂，水煎服，每日 1 剂。

二诊：药后头晕减轻，自觉心悸、腰痛，二便调。血压：110/75mmHg。前方有效，效不更方，前方加桑叶 10g，14 剂，水煎服，每日 1 剂。

三诊：药后头晕减轻，时有头痛，已停用开博通，舌红苔白，脉弦平。血压 105/70mmHg。

处方：怀牛膝 6g，天麻 6g，生杜仲 10g，夜交藤 12g，石斛 10g，茯苓 10g，泽泻 10g，牡丹皮 10g，玉竹 12g，薄荷（后下）5g，白菊花 10g，桑叶 10g，炒谷芽 15g，焦神曲 6g。14 剂，水煎服，每日 1 剂。

（贺兴东，翁维良，姚乃礼. 当代名老中医典型医案集——内科分册. 北京：人民卫生出版社，2009：231.）

【诠解】肝属木，保持柔和、舒畅、升发、条达，才能维持正常的疏泄功能，然而劳累易影响肝的疏泄功能，肝气郁久化火，耗伤肝阴、肝血，肝之阴血虚损即可引起肝阳上亢，而见头晕脑胀、心烦口干、项强、眠差易醒。故予天麻钩藤饮平肝息风，清热活血，补益肝肾。原方中加入石斛、玉竹养阴润燥，育阴潜阳。

刘志明医案
（肝阳上亢风阳扰，平肝息风益肝肾）

高某，女，52 岁。

初诊：2009 年 2 月 24 日。头晕伴双下肢无力反复发作 6 年。患者 6 年前出现头晕，测血压 160/90mmHg，口服富马酸比索洛尔片 5mg，1 次 / 日，血压控制尚可，因服药后出现皮肤瘙痒，故时停时服。现症见：头晕，双下肢乏力，无明显咳嗽，咽部有痰，纳可，眠差，二便调，舌暗红，苔薄黄，脉沉弦。

辨证：肝阳上亢。

治法：平肝潜阳，清火息风。

处方：天麻钩藤饮加减。天麻 10g，钩藤（后下）15g，防风 15g，蝉衣 9g，草决明 30g，石决明（先煎）30g，栀子 10g，杜仲 15g，桑寄生 15g，夏枯草 15g，牛膝 15g，葛根 15g，酸枣仁 15g，炙远志 6g，茯苓 15g。7 剂，水煎服，日 1 剂，分 2 次服。

二诊：2009 年 3 月 4 日。服前方后，患者觉头晕好转，双下肢乏力减轻，睡眠好转，每天可睡 7 个小时左右，舌淡暗，苔薄黄，脉沉弦。

处方：天麻 10g，钩藤（后下）15g，防风 15g，黄芪 10g，草决明 30g，石决明（先煎）30g，栀子 10g，杜仲 15g，桑寄生 15g，夏枯草 15g，牛膝 15g，葛根 15g，酸枣仁 15g，炙远志 6g，茯苓 15g，柏子仁 30g。7 剂，煎服法同前。

三诊：2009 年 3 月 11 日。服前方后，患者觉头晕明显减轻，睡眠好转，目前觉口干，舌淡暗，苔薄白，脉沉细。

处方：太子参 15g，川芎 9g，天麻 10g，石菖蒲 10g，酸枣仁 15g，炙远志 15g，生甘草 6g，麦冬 10g，香附 12g，茯苓 12g，杜仲 12g，钩藤（后下）15g。7 剂，服法同前。

四诊：2009 年 3 月 18 日。患者服上方后，自觉已无明显头晕，双下肢乏力明显好转，口干减轻，睡眠正常，舌淡红，苔白偏腻，脉沉弱。

处方：天麻 10g，半夏 10g，白术 15g，茯苓 15g，酸枣仁 15g，生甘草 6g，石菖蒲 9g，炙远志 9g，生龙骨（先煎）30g，生牡蛎（先煎）30g，龟甲（先煎）10g，火麻仁 15g，党参 15g。7 剂，服法同前。随访未复发。

（刘志明．刘志明医案精解．北京：人民卫生出版社，2010：213-214．）

【诠解】 本案患者 6 年前出现头晕，测血压升高。近来双下肢乏力，有痰，眠差，舌暗红，苔薄黄，脉沉弦。辨证属肝阳上亢，风阳上扰。阳亢影响神志，故夜寐多梦，甚至失眠。治宜平肝潜阳，清火息风，补益肝肾，方用天麻钩藤饮加减。现代药理学研究发现天麻钩藤饮既有降压作用，又有调节高级神经活动的作用。方中天麻、钩藤、石决明均平肝息风，山栀、黄芩清热泻火，使肝经不致偏亢，益母草活血利水，牛膝引血下行，杜仲、桑寄生补益肝肾，夜交藤、朱茯神安神定志。

周仲瑛医案

（风火挟痰上扰，息风化痰开郁）

某患者，顽固性高血压20余年，眩晕经年不愈，严重时视物旋转、恶心呕吐、头昏重胀、耳鸣如蝉、肢体麻木，大便偏干，1~2天一行，苔薄黄腻，脉细滑。前医以平肝潜阳治，无效。

辨证：风火挟痰上扰。

治法：息风化痰。

处方：天麻10g，法半夏10g，茯苓10g，川芎10g，苦丁茶10g，生大黄（后下）5g，泽泻15g。每日1剂，水煎服。服7剂除眩晕。

［周仲瑛．周仲瑛教授治疗疑难杂病用药经验．新中医药杂志，2003（3）：72.］

【诠解】本例患者眩晕经年不愈，严重时视物旋转、恶心呕吐、耳鸣如蝉，前医辨证为肝阳上亢，予平肝潜阳治疗无效，辨证时对头昏重胀、肢体麻木、苔薄黄腻、脉细滑之风痰上扰阻络征象未予辨明。周老详辨肝阳上亢与风痰上扰之不同，前者为肝阳偏旺，属本虚标实证，多因肝肾阴虚，水不涵木，肝阳亢逆无制，气火上扰；后者是肝风挟痰上扰于头，重在结合患者头昏重胀、肢体麻木、苔黄腻，辨证为风火挟痰上扰；方用治眩晕头痛之要药天麻，配伍半夏、茯苓化痰；川芎为血中气药，上行头目，下行血海，中开郁结，虽入血分，又能祛诸风，调诸气；大便偏干，1~2天一行，又配生大黄通腑，引血下行。全方息风化痰，脉络通而眩晕消除。

郭子光医案

（痰浊瘀滞肝阳上亢，除痰化瘀泻实火）

吴某，男，54岁。

初诊：2001年10月18日。头昏，口苦口干，心烦，易怒，眠差。素喜肥甘，好烟酒。形体肥胖，面色红光，1月前查出高血压、高血糖、高血脂。

辨证：肝阳上亢，痰浊瘀滞。

治法：滋养肝肾。

处方：三黄石膏汤。黄连10g，黄芩20g，黄柏15g，石膏40g，丹参20g，葛根30g，地龙15g，决明子15g，泽泻15g，法半夏10g，川牛膝15g。每日1剂，水煎服。另予杞菊地黄丸以服。

患者坚持上方治疗3个月后复诊，查血糖、血脂均正常，自查血压一直正常，体重减轻14.5kg，精力充沛。停服汤药，继服杞菊地黄丸2个月，复查指标均正常。

（刘杨．中国现代百名中医临床家丛书——郭子光．北京：中国中医药出版社，2009：78-79．）

【诠解】 本案患者为中年男性，素喜肥甘，好烟酒。形体肥胖，1个月前查出高血压、高血糖、高血脂。肝肾阴虚，肝阳上亢，但风痰浊瘀却常常十分突出，头昏，口苦口干，心烦，易怒，面色红光，眠差。郭老辨证属肝阳上亢，痰浊瘀滞。治疗不仅需调养肝肾，更要以泻标实为重。方中黄连、黄芩、黄柏、石膏清泻肝火；丹参、葛根、地龙、决明子、泽泻、法半夏、川牛膝除痰化瘀；杞菊地黄丸以滋养肝肾。郭老治疗高血压，尤其注意本病年轻化之趋势，风、痰、瘀并治，以泻标实为重。

彭述宪医案

医案1（肝火内郁上遏清空，宣泄肝火利头目）

吴某，女，50岁，农民。

初诊：1985年11月24日。以"眩晕胀蒙3年"为主诉就诊。眩晕3年，在医院检查血压在140~156/90~100mmHg之间波动，被诊断为原发性高血压。屡经治疗，仍时轻时重，血压一直高。遂来就诊，头晕胀蒙，双目昏花，有时左侧头痛，胸中烦闷，喜叹息，多愁善感，失眠多梦，口苦，小便黄，舌红苔黄，脉小弦数，血压148/96mmHg。

辨证：肝火内郁，上遏清空。

治法：宣泄郁火，清利头目。

处方：青蒿6g，薄荷（后下）3g，郁金9g，栀子皮9g，桔梗9g，白菊花

9g，蒺藜 9g，钩藤（后下）15g，蝉蜕 6g，连翘 9g，通草 3g，甘草 2g。10 剂，水煎服，日 1 剂。

二诊：1985 年 12 月 4 日。服上方后，眩晕减轻，头部稍晕沉。余皆同前，舌红苔黄，脉小弦数，血压 142/90mmHg。以上方去桔梗、蝉蜕，加青葙子 12g、白僵蚕 9g。

三诊：1985 年 12 月 14 日。服上方 10 剂后，尚有轻度头晕，目不昏蒙，左侧头痛消失，性情比以前开朗，夜寐不宁，体倦乏力，口苦，舌质红、苔薄黄，脉小弦数。证属郁火未达，心神欠宁。治宜宣泄肝火，佐以宁心。

处方：钩藤（后下）15g，郁金 9g，黄芩 6g，白菊花 9g，白蒺藜 12g，茺蔚子 12g，合欢皮 9g，朱茯苓 12g，甘草 3g。服上方 10 剂，晕止寐安，血压保持在 130~140/80~90mmHg。

（彭述宪．疑难病症治验录．北京：人民军医出版社，2005：109．）

【诠解】本案为肝火内郁，上逼清窍，发为眩晕。屡经治疗，仍时轻时重，血压一直高。肝气郁结，气机不畅，胸中烦闷，喜叹息，多愁善感。气郁化火，肝阳上扰，则头晕胀蒙，双目昏花，有时左侧头痛，脉小弦数。肝火扰动心神，故失眠多梦、口苦、小便黄、舌红苔黄，证属肝火内郁，上逼清空，扰乱心神。治法宜宣泄郁火，清利头目。方中青蒿苦辛而寒，芳香透达，能宣郁清肝，且不升阳劫阴；郁金、薄荷、栀子皮、连翘、桔梗宣郁火而利头目；白菊花、蒺藜、钩藤、蝉蜕清肝火而利头目；通草质轻甘淡而寒，宣通气机，引火下行；甘草甘缓和胃。二诊减桔梗、蝉蜕之轻浮，加青葙子清肝泻火、僵蚕祛风止痛；三诊，肝火将息，心神失宁，以清肝泻火、宁心安神为法。

医案 2（肝经风火充清窍，清降养血息风火）

刘某，女，40 岁，工人。

初诊：1999 年 6 月 19 日。以"反复头晕 11 个月，加重伴视物模糊半个月"为主诉就诊。眩晕 11 个月，服龙胆泻肝汤则胸痞脘闷，服逍遥散则头痛如裂，服杞菊地黄丸则胸胁支满，服补中益气汤则咽干头胀。在某西医院被诊断为原发性高血压，当时血压为 157/100mmHg。近 10 日来，头晕加重，视物模糊，起则欲倒，耳中如潮水鸣状，有时面部烘热，急躁易怒，失眠（每晚睡 2~3 小时），口甚苦，小便黄，舌红苔黄，脉弦数有力。

辨证：肝经风火，充斥清窍。

治法：平肝降火，息风定眩。

处方：生石决明（先煎）24g，钩藤（后下）18g，山栀子6g，夏枯草18g，郁金9g，蒺藜9g，龙胆6g，白菊花9g，牛膝15g。10剂，水煎服，日1剂。

二诊：1999年6月29日。服上方后，眩晕间作，日发10余次，每次10~20分钟，能起床活动，耳鸣声小，夜寐不安，口苦，小便黄，脉弦数，血压148/94mmHg。以原方去牛膝，加珍珠母15g，合欢皮12g。

三诊：1999年7月9日。服上方10剂后，偶有轻微眩晕，2~3分钟即消失，耳鸣声息，夜寐安宁，有时心慌，精神疲乏，舌质淡红、苔黄，脉小弦略数，血压142/90mmHg。为风火欲平，营血不足；治宜清肝息风，补血宁心。

处方：生石决明15g，钩藤（后下）12g，夏枯草12g，白菊花9g，天麻9g，当归12g，白芍12g，女贞子12g，柏子仁9g，甘草3g。

四诊：1999年7月19日。服上方10剂后，眩晕心慌已平，血压138/86mmHg。后自诉多次检查血压都在正常范围。

（彭述宪．疑难病症治验录．北京：人民军医出版社，2005：110.）

【诠解】本案为肝气太过，化火生风，上冲激脑，头晕加重，视物模糊，起则欲倒，耳中如潮水鸣状，有时面部烘热，急躁易怒，失眠，口甚苦。肝经风火充斥清窍之证，服用具有清脏腑热、清泻肝胆实火、清利肝经湿热功效之龙胆泻肝汤，只能清其实火而不能平肝降气火之逆，故胸痞脘闷，服用调和肝脾、疏肝解郁之逍遥散，则风火不得息，但养血健脾之效更使阳气上冲，故头痛如裂；服用具有滋肾养肝之杞菊地黄丸补肝肾阴亏，则胸胁支满；服用具有补中益气、升阳举陷功效之补中益气汤，则加重气火上冲之势，故咽干头胀。治此之法平肝降火，息风定眩。方中用生石决明潜降肝火；牛膝引火下行；钩藤、菊花、蒺藜清肝息风；夏枯草、郁金宣泄肝火；山栀子、龙胆苦泄肝火。二诊去牛膝，加生珍珠母平肝宁心；合欢皮解郁安神。三诊风火将平，营血已亏。故以清降与养血合用，使风火平息。

翁维良医案

（肝阳上亢属实热，平肝潜阳中病止）

张某，男，32岁。

初诊：1999年11月2日。头晕1年余，伴心烦易怒，失眠，大便干，舌质红、苔黄，脉弦而有力，血压150/90mmHg。有原发性高血压病史。1年前体检时发现血压160/100mmHg，几次复查血压均波动在150~160/90~100mmHg之间。曾服复方降压片，血压维持在130~140/80~90mmHg之间，症状不减。

辨证：肝阳上亢。

治法：平肝潜阳。

处方：天麻15g，钩藤（后下）20g，黄芩15g，生地黄12g，决明子15g，野菊花12g，栀子12g，川牛膝12g，泽泻15g，酸枣仁15g。6剂，水煎服，日1剂。

二诊：服上方后，头晕症状减轻，心烦也有好转，仍失眠，大便已不干，舌质红、舌苔黄，脉弦。血压135/80mmHg。仍宗前方，加合欢皮30g。

三诊：服上方6剂后，睡眠有好转，但仍有心烦，工作紧张，长时间在电脑前工作血压就会升高，舌质红、舌苔黄，脉弦。

处方：天麻15g，钩藤（后下）20g，黄芩12g，龙胆12g，决明子12g，胡黄连10g，栀子10g，川牛膝15g，五味子10g，酸枣仁15g，珍珠母（先煎）30g，合欢皮20g。

四诊：服上方6剂后，心烦明显减轻，血压趋于正常，睡眠有所好转，舌质红、苔薄，脉弦，血压130/80mmHg。因工作忙要求改服中成药。药用：牛黄降压片，每次1片，每日3次；愈风宁心片，每次5片，每日3次。

（陈新宇，刘建和. 名家医案·妙方解析——心血管病. 北京：人民军医出版社，2007：155-156.）

【诠解】本案原发性高血压初起，为年轻气盛、工作紧张所致肝阳上亢之实热证，头晕，心烦易怒，失眠，大便干，舌质红、苔黄，脉弦而有力。治疗以平肝潜阳为主要治法。方中天麻、钩藤、野菊花平肝潜阳，黄芩、栀子清肝经之热，生地黄养肝肾之阴，决明子、川牛膝、酸枣仁镇烦安神宁心，使症状缓解。

曹玉山医案

医案 1（心肝气郁挟痰上扰，清肝泻火滋阴透心气）

徐某，男，50岁。

初诊：2009年8月4日。头晕2个月。2个月前，连续熬夜劳累后出现头晕、头胀痛，伴头昏闷不适，胸闷，自觉心跳慢，无晕厥，无视物旋转。在社区医院测血压均偏高，最高达150/100mmHg。自服罗布麻降压片，症状有所缓解。但血压时高时低，因不规律服药，血压反复升高，前来我院门诊求治。现症：头晕头胀痛，伴头昏闷不适，胸闷恶心，心悸，口苦口干，心烦，少寐多梦，舌红苔黄，脉弦。血压150/95mmHg。

辨证：肝阳上亢。

治法：清肝泻火，滋阴潜阳。

处方：夏枯草20g，豨莶草20g，钩藤（后下）15g，牛膝15g，天麻20g，杜仲10g，桑寄生12g，白芍15g，丹参20g，红花15g，石决明（先煎）12g，远志10g，夜交藤20g，草决明15g，何首乌20g，菊花15g，枸杞子15g，丹皮12g，茵陈15g，甘草6g。6剂，水煎服。配合替米沙坦20mg，1次/日，拜阿司匹林100mg，1次/日。

二诊：2009年8月11日。头晕头昏，或动则尤甚，口干苦，心烦，失眠多梦，食欲尚可，二便调，舌红苔薄白，脉沉弦。血压135/85mmHg。

处方：夏枯草20g，豨莶草20g，钩藤（后下）15g，牛膝15g，天麻20g，杜仲10g，桑寄生12g，白芍15g，丹参20g，红花15g，石决明（先煎）12g，远志10g，夜交藤20g，草决明15g，何首乌20g，菊花15g，枸杞子15g，丹皮12g，生地15g，甘草6g。6剂，水煎服。配合替米沙坦20mg，1次/日，拜阿司匹林100mg，1次/日。

三诊：2009年8月25日。头晕、头昏消失，口不苦，仍失眠多梦，食欲尚可，二便调，舌红苔薄白，脉沉弦。血压120/70mmHg。

处方：夏枯草20g，豨莶草20g，钩藤（后下）15g，牛膝15g，天麻20g，杜仲 10g，桑寄生 12g，白芍 15g，丹参 20g，红花 15g，石决明（先煎）12g，远志 10g，夜交藤 20g，草决明 15g，何首乌 20g，菊花 15g，枸杞子 15g，枣仁 20g，生地 15g，甘草 6g。6 剂，水煎服。配合替米沙坦 20mg，1 次 / 日，拜阿司匹林 100mg，1 次 / 日。

（姚乃礼，翁维良. 当代名老中医典型医案集——内科分册. 北京：人民卫生出版社，2014：96-97.）

【诠解】本案患者 2 个月前连续熬夜、劳倦过度后出现头晕头胀痛，伴头昏闷不适，胸闷恶心，心悸，口苦口干，心烦，少寐多梦，舌红苔黄，脉弦。病因长期劳累，心肝气郁，化火炼液为痰，肝阳挟痰上扰，发生眩晕。其基础为肝肾阴虚，病机重点是肝阳上亢，阳气升浮太过。故治疗宜清肝泻火，滋阴潜阳。三诊仍见失眠多梦，心神被扰，故加酸枣仁安神。

医案 2（肝阳痰浊交阻，平肝潜阳化痰安神）

杨某，男，40 岁。

初诊：2009 年 12 月 13 日。反复头晕 2 年，加重 1 天。2 年前无明显诱因出现头晕、头昏、胸闷、恶心、心悸、气短，自测血压偏高，最高达 150/100mmHg。自服罗布麻叶片，症状有所缓解。不规范服药 2 年，目前自行服用卡托普利，因血压不稳，自行调整卡托普利 1/5 片，1 次 / 日，未监测血压。今晨自觉头晕，头昏，胸闷，气短，心悸，出汗，测血压 120/100mmHg，前来求治。现症：头晕，头昏，胸闷，恶心，心悸，气短，口干，失眠，多梦，纳差，二便调，急躁易怒，舌质红，苔薄白，脉弦细。血压 120/90mmHg。患者从事驾驶工作，生活无规律，嗜烟酒，性情急躁。

辨证：肝阳上亢，痰热扰动清窍。

治法：平肝潜阳，化痰安神。

处方：夏枯草 20g，豨莶草 20g，杜仲 10g，天麻 10g，钩藤（后下）15g，石菖蒲 12g，郁金 10g，茯苓 12g，葛根 12g，半夏 12g，柴胡 12g，白术 10g，川芎 15g，丹参 15g，桃仁 10g，甘草 10g，酸枣仁 15g，夜交藤 15g。6 剂，水煎服，日 1 剂。配合坎地沙坦 4mg，1 次 / 日，阿托伐他汀钙 10mg，1 次 / 日，阿司匹林 100mg，1 次 / 日。

二诊：2009年12月18日。服药后无头晕，头昏，自觉两颞侧胀痛，无胸闷、心悸、口干，夜寐不佳，多梦，纳差，二便调。舌质红，苔薄白，脉细。血压120/90mmHg。

处方：夏枯草20g，豨莶草20g，杜仲10g，天麻10g，钩藤（后下）15g，郁金10g，茯苓12g，白芷12g，黄芩10g，生龙、牡（先煎）各20g，夜交藤15g，珍珠母（先煎）20g，远志10g，甘草10g。6剂，水煎服，日1剂。西药同前。

三诊：2009年12月25日。头痛症状消失，无头晕、头昏，夜休尚可，多梦，纳可，二便调。舌质红，苔薄白，脉细。血压110/72mmHg。二诊治疗有效，守方继用，6剂。

（姚乃礼，翁维良．当代名老中医典型医案集——内科分册．北京：人民卫生出版社，2014：97-99．）

【诠解】本案患者中年男性，从事驾驶工作，生活无规律，嗜烟酒，性情急躁，素体肝旺，损伤脾胃，痰浊内生，肝阳上亢与痰浊交阻，扰动清窍，引起头晕、头痛。痰阻气滞，胃气上逆，则胸闷、恶心。痰火扰心，心神不宁，则心悸、失眠、多梦。治疗以平肝潜阳、化痰安神为法。二诊患者觉两颞侧胀痛，予以苦寒之黄芩，清肝胆实热；以善入阳明经之白芷止痛，服药后头痛缓解，守方巩固疗效。

罗铨医案
（肝阳上亢挟痰湿，平肝潜阳燥湿痰）

段某，男，70岁。

初诊：2004年8月1日。高血压病史近20年，服药不规律，间断服用络活喜5mg，1次/日，血压波动大，最高达199/100mmHg。近来感头昏眩，右侧肢体发麻，行走无力，夜寐差，多梦，纳食可，二便调，舌质红，苔黄腻，脉弦。血压160/70mmHg，双下肢轻度水肿。

辨证：肝阳上亢挟痰湿。

治法：平肝潜阳，燥湿祛痰。

处方：天麻钩藤饮合温胆汤加减。天麻 15g，钩藤（后下）30g，法半夏 15g，茯苓 15g，陈皮 10g，枳实 15g，竹茹 10g，丹参 15g，葛根 30g，荷顶 3 个，砂仁（后下）8g，水蛭（冲服）6g，生甘草 6g。3 剂，水煎服，日 1 剂。

二诊：2004 年 8 月 4 日。头昏明显改善，仍觉肢麻无力，血压 150/75mmHg，上方加茺蔚子 15g，益母草 30g，黄芪 30g，加强活血化瘀之效，续进 5 剂。

三诊：病情好转，血压平稳。守上方再服 10 剂，肝阳得平，痰浊得清，改服益气活血汤善后。

（高新彦，郭建队. 高血压病中医诊疗经验集. 西安：西安交通大学出版社，2011：118.）

【诠解】罗教授采用中西医结合治疗高血压，分期分段进行治疗，将高血压分为三期。早期：正气不虚，以肝郁化火，火动生风（实风）为主要表现；中期：火盛伤阴，阴虚风动（虚风），肝阳上亢为主要表现；后期：①阴虚及阳，阴阳两虚；②阴虚及气，气阴两亏；③气虚行血无力，血脉瘀阻；④气不化津行水，聚生痰浊，痰瘀阻滞经络。本案治疗眩晕立法用药紧扣病因、病机，强调病因治疗，注意危险因素控制。本例患者阴虚风动（虚风），肝阳上亢，兼痰瘀阻滞经络，致头昏眩，右侧肢体发麻，行走无力，夜寐差，多梦，舌质红，苔黄腻，脉弦。治疗平肝潜阳，燥湿祛痰，诸症即减，后期加用茺蔚子、益母草、黄芪，活血化瘀，以善后。

伊达伟医案

（风阳上扰气血逆乱，平肝泻火潜阳息风）

王某，男，46 岁。

初诊：1999 年 12 月 7 日。头晕头痛 1 个月，加重 1 日。病人昨天下午开始出现头晕头痛，头胀，且烦躁易怒，少寐多梦，手足微麻。面色微红，舌红苔黄，脉弦，血压 166/106mmHg。

辨证：肝阳上亢，风阳上扰。

治法：平肝泻火，育阴潜阳，柔肝息风。

处方：天麻钩藤饮加味。天麻 10g，钩藤（后下）10g，石决明（先煎）20g，栀子 10g，黄芩 10g，杜仲 10g，益母草 10g，桑寄生 10g，菊花 10g，生地黄 15g，川贝母 15g，龟甲（先煎）10g，酸枣仁 15g，牛膝 15g，甘草 6g。6 剂，水煎服，日 1 剂。

二诊：1999 年 12 月 13 日。服上方后，病人自诉诸症好转，效不更方，继续服用。

三诊：1999 年 12 月 19 日。原方继续服 6 剂后，血压降为 127/87mmHg，病告痊愈。

（吴大真，刘学春，顾漫，等. 现代名中医高血压中风治疗绝技. 北京：科学技术文献出版社，2004：242-243.）

【诠解】本案病人由于肝阳偏亢，风阳上扰，气血逆乱并走于上，导致头晕头痛，头胀，且烦躁易怒，少寐多梦，手足微麻，面色微红。治疗方用天麻钩藤饮加菊花、生地黄、川贝母、龟甲、酸枣仁，以平肝泻火，育阴潜阳，柔肝息风。

沈绍功医案

（肝郁化火上扰清窍，清肝泻火升清降浊）

周某，女，48 岁。

3 年来病人经常眩晕，每因忧郁恼怒而加重，失眠多梦，甚则睁眼待旦，头目胀痛，口苦口干，颜面泛红，急躁易怒，尿赤便干，舌红苔黄，脉象弦数。血压 160/110mmHg。

辨证：肝郁化火，上扰清窍。

治法：清肝泻火，宁神潜阳。

处方：茵陈 15g，泽泻 10g，川芎 10g，莱菔子 10g，白菊花 10g，天麻 10g，葛根 10g，牡丹皮 10g，生栀子 10g，海藻 10g，川牛膝 10g，珍珠母（先煎）30g，草决明 30g，丹参 30g，夏枯草 30g，车前草 30g。

上方连服 14 剂后，眩晕易怒、头目胀痛、颜面泛红均见明显好转，尿清腑畅，血压降为 140/100mmHg，仍感心悸失眠，噩梦纷纭。肝火已清，肝阳渐降，仍有扰心，治则重于宁心安神。上方去夏枯草、天麻、川芎、白菊花，加炒酸枣仁、首乌藤，连服 14 剂。再诊血压为 120/80mmHg，已无明显不适，血压一直稳定。

（韩学杰，李成卫．沈绍功验案精选．北京：学苑出版社，2006：44.）

【诠解】《素问·至真要大论》云："诸风掉眩，皆属于肝。"本案病人正处在围绝经期，血虚气旺，属本虚标实，而以标实为主。肝阳上亢是主因，故经常眩晕，每因忧郁恼怒而加重，头目胀痛，口苦口干，颜面泛红，急躁易怒，舌红苔黄，脉弦数。肝火扰心，心神不宁，则失眠多梦；肝郁化火，腑气不通，故尿赤便干。治以清肝泻火，宁神潜阳。方中一是用天麻、夏枯草、生栀子清肝泻火，平肝息风；二是沈氏自拟珍决降压汤，珍珠母平肝潜阳，白菊花清肝明目，草决明清泻通腑，是治疗肝火亢盛之高血压有效的经验方；三是酌配川芎透窍上提，川牛膝引血下行，升清降浊，利于清降上炎之肝火，以升降之法调节上逆之证；四是炒酸枣仁、首乌藤宁心安神，既能改善火扰心神，又能辅助血压下降；五是丹参、海藻和血软坚，血行则气行，有利于平降肝阳；且海藻软坚散结，尤降舒张压。现代药理学研究证实葛根、夏枯草、草决明、白菊花等药物均有降低血压的作用，沈氏在辨证论治的前提下立法拟方，以助降压。

李英杰医案

医案 1（肝气郁结气血失调，调整阴阳归之于平）

何某，女，46 岁。

初诊：2009 年 6 月 22 日。头晕 2 天。患者于 2 天前因劳累复又生气，突然出现头晕、头胀，无恶心、呕吐及肢体活动障碍，在单位医务室测血压 190/145mmHg，予心痛定含服后头晕减轻，遂赶往北京协和医院就诊。经检查未见异常。现症：时有阵发性头晕、头胀，晕时大汗淋漓，汗出冰冷，眼干，急躁易怒，倦怠乏力，怕冷，食欲不振，神情焦虑，小便黄赤，大便偏干，夜寐不实。既往体健。体格检查：血压 150/95mmHg。形体偏胖，面红目赤，舌红苔薄黄，脉弦滑数。实验室检查：空腹血糖：5.5mmol/L；血脂：甘油三酯 1.79mmol/L，胆固醇 5.52mmol/L。肝功能、肾功能正常。中医诊断：眩晕（肝郁化火）。西医诊断：高血压病Ⅰ级。辨证分析：肝主疏泄，为风木之脏，体阴用阳，阴常不足，阳常有余，易致阴阳失调。长期恼怒忧思，以致肝失疏泄，出现肝气郁结而致气血失调，肝气郁结日久化火，则见口苦烦躁、小便黄、大便干或秘结；肝郁乘脾，则见纳呆、倦怠乏力；病位在肝、脾，为本虚标实之证。治以疏肝健脾，清肝泄热。

处方：加味逍遥散、四逆散加味。柴胡10g，当归10g，炒白芍15g，炒白术15g，茯苓15g，丹皮10g，炒栀子10g，枳实10g，生姜10g，薄荷2g，大枣10g，女贞子10g，酸枣仁20g，夜交藤15g，石菖蒲10g，远志10g，龙、牡（先煎）各20g，甘草10g，7剂。

二诊：2009年6月29日。患者头晕明显好转，右胁不适，焦虑减轻，精神明显好转，睡眠好转。舌淡稍暗，苔薄黄，脉弦细。血压120~140/80~90mmHg。6月22日方改炒白芍20g，加青皮10g，佛手10g，10剂。

三诊：2009年7月8日。头晕基本缓解，昨腰痛，白带多，色黄，有异味，无少腹坠胀及疼痛。舌淡稍暗，苔薄黄。血压120~130/75~85mmHg。6月29日方加白花蛇舌草15g，炒杜仲15g，10剂。

（马艳东，曹清慧. 李英杰医案. 北京：中医古籍出版社，2011：152-153.）

【诠解】长期恼怒忧思以致肝失疏泄，出现肝气郁结而致气血失调，肝气郁结，日久化火。治以疏肝健脾，清肝泄热，方选加味逍遥散、四逆散加味。方中柴胡疏肝为君，芍药配柴胡益阴养血调肝，柴、芍并用就是调整阴阳，调整其疏泄藏血的平衡。当归养血活血，合柴胡有疏通气血的作用。逍遥散不仅能疏通气血，还能疏通津液；生姜散水，白术燥湿以中焦为主，茯苓渗湿利小便，使水湿从下而走，即上焦开宣，下焦淡渗，所谓分消走泄是也。薄荷疏肝清热，实际上肝郁可有不同程度的化火化热，加丹皮泻血中伏火，栀子泻三焦之火，导热下行，兼利水道。李老调理肝脾气机的常用组合，是四逆散中，枳实配柴胡一升一降。枳实配芍药，也是一个常用组合，枳实以行气、调气为主，通过行气导滞可以解决气血郁滞；白芍可以调血，作用于血分，既有益阴养血作用，也有活血作用。《经》曰："精不足者，补之以味。"女贞子禀天地至阴之气，故其木凌冬不凋，气薄味厚，阴中之阴，降也。此药气味俱阴，正入肾除热补精之要品。二诊时眩晕大为好转，改炒白芍，以养血柔肝；加青皮性最酷烈，削坚破滞是其所长，李老凡欲使用之时，常与参、术、芪、苓等补脾药同用，以防遗患。佛手芳香辛散，苦温通降，治疗肝郁气滞，行气止痛。三诊加炒杜仲补肝肾，降血压。本案重在调整机体阴阳的平衡。

医案 2（肝阳上亢兼阴阳两虚，平肝潜阳健脾补肾）

李某，男，82 岁。

初诊：2009 年 2 月 27 日。头晕 10 余天。患者因春节期间劳累、饮食不节，出现 3 次发作性头晕目眩，血压最高达 220/105mmHg。当地医生予"心痛定"含服后缓解。发作时，无肢体活动障碍及恶心呕吐等症。现症见：间断头晕，头沉，倦怠乏力，食欲不振，夜寐不安，怕冷，浑身冰凉。现血压 150~160/85~100mmHg。既往体健。查体：血压 160/100mmHg，舌暗红，舌体胖大，苔薄黄，脉弦滑。双肾区无叩击痛，双下肢无水肿。实验室检查血脂：甘油三酯 1.87mmol/L，胆固醇 6.52mmol/L。

辨证：肝阳上亢，脾肾两虚。

治法：平肝潜阳，健脾补肾。

处方：夏枯草 15g，菊花 15g，钩藤（后下）10g，赤芍 10g，川芎 12g，怀牛膝 10g，地龙 15g，葛根 10g，石菖蒲 10g，丹参 15g，黄精 10g，泽泻 15g，茯苓 15g，焦三仙各 10g，鸡内金 10g，淫羊藿 10g，甘草 10g。7 剂，水煎服。

二诊：2009 年 3 月 9 日。头晕好转，患者诉其已将人参粉碎后每日服用已 3 年。血压 145~155/85~95mmHg，舌暗红，苔后部黄厚，脉弦滑。初诊方去淫羊藿，加炒栀子 10g，薏苡仁 20g，7 剂。

三诊：2009 年 3 月 24 日。患者服上药 7 剂后，头晕明显减轻，遂以上方继服 7 剂。现偶有头晕，仍觉浑身冰凉，夜尿多，精神明显好转，食欲转佳，血压 120~135/80~90mmHg，舌暗稍红，苔薄黄，脉弦细。初诊方加炒栀子 10g，薏苡仁 20g，山药 20g，淫羊藿 10g，炒杜仲 15g，桑寄生 10g，10 剂。

（马艳东，曹清慧．李英杰医案．北京：中医古籍出版社，2011：153-154．）

【诠解】患者因春节期间劳累、饮食不节出现发作性头晕目眩，间断头晕，头沉，倦怠乏力，食欲不振，夜寐不安，怕冷，浑身冰凉，舌暗红，舌体胖大，苔薄黄，脉弦滑。辨证为本虚标实，本虚乃阴阳两虚。证属肝阳上亢，脾肾两虚。根据阴阳互根的理论，在补阴的同时，辅以威灵仙、炒杜仲、桑寄生等补阳药，以阴根于阳，使阴有所化，同时借助阳药的凝滞，使滋而不滞，从而避免孤阴、孤阳之弊。方中夏枯草、菊花、钩藤平肝潜阳；黄精、泽泻、茯苓、焦三仙、鸡内金、淫羊藿、怀牛膝健脾补肾；赤芍、川芎、地龙、葛根、丹参活血降压。二诊时患者平素过服人参补气，壮火之气衰，伤及脾胃运化功能，脾失健运则水湿内生，气有余便是火，兼湿热内蕴，故去淫羊藿，加炒栀子、薏苡仁以清利湿热。三诊黄苔已化，湿热已去，以滋阴补肾为主。

王多让医案

（心肝火旺郁火炎，理气活血清心神）

张某，男，28岁。所欲不遂，半年后经常头晕、头胀痛、烦躁失眠，去医院就诊，诊断为原发性高血压。近日头晕，头胀痛，心烦不能眠，口干。刻下：面色红，巩膜轻微充血，舌质红，苔薄微黄，脉弦数。测血压180/100mmHg。

辨证：心肝火旺，郁火上炎。

治法：平肝潜阳，清心安神。

处方：自拟通脉降压汤。丹参30g，川芎15g，益母草30g，牛膝15g，桑寄生30g，泽泻15g，夏枯草30g，菊花15g，蝉衣12g，草决明15g，珍珠母（先煎）30g，木香15g，黄芩12g，钩藤（后下）15g，竹叶12g，灯心草3g，朱砂（冲服）3g，夜交藤15g。

服2剂自觉见好，4剂后血压开始下降，服10余剂血压接近正常，症状基本消失。服20余剂后，血压稳定，症状消失，近10个月未见反复。

（方居正. 国家级名老中医高血压验案良方. 郑州：中原农民出版社，2010：5-6.）

【诠解】肝乃风木之脏，喜条达，恶抑郁。所欲不遂，肝气郁结，失去条达之性，气机不畅，肝郁化火，火性炎上，挟气血上壅于脑，故致头晕、头痛、脑胀、心烦易怒、寐差、口干等。舌质红，苔薄微黄，脉弦数，辨证属心肝火旺，郁火上炎。治以平肝潜阳，清心安神。自拟通脉降压汤，木香、丹参、川芎、益母草理气活血通脉，佐以夏枯草、菊花、草决明、珍珠母、黄芩、竹叶、灯心草、朱砂、夜交藤、桑寄生潜阳清心安神，加钩藤、牛膝意在平肝潜阳，使上逆之气血下行。

邢月朋医案

医案 1（肝火上逆腑实火盛，苦寒折其火泄腑利邪）

孙某，女，68 岁。

初诊：2006 年 7 月 18 日。眩晕 16 年，加重 20 天。患者 16 年前因家庭纠纷，情绪激动暴怒后出现眩晕，伴有头胀、头痛、失眠等症状，当时查血压 160/100mmHg，经休息并口服尼群地平片治疗，血压降至正常。因病情时轻时重，稍遇精神刺激，症状即加重。经中西药综合治疗，长期服复方降压胶囊，间或服用硝苯地平，血压尚平稳，偶有头部不适感。20 天前，无诱因出现眩晕加重，伴有头胀、头痛、耳鸣，大便干燥，鼻衄，急躁易怒，胸闷，舌质红，苔黄垢，脉弦数。

辨证：肝火上逆，腑实火盛。

治法：清肝泻火，通腑泄热。

处方：黄芩 15g，黄连 10g，大黄 10g，生地 15g，代赭石 10g，龙胆草 10g，山栀子 10g，当归 15g，泽泻 10g，柴胡 10g，甘草 6g，钩藤（后下）15g。3 剂，水煎服。日 1 剂，连服 3 日。

二诊：2006 年 7 月 21 日。服上方 3 剂后，头晕、头胀明显减轻，大便通畅，胸闷稍缓，舌质红，苔黄微腻，脉弦数。

处方：上方加木通 10g，车前子 15g。服法同前，连服 3 日。

三诊：2006 年 7 月 24 日。服上方 3 剂后，头晕、头胀、胸闷等症已消失，仍稍有耳鸣，舌质淡红，苔薄黄，脉弦细。以上方 3 剂继服以巩固之。

（姚乃礼，翁维良．当代名老中医典型医案集——内科分册．北京：人民卫生出版社，2014：26-27.）

【诠解】本证患者为实证，因家庭纠纷，情绪激动暴怒后出现眩晕，因精神刺激症状加重，为积热生火、气火上逆之证。由于热则气血上冲于上，出现头胀、头痛、鼻衄、急躁易怒、失眠等症状，舌质红，苔黄垢，脉弦数。证属肝火上逆，腑实火盛。治疗用苦寒折其火之法，清肝泻火，通腑泄热。方中黄芩、黄连、龙胆草、山栀子、柴胡、钩藤清肝泻火；大黄通腑泄热；生地、当归、泽泻滋阴平肝。二诊时患者舌黄微腻，说明仍有湿邪阻滞气机，加木通、车前子利湿邪，正所谓"治湿不利其小便，非治也"。

医案 2（肝阳上亢宗气亏虚，平肝潜阳清心补宗气）

周某，男，51 岁。

初诊：2009 年 9 月 25 日。间断头晕头胀 10 年，加重伴胸闷气短 2 个月。10 年前无明显诱因出现头晕头胀，测血压 160/100mmHg，诊断为高血压病，间断服用吲达帕胺、卡托普利等治疗，头晕、头胀间断发作。2 个月前症状加重，血压偏高且不稳定，服用尼群地平、卡托普利仍不能控制血压，并伴胸闷、气短、善太息，心烦喜静，时有心慌、倦怠懒言等，曾服用中药治疗，效果欠佳，欲求中药调理而就诊。刻下：头晕头胀，心烦急躁，胸闷气短，善太息，周身无力，倦怠嗜卧，口干，颜面肌肉痉挛。进食可，夜寐多梦，二便正常。舌暗红，苔白，脉沉弦。既往 1991 年、2002 年行脑胶质瘤手术，后遗留健忘、言语不利、颜面神经痉挛。有糖尿病病史 3 年，曾服二甲双胍，血糖控制后停药。现饮食控制，近日查血糖 6.7mmol/L。

辨证：肝阳上亢，宗气亏虚。

治法：平肝潜阳，清心除烦，调补宗气。

处方：夏枯草汤、益气生姜汤、栀子豉汤加减。夏枯草 12g，黄芩 12g，玄参 12g，黄芪 30g，枳实 12g，桔梗 12g，生晒参 6g，麦冬 10g，五味子 10g，甘草 6g，白芍 30g，钩藤（后下）20g，胆南星 10g，牡蛎 30g，珍珠母 30g，栀子 10g，淡豆豉 10g，知母 12g。5 剂，水煎服，日 1 剂，连服 5 日。

二诊：2009 年 9 月 30 日。头晕、头胀、心烦、胸闷、气短、善太息均有减轻。面色红润，急躁情绪较上诊减轻。舌暗红，苔白，脉沉弦。上方改钩藤 30g，栀子 15g，加僵蚕 12g，日 1 剂，连服 9 日。

三诊：2009 年 10 月 9 日。服上药，心烦、胸闷气短明显减轻，急躁减轻，周身较前有力，能干些家务，颜面肌肉痉挛较前减少，仍头晕、头蒙、夜寐梦多，进食可。血压 120/90mmHg。上方改黄芩 15g，加半夏 10g，柴胡 10g，龙骨 30g，减僵蚕。

四诊：2009 年 10 月 16 日。头晕消失，额头稍蒙，无明显胸闷气短，周身有力，颜面肌肉痉挛减少，进食可，心烦轻微，时有入睡困难，二便正常。患者症状逐渐好转，治则不变，加大栀子用量。

处方：夏枯草 12g，黄芩 15g，玄参 12g，黄芪 30g，枳实 12g，桔梗 12g，生晒参 6g，麦冬 10g，五味子 10g，甘草 6g，白芍 30g，钩藤（后下）20g，胆南星 10g，牡蛎（先煎）30g，珍珠母（先煎）30g，栀子 20g，淡豆豉 10g，知母 12g，半夏 10g，柴胡 10g，龙骨（先煎）30g，黄连 10g。

（姚乃礼，翁维良，贺兴东，等. 当代名老中医典型医案集——内科分册. 北京：人民卫生出版社，2014：29-30.）

【诠解】 此病例是邢老方证对应治疗病症的典型范例。患者头晕头胀，心烦急躁，胸闷气短，善太息，周身无力，倦怠嗜卧，口干，颜面肌肉痉挛。进食可，夜寐多梦，二便正常。舌暗红，苔白，脉沉弦。证属肝阳上亢，宗气亏虚。治以平肝潜阳，清心除烦，调补宗气。有高血压病史，故用夏枯草汤清肝潜阳，有太息症，故用益气升降汤调补宗气。方中黄芪、人参补益宗气，为方中主药；张锡纯有"柴胡为少阳之药，能引大气下陷者自左上升；升麻为阳明之药，能引大气下陷者自右上升；桔梗为药中之舟楫，能载诸药之力上达胸中"之说，在此配以枳实理气中之滞，与桔梗配伍一上一下，使气机伸展，因此定名为益气升降汤。五味子为培气之本，防气之涣；炙甘草补中益气，调和药性。诸药配伍，共奏补益宗气、调畅气机之功。有心烦不安，故用栀子豉汤清心除烦；有颜面肌肉痉挛之风动证，故用芍药甘草汤养阴柔肝息风。

马智医案

（肝阳上亢郁火升，滋养肝肾潜肝阳）

刘某，男，60 岁。

初诊：2008年10月20日。头晕2个月。2个月前与朋友发生口角后，出现头晕，伴耳鸣，头重脚轻，前额头痛，心烦易怒，记忆力减退，夜寐不佳，无恶心呕吐，舌质淡红，苔白腻，脉沉弦滑。测血压160/100mmHg。患者既往体健。经颅多普勒（TCD）示：频谱图形所示脑动脉硬化，双侧中动脉、基底动脉血流平均速度增高，提示脑动脉痉挛。头颅CT：脑组织密度正常，中线结构居中，脑沟、裂、池及脑室正常。

辨证：肝阳上亢。

治法：平肝潜阳，滋养肝肾。

处方：天麻钩藤饮加减。天麻6g，钩藤（后下）10g，石决明（先煎）30g，牛膝10g，夏枯草15g，菊花12g，泽泻20g，半夏6g，白术10g，茯苓10g，陈皮6g，葛根10g，路路通10g，炙甘草3g。颗粒剂，开水冲服，每日3剂，共21剂。

二诊：2008年10月27日。患者自觉药后头晕、头痛稍有减轻，时有心烦易怒，夜寐尚可，无恶心呕吐，舌质淡红，苔白，脉沉弦滑。测血压145/90mmHg。患者血压较前有所下降，宜继续平肝潜阳以善其后。继服上方，嘱患者戒躁怒，忌辛辣。

三诊：2008年11月3日。患者自觉药后头晕减轻，时有心烦易怒，生气后则头痛，夜寐尚可，无恶心呕吐，舌质淡红，苔白，脉沉弦滑。测血压135/90mmHg。继服上方，平肝潜阳以善其后。

（姚乃礼，翁维良，贺兴东，等．当代名老中医典型医案集——内科分册．北京：人民卫生出版社，2014：14.）

【诠解】本案乃因与朋友发生口角后，忧郁恼怒，气郁化火，肝阴暗耗，风阳升动，肝阳上亢而眩晕，伴耳鸣，头重脚轻，前额头痛，心烦易怒，夜寐不佳，舌质淡红，苔白腻，脉沉弦滑。《临证医案指南》："《经》云：诸风掉眩，皆属于肝。头为诸阳之首，耳、目、口、鼻皆系清空之窍，所患眩晕者，非外来之邪，乃肝胆之风阳上冒耳，甚则有昏厥跌仆之虞。"故治以平肝潜阳、滋养肝肾之法，方用天麻钩藤饮加减。

丁书文医案

医案 1（心肝火旺相激相助，初投清热解毒药效佳）

王某，男，50 岁。

初诊：2004 年 11 月 24 日。头晕、胸闷、胸痛，劳力则诸症加重 1 周。血压 160/95mmHg。既往有高血压病史 5 年，平日服复方降压片；有冠状动脉供血不足病史 3 年。

辨证：肝火上扰。

治法：平肝泻火，清热化痰，活血化瘀。

处方：钩藤（后下）30g，黄芩 15g，黄连 9g，泽泻 20g，当归 15g，女贞子 15g，栀子 12g，川芎 15g，豨莶草 18g，野葛根 30g，三七粉 3g，冰片 0.3g，酸枣仁 30g。6 剂，水煎服。

二诊：2004 年 12 月 1 日。胸闷、胸痛次数及程度减轻，纳眠好，二便调。舌红苔黄，脉弦数。血压 150/95mmHg，继服上方，6 剂。

三诊：2004 年 12 月 8 日。稍感胸闷，1 周来胸痛 1 次，头晕好转，舌红苔薄黄，脉弦。血压 140/90mmHg。

处方：上方加黄芪 30g，瓜蒌 15g，元胡 30g，6 剂，水煎服。

四诊：2004 年 12 月 15 日。胸痛未发，胸闷消失，无头晕，舌红苔薄黄，脉弦。血压 140/75mmHg。上方去栀子、瓜蒌，6 剂，水煎服。2004 年 12 月 22 日未见不适，血压正常。

（姚乃礼，翁维良，贺兴东，等. 当代名老中医典型医案集——内科分册. 北京：人民卫生出版社，2014.）

【诠解】患者因将息失宜，心肝火旺，心火、肝火相激相助，火无所制，导致火热积聚体内，炼液成痰，炼血为瘀，症见头晕、胸闷、胸痛，劳力则诸症加重。既往有高血压病史 5 年，有冠状动脉供血不足病史 3 年。丁氏认为高血压初期多为青壮年患者，肝火亢盛较多，独以平肝潜阳之药治疗，往往会出现血压降至一定水平后难以再降或降而复生的现象，若初即投以适量清热解毒药，往往效果较好，故治以平肝泻火，清热化痰，活血化瘀。方中钩藤、黄芩、栀子、豨莶草平肝泻火；黄芩、黄连、泽泻清热化痰；当归、川芎、野葛根、三七粉活血化瘀。

医案2（清浊升降失常生痰血，平肝潜阳化痰瘀）

骆某，女，69岁。

初诊：2005年6月28日。2月前无明显诱因出现头晕，黑蒙，无眩晕感、恶心，头重如裹，乏力，纳可，眠可，二便调。舌淡红苔白，脉沉弦。血压160/45mmHg。

辨证：肝阳上亢，痰瘀互结。

治法：平肝潜阳，化痰活血。

处方：钩藤（后下）30g，黄芩15g，黄连12g，川芎15g，野葛根30g，丹参15g，羌活15g，水蛭6g，赤芍15g，泽泻15g。6剂，水煎服。

二诊：2005年7月5日。服药后头晕减轻，头顶如有物感减轻，乏力，血压140/48mmHg，舌红，苔白，脉沉弦。

处方：上方加生地15g，黄芪30g，6剂，水煎服。

三诊：2005年7月12日。头晕症状明显减轻，血压120~145/44~57mmHg，纳可，眠可，舌红，苔薄，脉沉弦。上方加肉桂9g，6剂，水煎服。血压平稳，诸症消失。

（姚乃礼，翁维良，贺兴东，等.当代名老中医典型医案集——内科分册.北京：人民卫生出版社，2014.）

【诠解】脾主运化，为气机升降枢纽，水液代谢之源，清阳不升，浊阴不降，酿痰生湿，上扰清窍，人过中年，阴气自半，气不行血，血瘀内生，故发为本病，出现头晕、黑蒙、头重如裹、乏力、舌淡红、苔白、脉沉弦。证属肝阳上亢，痰瘀互结。治宜平肝潜阳，化痰活血。方中钩藤清热平肝，川芎、羌活止痛，丹参、水蛭、赤芍活血通络。

医案3（肾虚火旺肝阳上亢，平肝潜阳滋肾阴）

某男，56岁。

初诊：1997年5月5日。头晕、脑胀半年，伴有面色潮红、失眠、心悸、腰酸乏力，舌红苔白，脉弦细。血压150/110mmHg。

辨证：肝阳上亢，肾虚火旺。

治法：平肝潜阳，佐以滋阴补肾。

处方：天麻 15g，钩藤（后下）30g，天冬 15g，白芍 30g，玄参 30g，龟甲（先煎）30g，石决明（先煎）30g，生地黄 30g，牛膝 15g，桑寄生 25g，夏枯草 30g。6 剂，水煎服，日 1 剂。

二诊：1997 年 5 月 12 日。血压 140/95mmHg，诸症较前明显减轻。继用上方再进 6 剂，诸症消失。遂用上方做成中成药长期服用，调理善后。3 个月后随访，血压正常。

（方居正. 国家级名老中医高血压验案良方. 郑州：中原农民出版社，2010.）

【诠解】肾阴亏虚，阴不制阳，肝阳上亢，故头晕、脑胀；虚火内生，故见面色潮红；水火失济，则心火偏亢，扰乱神明，见失眠、心悸；肾阴不足，脑、骨失养，故见腰膝酸软；又见舌红，苔白，脉弦细，故辨证为肝阳上亢，肾虚火旺。治宜平肝潜阳，佐以滋阴补肾。方用天麻、钩藤、石决明平肝镇肝；龟甲、天冬、白芍、玄参滋阴潜阳；桑寄生补肝肾，强筋骨。二诊时上症减轻，效不更方，做成中成药长期服用，调理善后。

程志清医案

医案 1（阴虚阳亢痰血凝，平肝降逆化痰瘀）

颜某，女，44 岁。

初诊：2002 年 11 月 16 日。头晕头胀，左偏头痛，胸闷，心慌气急乏力 1 年余，近半月诸症加重。患者自觉感冒后咽部不适，咳嗽，痰难咯出，恶心脘胀，少寐肢麻，腰酸膝软，口干喜温饮，便秘，手足心热，皮肤烘热，有高血压家族病史。诊查：形体肥胖，舌暗红，苔薄黄，脉沉弦，血压 142/85mmHg，体重指数（BM）：29.62。

辨证：风阳上逆，肺失宣降。

治法：平肝降逆，清肺化痰。

处方：天麻（先煎）12g，钩藤（后下）10g，桑叶 15g，决明子 15g，瓜蒌皮、仁各 12g，薤白 9g，法夏 9g，广木香 12g，桔梗 6g，陈皮 6g，银花 12g，连翘

12g，杭菊 12g，鱼腥草（后下）30g，丹参 20g，炒枳壳 9g，黄芩 10g，板蓝根 15g，牛蒡子 10g，5 剂。

二诊：2003 年 2 月 22 日。上方服后外感咳嗽已愈，头痛、头胀诸症均有好转，停药 1 个月，头胀、头痛又现，指抖，伴面部轻浮，颈项板滞，腰酸，大便秘结，舌暗红，苔薄腻脉沉弦，血压 140/90mmHg。治拟平肝益肾，涤痰化瘀。

处方：天麻（先煎）12g，钩藤（后下）15g，决明子 30g，丹参 30g，全瓜蒌 15g，薤白 9g，制半夏 12g，炒枳实 12g，怀牛膝 12g，桑寄生 30g，佛手 6g，炒黄芩 12g，夏枯草 15g，茺蔚子 10g，14 剂。

三诊：2003 年 3 月 20 日。前予平肝降逆，涤痰化瘀，大便泻下甚多，头胀、头痛、胸闷减轻，舌红边有齿痕、苔薄腻色黄，脉弦滑，血压 136/86mmHg，咽喉疼痛，左侧肢体疼痛。治拟平肝降逆，化瘀涤痰，清热利咽。

处方：天麻（先煎）12g，钩藤（后下）15g，炒决明子 30g，丹参 30g，瓜蒌皮 12g，薤白 9g，制半夏 12g，玄参 12g，桑寄生 30g，野荞麦根 30g，炒枳壳 12g，生槐米 30g，怀牛膝 12g，炒杜仲 15g，7 剂。

四诊：2003 年 4 月 3 日。血压 138/86mmHg，头胀、头痛、腰酸、烘热均有好转，大便 2 日一解，舌暗红、苔薄微腻，脉沉弦细，咽喉疼痛。治拟原法，用 3 月 20 日方，加生地 12g，赤芍 12g，5 剂。

五诊：2003 年 4 月 17 日。血压 130/80mmHg，头胀、头痛显减，腰酸、烘热均有好转，唯经行前脘腹胀满，舌红，苔薄腻，脉沉弦细。治拟原法。原方减生地、玄参，加佛手 6g，茯苓 12g，7 剂。

（王永炎，陶广正．中国现代名中医医案精粹·第 6 集．北京：人民卫生出版社，2010：388-389．）

【诠解】本案患者头晕头胀，左偏头痛，胸闷，心慌气急。自觉感冒后咽部不适，咳嗽，痰难咯出，恶心脘胀，少寐肢麻，腰酸膝软，口干喜温饮，便秘，手足心热，皮肤烘热，舌暗红、苔薄黄，脉沉弦。证属阴虚阳亢，痰凝血瘀，风阳上逆，肺失宣降。故拟平肝降逆，清肺化痰。随诊见外感好转，拟平肝益肾，涤痰化瘀，头胀、头痛、腰酸、烘热均有好转。五诊因脘腹胀满，去生地、玄参之滋腻碍胃之品，加佛手理气和胃，茯苓配半夏健脾化痰。如法调理，症情稳定，血压正常。

医案 2（肝阳上亢痰湿重，降逆涤痰兼化瘀）

俞某，女，64 岁。

初诊：2003 年 6 月 25 日。头晕、头胀半月未已，有原发性高血压病史，平时不服降压片。1999 年底做膀胱癌手术。诊查血压 160/90mmHg，形体肥胖，舌紫暗、苔白腻，脉弦滑，身高 1.55m，体重 75kg，体重指数 31.3。

辨证：肝阳上亢，痰瘀内阻。

治法：平肝降逆，涤痰化瘀。

处方：天麻（先煎）12g，钩藤（后下）15g，制半夏 12g，黄芩 12g，夏枯草 30g，石决明（先煎）30g，瓜蒌皮 12g，薤白 9g，炒枳壳 12g，怀牛膝 12g，炒杜仲 15g，桑寄生 20g，郁金 12g，丹参 30g，炒决明子 15g。

二诊：血压 150/80mmHg，药后诸症均减，舌暗红、苔白微腻。再拟原方再进。

三诊：2003 年 5 月 7 日。近日外感，头痛身楚，咳嗽痰多，舌红、苔薄腻，脉弦滑。治拟清肺化痰，平肝降逆。

处方：桑叶 15g，甘菊 10g，羌活 5g，独活 5g，野荞麦根 30g，瓜蒌皮 12g，浙贝 15g，鱼腥草（后下）30g，黄芩 12g，夏枯草 15g，天麻（先煎）12g，钩藤（后下）15g，生米仁 30g，冬瓜仁 30g，苦丁茶 15g，丝瓜络 12g。

四诊：2003 年 6 月 17 日。血压 150/80mmHg，头痛、身楚、咳嗽减轻，胸闷心悸，左胁下不适，体重减至 70kg，体重指数 29，咳嗽痰多，舌红苔薄，脉弦滑。治拟平肝降逆，涤痰疏痹。

处方：天麻（先煎）12g，钩藤（后下）15g，制半夏 12g，黄芩 12g，焦山栀 12g，郁金 12g，桑寄生 20g，怀牛膝 12g，炒杜仲 15g，石决明（先煎）30g，丹参 30g，瓜蒌皮 12g，薤白 9g，炒枳壳 10g。

五诊：2003 年 7 月 2 日。血压 130/80mmHg，药后诸症均减，舌红苔薄黄，脉弦。治拟原法。上方去焦山栀，加夏枯草 10g，炒决明子 15g，茯苓 12g，海藻 10g。

六诊：2003 年 7 月 9 日。血压 130/80mmHg，诸症急减，舌红，苔薄黄，脉弦。治拟原法。原方去制半夏，加广地龙 12g。

七诊：2003 年 8 月 5 日。血压 130/75mmHg，病情稳定，舌红，苔薄，脉弦细。治拟平肝益肾，涤痰化瘀。

处方：天麻（先煎）10g，钩藤（后下）15g，黄芩 12g，桑寄生 30g，怀牛膝 12g，炒杜仲 15g，瓜蒌皮 12g，薤白 9g，法半夏 12g，赤芍 12g，川芎 10g，丹参 30g，决明子 15g，海藻 15g，半支莲 30g。

（王永炎，陶广正．中国现代名中医医案精粹·第 6 集．北京：人民卫生出版社，2010：389-400．）

【诠解】本例患者临床表现为头晕头胀，形体肥胖，舌紫暗，苔白腻，脉弦滑。证属肝阳上亢，痰瘀内阻，痰湿偏重，治宜平肝降逆，涤痰化瘀。方取天麻钩藤饮加减。天麻、钩藤、石决明平肝降逆，黄芩、夏枯草、炒决明子、制半夏清气化痰，瓜蒌皮、薤白、炒枳壳宽胸理气，郁金、丹参活血化瘀，怀牛膝、炒杜仲、桑寄生益肾平肝，现代药理学证明以上药物均有降压作用。全方配伍共奏平肝降逆、涤痰化瘀之功，血压降至正常，自觉症状明显好转。

沈舒文医案
（风火上旋血瘀滞，清化风火祛血瘀）

张某某，女，39 岁。

初诊：1998 年 3 月 15 日。眩晕、头痛 5 年，在厂医院诊断为高血压病，间断中西药治疗 2 年，效果不显，血压波动在 140~160/95~110mmHg。近半年头晕、头痛加重，伴失眠、心悸，左上肢麻木，尿黄，体胖。舌紫暗，脉弦细。测血压 156/94mmHg，查血脂：总胆固醇 5.84mmol/L，甘油三酯 2.42mmol/L，高密度脂蛋白胆固醇 0.96mmol/L，低密度脂蛋白胆固醇 3.24mmol/L。血流变学示血黏度高，查眼底示：动脉硬化 I 度。

临床诊断：①高血压 II 期；②高脂血症。

辨证：肝阳上亢，风火上旋。

治法：平潜肝阳，清化风火。

处方：天麻钩藤饮加减。天麻 10g，钩藤（后下）15g，石决明（先煎）

30g，栀子 10g，夜交藤 15g，桑寄生 12g，夏枯草 20g，豨莶草 20g，菊花 10g，白芍 20g，地龙 6g，炙甘草 5g。6 剂，水煎，早、晚服。

二诊：1998 年 3 月 21 日。头晕稍有减轻，睡眠好转，其余症状未明显改善，头仍痛，上肢麻木，血压 150/100mmHg。细观患者，眼眶微青滞，舌紫暗、苔薄黄，脉弦涩。翻阅病历，先期治疗多从平肝潜阳、滋阴潜阳立法用药，本治疗重蹈覆辙，皆效果不佳。根据证候表现，瘀血显见，结合血脂及血液流变学检测，症检相参，当为瘀血留滞，脉络瘀阻。治疗改弦易辙，执活血化瘀、平肝潜阳之法。

处方：用活血化瘀平肝方。赤芍 15g，丹参 20g，桃仁 10g，红花 8g，葛根 15g，鸡血藤 20g，石菖蒲 10g，川牛膝 15g，菊花 10g，罗布麻 10g，槐米 10g，益母草 30g，珍珠母（先煎）30g。6 剂，水煎，早、晚服。

三诊：1998 年 3 月 28 日。头目眩晕明显减轻，肢麻范围缩小，心悸、失眠好转，头仍有痛感，测血压 135/94mmHg，舌暗苔薄白，脉弦数。法药对症，效不更法。上方去红花、菊花，加豨莶草 20g，蜈蚣 20 条。6 剂，水煎，早、晚服。

四诊：1998 年 4 月 4 日。头脑清醒，劳累后头稍胀，但疼痛消失，肢麻局限在右手小指与无名指，偶尔有心悸，睡眠好。测血压 130/80mmHg，查血脂：总胆固醇 5.25mmol/L，甘油三酯 2.22mmol/L，高密度脂蛋白胆固醇 1.24mmol/L，低密度脂蛋白胆固醇 3.12mmol/L。舌淡质暗，苔少，脉细弦。上方去珍珠母，加龟甲（先煎）20g。6 剂，早、晚服，巩固疗效。

（沈舒文．内科难治病辩证思路．北京：人民卫生出版社，2002：82-83.）

【诠解】患者初诊时，虽舌紫暗，脉弦细，但应予以重视，及时治疗；二诊时患者症状缓解不著，细观其眼眶，考虑病因以瘀血为主；故调整治疗方案，予以活血之丹参、赤芍、桃仁、红花；服药后患者症状明显好转。故在治疗中应细观病人，细问病史。

周端医案

（肝郁阳亢血脉滞，疏郁泻火通血脉）

吴某，男，69 岁。

初诊：2000 年 10 月 11 日。因反复头晕头痛半年、加剧 15 天，患者有高血压病史 5 年余，半年前因妻子去世而心情郁闷，头晕、头痛时时发作。近 15 天来，症状加重，头痛以巅顶为甚，性情急躁易怒。现症：头晕、头痛甚，心烦易怒，口舌生疮，手指发麻，多梦，不思饮食，大便干硬，小便量少，舌质暗红、苔薄白，舌下系带瘀曲肿胀，脉弦略涩。血压 175/95mmHg，心电图、血脂、血糖正常。

辨证：肝郁化火，阳亢血瘀。

治法：疏肝解郁泻火，养阴活血潜阳。

处方：活血潜阳方加味。丹参 15g，沙苑子 12g，蒺藜 12g，青葙子 9g，泽泻 9g，白芍药 12g，生地黄 12g，绿萼梅 15g，郁金 10g，钩藤（后下）15g，鬼针草 15g，鸡血藤 15g。7 剂，水煎服，日 1 剂。并嘱继服珍菊降压片，1 片 / 次，3 次 / 日。

二诊：2000 年 10 月 18 日。患者头晕、头痛减轻，手指麻木感消失，口舌疮愈合，饮食知味，大便正常，唯夜寐多梦。查血压 145/85mmHg，舌质淡暗、苔薄白，脉弦。守上方加合欢皮 15g，水煎服，14 剂，并嘱其每日散步或慢跑 30 分钟以上。随访 1 年，血压一直保持平稳。

（林殷. 心系病证医家临证精华——高血压病. 北京：人民军医出版社，2008：446-447.）

【诠解】本案患者反复头晕头痛，时时发作，性情急躁易怒，心烦易怒，口舌生疮，手指发麻，多梦，不思饮食，大便干硬，小便量少，舌质暗红，苔薄白，舌下系带瘀曲肿胀，脉弦略涩。辨证属肝郁化火，阳亢血瘀。周氏通过多年临床发现瘀血、阳亢是高血压病的病理基础，自拟活血潜阳汤以疏肝解郁泻火，养阴活血潜阳。方中丹参具有活血调血、祛瘀宁心等功效，现代药理学研究提示丹参有降低血黏度、抑制血小板聚集、保护内皮细胞的功能。潼蒺藜有补肝益肾、明目固精之功，药理学研究表明有减慢心率、降低心肌张力、时间指数的作用。白蒺藜疏肝解郁，祛风明目，散结祛瘀，与潼蒺藜相配，有平肝补肾之效，药理学研究表明白蒺藜有改善血液流变性、减少血小板聚集作用。泽泻为利水渗湿清热之品，药理学研究表明有降血脂、抗动脉硬化的作用。青葙子具有清肝明目、祛风、清泻肝火之功。药理学研究上述五药均有降压作用。

廖辉医案

（肾阴不足肝阳亢，滋阴平肝潜亢阳）

杨某，女，48岁。

因反复头晕头胀、烦躁失眠3年，加重7日入院。于3年前开始出现头晕头胀，视物模糊，重时恶心呕吐，心悸阵作，胸闷不适，四肢麻木，心烦失眠，症状时轻时重，血压波动在180~220/100~120mmHg之间。7日来，上述症状加重。体格检查：神清合作，体形肥胖。血压210/116mmHg，舌质红、苔薄黄，脉弦数。

辨证：肝阳上亢，肾阴不足。

治法：平肝潜阳。

处方：自拟四石汤加味。珍珠母（先煎）30g，石决明（先煎）30g，赭石（先煎）30g，磁石（先煎）30g，白芍30g，钩藤（后下）20g，夏枯草20g，牛膝15g，山楂15g，丹参15g，枸杞子20g。

服药2剂后症状减轻，3剂后血压170/105mmHg，5剂后血压正常，3个月后血压升高，效不更方，治疗4剂康复。此后每次血压升高均用此方获效。

[何卫明. 廖辉主任医师用自拟四石汤治疗原发性高血压病之经验. 中华现代内科学杂志，2007，4（1）：66-67.]

【诠解】《素问》云："诸风掉眩，皆属于肝。"刘完素指出眩晕与风火有关，"风木旺必是金衰不能制木，而木复生火，风火皆属阳，多为兼化，阳主乎动，两动相搏则为之旋转，……眩晕而呕吐者，风热甚故也"。肝肾不足，精血衰耗，水不涵木，肝阳偏亢，内风易起，故反复头晕头胀，烦躁失眠，视物模糊，四肢麻木，心烦失眠。风木过动，中土受伐，不能御其所胜，致饮食不化，变为痰，故重时恶心呕吐，心悸阵作，胸闷不适。治以平肝潜阳，自拟四石汤加味。方中四石珍珠母、石决明、赭石、磁石重镇潜阳，钩藤、夏枯草、牛膝平肝，白芍、山楂、丹参育阴化痰通络。

杨洁医案

（肝火炽盛攻头目，平肝潜阳降火逆）

李某，女，62岁。

初诊：1995年4月5日。与人争吵后眩晕头痛，颈项僵硬疼痛，伴耳鸣眼花，视物模糊，心悸失眠，手足有时不自主蠕动，四肢麻木，舌质红、苔薄，脉弦细。血压200/120mmHg。既往有高血压病史8年。

辨证：肝火亢盛。

治法：平肝潜阳。

处方：葛根30g，夏枯草15g，决明子15g，天麻10g，钩藤（后下）15g，川牛膝20g，杜仲12g，黄芩10g，栀子6g，珍珠母（先煎）15g。7剂，每日1剂。

服药1周后血压降至160/100mmHg，眩晕、头痛减轻，心悸、失眠、乏力、肢麻症状消失。服药5周后，血压降至正常，临床症状消失；3个月后随访，血压平稳。

［杨洁.自拟葛根汤治疗原发性高血压病42例.湖南中医药导报，1999，（1）：24-25.］

【诠解】患者与人争吵后眩晕头痛，颈项僵硬疼痛，耳鸣眼花，视物模糊，心悸失眠，手足有时不自主蠕动，四肢麻木，舌质红，苔薄，脉弦细，证因情志不遂，气郁化火，肝火炽盛，火性上炎，肝火循经上攻头目，辨证为肝火亢盛，治宜平肝潜阳。方中葛根能扩张血管，有温和降压的作用；夏枯草、黄芩、栀子清火散结降压；决明子清肝明目；天麻、钩藤清热平肝，息风止痉，有镇静和降压作用；川牛膝能活血散瘀止痛，功擅苦泄下降，引血下行，且补益肝肾；杜仲补肝肾，壮筋骨。全方具有平肝息风的功效，故能收降压之功。

腑实火盛证

施今墨医案

（腑实火盛血上行，苦寒折逆泻火实）

张某，女，54岁。

初诊：1952年5月21日。3年来，患者逐渐出现头晕、耳鸣、心跳、气促等症状，经医院检查血压为180~200/100~120mmHg。屡经治疗，上症时轻时重，血压仍未降至正常。近数月来，无明显诱因出现鼻衄，有时周身窜痛，胸间堵闷，性情急躁，饮食减退，大便干结，数日一行，舌苔黄垢，脉寸关弦数有力。平素喜进膏腴，体态素丰。

辨证：腑实火盛，上焦郁热。

治法：苦寒折逆，清火泻实。

处方：条黄芩6g，川黄连3g，生石膏18g，酒川军4.5g，鲜生地10g，大生地16g，山栀子6g，龙胆草4.5g，旋覆花（包煎）6g，代赭石（先煎）12g，东白薇6g，怀牛膝12g，白蒺藜10g，沙蒺藜10g，代代花4.5g，厚朴花4.5g，川郁金6g。3剂，水煎服，日1剂。

二诊：1952年5月24日。服药后大便已通畅，鼻衄未发，头晕、胸闷均已减轻，耳鸣、心跳加速仍存，血压180/110mmHg，仍照前法略作调整。

处方：灵磁石（先煎）24g，紫石英（先煎）24g，旋覆花（包煎）6g，代赭石（包煎）12g，大生地6g，鲜生地6g，炒山栀6g，酒黄连3g，酒黄芩6g，龙胆草4.5g，怀牛膝12g，白茅根18g，东白薇6g，沙蒺藜10g，厚朴花6g，佛手花6g，炒远志6g，黄菊花10g。7剂，水煎服，日1剂。

三诊：1952年5月31日。前方服后鼻衄未发，头晕、耳鸣均甚见轻，食欲渐开，胸间不闷，大便亦不干结。血压150/100mmHg。

处方：前方去白薇、白蒺藜、厚朴花、佛手花，加蝉蜕 4.5g，菖蒲 4.5g。常服。

（施小墨，陆寿康．中国百年百名中国临床家丛书——施今墨．北京：中国中医药出版社，2001：8-9．）

【诠解】患者平素喜进膏腴，体态素丰，积热生火，腑气不通，火热破血上行，故头晕、耳鸣、鼻衄，心跳、气促，周身窜痛，胸闷，急躁，大便干结，数日一行。证属腑实火盛，上焦郁热。治宜苦寒折逆，清火泻实。必用苦寒挫其腾焰，故用黄芩、黄连、石膏、酒川军清泻腑实；服后腑气即通，不再进苦寒之剂，二诊以平肝潜降、疏肝解郁之剂以固其本。

路志正医案

（酒后痰热蒙清窍，清热化痰宽胸结）

沈某，男，66 岁，退休干部。

初诊：2004 年 5 月 14 日。眩晕、头痛月余。4 月 6 日饮酒后突感头痛加剧，伴眩晕、呕吐，随即意识不清，牙关紧闭，四肢抽搐，当时血压 240/120mmHg，立即肌内注射硫酸镁等药，抽搐控制，急住某院；诊断为高血压病，予以对症处理 6 小时后意识转清，头痛好转，仍觉头晕，时有恶心呕吐，用甘露醇、速尿缓解，停用则病复如初。经用天麻钩藤饮、镇肝息风汤、泽泻汤等中药，效果不著，特请路老会诊。症见：眩晕，目不敢睁，视物旋转，时有恶心呕吐，心胸烦闷，脘腹胀满，口出浊气熏人，大便 10 余日未行，小便短赤，面红目赤，舌红苔黄厚腻，脉沉弦有力，血压 180/110mmHg。

辨证：痰热内结阳明，腑气不通，灼热上扰。

治法：通腑泄热化浊，佐以平肝息风。

处方：小承气汤合小陷胸汤加味。大黄（后下）10g，厚朴 15g，枳实 12g，全瓜蒌 20g，法半夏 15g，黄连 6g，天麻 10g，钩藤（后下）15g，蔓荆子 12g。3 剂，每日 1 剂，水煎服，嘱频频服用。

1 剂后，患者腹中矢气频传；2 剂后，恶心呕吐止，眩晕减，矢气仍频，味极臭；3 剂后，下大便 10 余枚，腹胀顿减。上方减大黄为 6g，再进 3 剂，诸症皆逝，舌微红，苔薄微腻，脉弦细滑，血压 150/95mmHg，热势渐去，腑气已通，易以健脾化痰、平肝息风之半夏白术天麻汤，以善其后。半年后随访，患者饮食起居及血压如常。

[魏华，路洁，王秋凤.路志正教授运用脏腑相关理论救治心脑血管疾病经验举要.中国中医急症杂志，2006，(12)：1369-1371.]

【诠解】《本草衍义补遗》说酒是"湿中发热近于相火"。饮酒后突感头痛加剧，眩晕、呕吐，随即意识不清，牙关紧闭，四肢抽搐，此为痰热蒙蔽清窍。诊断为高血压病，予以对症处理后意识转清，头痛好转。经用天麻钩藤饮、镇肝息风汤、泽泻汤等方药，效果不著。痰热与大肠糟粕互结，导致腑气不通，符合伤寒阳明腑实证，灼热上扰，故选用小承气汤；又患者心烦胸闷，属小结胸病，予小陷胸汤清热化痰，宽胸散结。天麻、钩藤、蔓荆子平肝息风。药后腑通便下，热势已去，改为半夏白术天麻汤健脾化痰，平肝息风，以善其后。

阴虚阳亢证

陆观虎医案

医案 1（肝肾阴虚虚火炎，平肝润燥解火郁）

李某，女，60岁。

头晕躁急而怒，纳食不化，便燥，右臂不利。脉细，舌红，苔黄。

辨证：肝肾阴虚，虚火上炎。

治法：平肝润燥。

处方：白蒺藜9g，丝瓜络6g，火麻仁9g，杭甘菊6g，全瓜蒌30g，半夏曲9g，陈皮6g，焦稻芽9g，焦建曲9g，石决明（先煎）12g，桑枝9g。

二诊：头晕稍轻作痛，纳食见化，大便已顺，右臂见利。脉细弦，舌质红、苔微黄。

处方：前方去瓜蒌、火麻仁、半夏曲、陈皮，加宣木瓜6g，杭芍6g，苏梗6g，木香3g，大腹皮9g。

（纪民裕. 陆观虎医案. 天津：天津科学技术出版社，1986：434-435.）

【诠解】本案患者头晕躁急而怒，纳食不化，便燥，右臂不利。脉细，舌红，苔黄。证属肝肾阴虚，虚火上炎。治以平肝润燥，用白蒺藜、杭甘菊、石决明平肝散风潜阳；桑枝、丝瓜络散风通络；半夏曲、陈皮宽中理气化痰；全瓜蒌、火麻仁宽胸通便润燥；焦稻芽、焦建曲开胃消食，导滞。复诊去瓜蒌、火麻仁、半夏曲、陈皮，予以杭芍、宣木瓜敛阴和血，平肝舒筋；大腹皮消胀利水；苏梗、木香和中理气解郁。

医案 2（心脾不足火上郁，润燥开郁养心脾）

郭某某，女，35岁。

初诊：头晕心悸，纳少，便燥10余天未下。脉细数，舌质红尖边绛、苔微黄。

辨证：心阴不足，脾虚不运，火郁上焦。

治法：养心健脾，润燥开郁。

处方：云茯神9g，焦稻芽9g，炒赤芍6g，远志肉6g，山楂炭9g，焦建曲9g，杭甘菊6g，郁李仁9g，全瓜蒌30g，藕节5个，炒枣仁6g。

二诊：头晕已减，心悸亦减，大便已下，髋骨作痛。脉细，舌质红、苔浮黄。

处方：前方去焦建曲、山楂炭、郁李仁、全瓜蒌，加丝瓜络6g，陈皮6g，扁豆衣9g，佛手3g。

（纪民裕．陆观虎医案．天津：天津科学技术出版社，1986：432-433.）

【诠解】患者头晕、心悸、纳少，便燥10余天未下。脉细数，舌质红尖边绛、苔微黄。证属心阴不足，脾虚不运，火郁上焦。治以养心健脾，润燥开郁。方中予以茯神、远志、枣仁养心气安神；焦稻芽、建曲、山楂炭健脾开胃导滞；全瓜蒌、郁李仁宽胸润燥通便；赤芍、藕节、杭甘菊清热活血，开郁散风。复诊患者病情有所缓解，仍觉髋痛，去焦建曲、山楂炭、郁李仁、全瓜蒌，予以丝瓜络、佛手平肝疏络利气；陈皮、扁豆衣宽中和胃，健脾化痰利水。

李斯炽医案

（心阴暗耗肝阳亢，育阴清火潜阳热）

孙某某，男，31岁。

初诊：1959年12月15日。主诉头晕，心累，唇红舌赤，经西医检查为高血压和心脏病。脉弦劲有力。

辨证：心肝阴亏，阳亢化火。

治法：育阴清热。

处方：鲜石斛9g，麦冬9g，花粉9g，玄参9g，焦栀子9g，丹皮9g，龙胆草9g，枯黄芩9g，连翘9g，薄荷（后下）6g，知母9g，甘草3g。服上方4剂，诸症即缓解，血压亦趋正常。

（成都中医学院．李斯炽医案·第1辑．成都：四川人民出版社，1978：

21—22.）

【诠解】患者平日思虑劳神太过，暗耗心阴，故见心累；唇红舌赤，为阴亏阳亢化火所致；肝阳化风，上扰头目，故头晕。方中多用石斛、麦冬、花粉、玄参、知母滋阴润燥以潜阳，丹皮、黄芩、龙胆草、连翘清热除烦。《本草纲目》记载石斛"补五脏虚劳羸瘦，强阴益精，久服，厚肠胃，不内绝不足，平胃气，……补肾益力，壮筋骨，暖水脏"。强阴益精则能育阴潜阳，可治疗肝阳上亢、肝火厥逆上攻所致眩晕为主症的高血压。

史沛棠医案

医案 1（阴亏肝旺阳浮越，壮水涵木息风阳）

白某，男，45 岁。

初诊：1962 年 3 月 12 日。头昏目眩，耳鸣齿痛，神烦失眠，口干舌燥，大便时坚，舌苔薄黄、尖边质红，两脉小弦。血压 180/110mmHg。

辨证：阴亏阳浮，肝风上越。

治法：壮水涵木，息风潜阳。

处方：大生地黄 15g，制山茱萸 6g，龟甲（先煎）9g，甘菊花 6g，生牡蛎（先煎）15g，制何首乌 10g，炒牡丹皮 6g，制女贞子 9g，夏枯草 12g。14 剂，水煎服，日 1 剂。

二诊：1962 年 3 月 27 日。服药后，阴虚渐复，肝风亦潜，头昏等情况均瘥，血压降至 150/95mmHg，再继原法。

三诊：1962 年 5 月 28 日。服上方 2 个月后，诸症消除，血压已平。嘱其长期服杞菊地黄丸每日 20g，分 2 次吞服，以期巩固。

（史奎钧，吕直，吴美倩．中国百年百名中医临床家丛书——史沛棠．北京：中国中医药出版社，2001：43-44．）

【诠解】本案头昏目眩，耳鸣齿痛，神烦失眠，口干舌燥，大便时坚，舌苔薄黄，尖边质红，两脉小弦。辨证为阴虚肝旺，阴亏阳浮，肝风上越。治宜壮水涵木，滋阴平肝，息风潜阳。仿杞菊地黄汤合何首乌、女贞子滋阴补肾；甘菊花、夏枯草平肝；龟甲、牡蛎介类潜阳；使阴亏渐复，阳浮得降，血压渐平。

服药 2 个月余，血压恢复正常，疗效显著。

医案 2（阴虚阳亢风内动，滋阴潜阳息肝风）

施某，女，66 岁。

初诊：1964 年 5 月 16 日。原发性高血压已多年，近从恼怒之后，血压骤升至 234/110mmHg，头昏头痛，烘热颧红，目涩干燥，神烦不安，夜来失眠，性情急躁，舌苔薄白、尖边红绛，脉右弦大而长、左小弦。

辨证：阴虚阳亢，肝风内动。

治法：滋阴潜阳，平肝息风。

处方：羚角钩藤汤加减。羚羊角（久煎代饮）2g，细生地黄 15g，赤芍 10g，白芍 10g，炒牡丹皮 10g，夏枯草 12g，炙地龙 10g，连翘 12g，钩藤（后下）12g，野菊花 6g，杜仲 12g，黄芩 12g，生磁石（先煎）24g。5 剂，水煎服，日 1 剂。

二诊：1964 年 5 月 22 日。服上方 5 剂后，血压略平降为 200/100mmHg，头昏、头痛亦减，唯夜寐仍感不安，有时下肢抽筋，大便坚，多日 1 次。再继原方加入龟甲 12g，石决明 30g，牡蛎 15g，以介类潜阳平息肝风；再佐全瓜蒌 12g，蜜炙枳壳 10g，以理气润肠。

三诊：1964 年 5 月 30 日。服上方 7 剂后，血压已降至 166/95mmHg，夜寐得安，大便通润，诸症均见好转。嘱其继续以原方巩固。

1 个月后复诊，血压已正常。

（史奎钧，吕直，吴美倩. 中国百年百名中医临床家丛书——史沛棠. 北京：中国中医药出版社，2001：44-45.）

【诠解】本案原发性高血压已多年，近从恼怒之后，血压骤升，头昏头痛，烘热颧红，目涩干燥，神烦不安，夜来失眠，性情急躁，舌苔薄白、尖边红绛，脉右弦大而长、左小弦。辨证属阴虚阳亢，肝风内动。叶天士云"嗔怒动阳"，"厥阴风木升腾太过，有痱中之虑"。所以急予羚角钩藤汤加减，以平肝潜阳，滋阴息风，血压渐降。史老方中羚羊角久煎代水连续饮用，常用于血压过高、肝风鸱张、有中风预兆者；以介类龟甲、石决明、牡蛎潜阳，平息肝风，常获良效。

医案 3（气血不足心肾亏，补心益肾和阴阳）

蔡某，男，56 岁。

初诊：1962 年 6 月 3 日。血压升高已久，在 150~170/95~110mmHg 之间波动，经常头昏而痛，夜间失眠，形寒怕冷，两脉细数无力，尺脉更细，左关偏旺带弦。

辨证：心肾两亏，气血不足，肝阳偏旺。

治法：补益心肾，安神和阳。

处方：斑龙二至丸加减。甘菊花 6g，枸杞子 9g，制山茱萸肉 6g，茯神 12g，制龟甲（先煎）15g，淡苁蓉 6g，制女贞子 9g，炒酸枣仁 12g，炙远志 4.5g，菟丝子 9g，鹿角霜 9g。10 剂，水煎服，日 1 剂。

二诊：1962 年 6 月 14 日。服上方 10 剂后，血压虽降，仍偏高为 140/90mmHg，形寒已不明显，而头昏胀痛未除，夜来失眠，心肾两亏，肝风上旋。当继以养阴和阳，平肝息风，佐以安神。在原方的基础上加用羚羊角五分，久煎代饮。

三诊：1962 年 6 月 25 日。服上方 10 剂后，血压已恢复正常为 130/80mmHg，头痛、失眠等情况均已轻微，舌质淡绛，苔薄白，右脉小弦，左脉明显带弦。继以滋阴益气，平肝和阳，以期巩固。拟用羚羊角粉 1g，鹿角胶 25g，移山人参 3g，共研粉；天王补心丹 24 粒，用甘菊花 6g，珍珠母 30g，煎汤吞药。上药连服 1 个月余，血压保持正常，诸症亦均消失，后嘱常服天王补心丹。病情稳定，血压未再增高。

（史奎钧，吕直，吴美倩. 中国百年百名中医临床家丛书——史沛棠. 北京：中国中医药出版社，2001：45-46.）

【诠解】本案血压升高已久，经常头昏而痛，夜间失眠，形寒怕冷，两脉细数无力，尺脉更细，左关偏旺带弦。证属阴阳两虚之原发性高血压，不仅阴虚阳旺，又有气血不足等症情，与单纯阳亢原发性高血压不同。治以补益心肾，安神和阳。方用斑龙二至丸加减，疗效卓著。鹿角霜性虽温而不燥，与熟地黄、龟甲同用，能调节阴阳，益肾而生精血，颇有良效。另加用羚羊角，久煎代饮以降血压。血压已恢复正常，继以羚羊角粉、鹿角胶、移山人参共研粉；天王补心丹 24 粒，用甘菊花、珍珠母煎汤吞药。共奏滋阴益气、平肝和阳之效，以期巩固。

魏长春医案

（肝肾阴虚风阳扰，清上实下育阴阳）

苏某，女，66岁。

初诊：头晕头痛，行走漂浮，左半身麻木如蚁行，心烦不寐，腰酸耳鸣，胸闷善太息，大便溏薄，每日1~2次，夜尿频数，舌质红暗而胖、苔少，脉沉细弦。血压180/110mmHg。

辨证：肝肾阴虚，风阳上扰。

治法：育阴潜阳，清上实下。

处方：杞菊地膝煎加减。枸杞子9g，白菊花9g，大熟地黄15g，怀牛膝9g，墨旱莲30g，桑枝30g，山茱萸9g，泽泻9g，决明子9g。10剂，水煎服，日1剂。

二诊：服上方10剂后，诸症均减，血压160/98mmHg，舌脉同上。嘱其继续服原方，以巩固疗效。

三诊：再服上方10剂后，血压降至正常，头晕、头痛消失，寐安，步稳，肢麻缓解。

（单书健，陈子华．古今名医临证金鉴——头痛眩晕卷．北京：中国中医药出版社，1999：301．）

【诠解】本案头晕头痛，行走漂浮，左半身麻木如蚁行，心烦不寐，腰酸耳鸣，胸闷善太息，大便溏薄，夜尿频数，舌质红暗而胖、苔少，脉沉细弦。证属肝肾阴虚，风阳上扰。治以育阴潜阳，清上实下。杞菊地膝煎是魏老治疗高血压病的常用自拟方之一，能涵木潜阳，用于病久体虚、肾阴亏损者。头重脚轻、心悸失眠、四肢麻木、脉象弦细、舌红干燥，此为下虚上实之症，治宜滋阴潜阳，清上实下。方用杞子、熟地、山萸肉、旱莲草补虚培本，填精滋肾；滁菊花养肝散风，治头脑眩晕作痛；决明子、钩藤清肝降压；泽泻滋阴分，泻虚火；桑枝凉肝散风通络，以治肢麻；怀牛膝引郁热下行。

刘惠民医案

医案 1（肾阴虚弱肝火亢，滋肾平肝降火热）

胡某，男，23 岁。

初诊：1966 年 3 月 28 日。头晕、头痛、耳鸣、失眠 2 年，时有心慌、心跳，饮食尚可，睡眠较差，大便秘结。经医院检查，诊断为高血压病，血压持续于 130~140/90~100mmHg。住院治疗 2 个月，血压未降，遂来诊。刻下：头晕，头痛，耳鸣，失眠，舌质略红，苔薄白，脉弦略数，血压 140/100mmHg。

辨证：肾阴虚弱，肝火亢盛。

治法：滋肾平肝，清热降火。

处方：川芎 3g，马兜铃 3g，炒槐实 9g，夏枯草 9g，生杜仲 12g，怀牛膝 15g，代赭石 12g，山药 12g，菟丝子 9g，肉苁蓉 6g，生地 6g，天麻 9g，生龙齿 9g，羊角尖（冲服）1.5g，琥珀（冲服）0.6g。10 剂，水煎服，日 1 剂。

二诊：1966 年 4 月 20 日。服药后头晕、头痛明显减轻，睡眠大有好转，大便已不干，血压降至 110/70mmHg。舌质、舌苔已正常，脉弦细。原方加何首乌 9g，继服。

3 个月后随访，诊后一直间断服药，血压正常，诸症未发。

（刘惠民. 刘惠民医案. 济南：山东科学技术出版社，1978：35.）

【诠解】本案患者头晕，头痛，耳鸣，失眠，心慌心跳，便秘，舌质略红、苔薄白，脉弦略数。辨证属肾阴虚弱，肝火亢盛。刘老认为，高血压病多属本虚标实，本虚指肝肾阴虚、心脾不足，标实指肝阳亢盛，甚至化火、生痰、动风，进一步加剧阴虚，更甚则可损及肾阳，导致阴阳两虚。故治疗本病，应在补虚治本的同时，兼顾治标，采用生地、菟丝子、怀牛膝、生杜仲滋补肝肾，生龙齿、代赭石平肝潜阳，羊角尖、夏枯草、马兜铃、炒槐实清肝降火，标本同治。

医案 2（肝火旺盛痰热阻，平肝降火清痰热）

贾某，男，44 岁。

初诊：1964 年 6 月 10 日。头晕，时感胸闷气短，性情烦躁，易激动，左颊时有麻木感，眠差，面色暗红乏泽，舌淡红、苔白，脉细弦。既往有高血压病史6年余，平日血压波动在160/120~130mmHg，曾服多种降压药均无效。

辨证：肝肾阴虚，肝火旺盛，痰热内阻。

治法：滋补肝肾，平肝降火，清热化痰。

处方：炒槐实9g，夏枯草12g，生杜仲18g，桑寄生12g，石斛12g，山药24g，枸杞子15g，菟丝子12g，菊花15g，覆盆子9g，陈皮9g，半夏9g，炒酸枣仁37g，山栀6g，淡豆豉12g，钩藤（后下）12g，丹皮6g，水牛角尖（研末冲服）5g，琥珀（研末冲服）0.6g。3剂，水煎服，日1剂。

二诊：1964年6月14日。服药后，头脑较前清爽，睡眠好转，血压150/110mmHg，舌脉同前。原方加牛膝24g，胆南星6g，续服。

三诊：1964年6月21日。服药后，头晕、烦躁明显减轻，睡眠基本正常，血压150/108mmHg，舌脉同前。原方去陈皮、半夏、丹皮，加代赭石12g，橘络12g，白术9g，何首乌12g。6剂，水煎服，日1剂。

四诊：1964年7月5日。药后头晕已愈，睡眠如常，血压降至140/100mmHg，舌、脉已近正常，嘱其原方续服。另以海带（烘干）研细粉，每次服4.5g，3次/日。

随访：1年后，血压稳定于140/90mmHg，睡眠如常，头晕、头痛、烦躁等症未复发。

（刘惠民. 刘惠民医案. 济南：山东科学技术出版社，1978：36-37.）

【诠解】本案患者性情烦躁，易激动，恼怒伤肝，郁而化火，火热耗伤肝肾之阴，肝肾之阴不足，阴不制阳，阳亢于上，致头晕、胸闷、左颊麻木、眠差，舌淡红，苔白，脉细弦。辨证属肝肾阴虚，肝火旺盛，痰热内阻。方中枸杞子、杜仲、桑寄生、菟丝子、覆盆子、石斛滋补肝肾；水牛角尖、琥珀、白羊角尖、钩藤、菊花平肝潜阳；槐实、夏枯草、山栀子、丹皮清肝降火；陈皮、半夏清热豁痰；酸枣仁养心和血；山药健脾调胃。全方共奏滋补肝肾、平肝降火、清热化痰之效。

沈仲圭医案

（肾阴不足肝阳亢，养阴平肝息风阳）

伍某，女，74岁。

初诊：头目昏眩，颈项强痛，四肢无力，鼻痂干结，大便干燥，尿多而黄，舌有裂纹、苔薄白，脉沉细尺部弱。血压 250/160mmHg。

辨证：肾阴不足，肝阳上亢。

治法：养阴平肝，佐以息风。

处方：玄参 12g，麦冬 12g，牛膝 12g，茯苓 12g，赭石（先煎）24g，生龙骨（先煎）15g，生牡蛎（先煎）15g，钩藤（后下）6g，菊花 6g，远志 6g，蝉蜕 6g。3 剂，水煎服，日 1 剂。

二诊：服上方后，头晕渐减，大便仍干，小便略少，血压降为 230/110mmHg。又有心悸、胸闷，脉细弦。

处方：前方去赭石、蝉蜕、玄参、麦冬、茯苓，加石菖蒲 9g，白蒺藜 9g，女贞子 9g，茺蔚子 9g，丹参 12g，何首乌 12g，磁石 15g。3 剂，水煎服，日 1 剂。

三诊：服药后，血压降为 190/100mmHg，头晕、便干、胸闷、心悸略减，但下肢关节肿痛，舌苔剥，脉细数有歇止。前方去茺蔚子、牛膝、龙骨、女贞子，加羌活 9g，独活 9g，鸡血藤 9g。

随访 1 个月，血压趋平且稳定，身体轻松有力。

（张问渠. 现代著名老中医临床诊治荟萃. 北京：科学技术文献出版社，1986：220-221.）

【诠解】本案患者头目昏眩，颈项强痛，四肢无力，鼻痂干结，大便干燥，尿多而黄，舌有裂纹，脉沉细尺部弱。辨证属肾阴不足，水不涵木，肝阳上亢。治以养阴平肝，息风潜阳。正如《类证治裁》云："肝主藏血，血燥则肝急，……凡肝阳有余，必须介类以潜之，柔静以摄之，味取酸收，或主咸降，务清其营络之热，则升者伏矣。"故治肝阳之法，宜甘凉益肝肾之阴，药如玄参、麦冬、何首乌、女贞之属；介类潜上升之阳，如牡蛎、石决明、珍珠母之类；兼心悸、胸闷，故配丹参、远志、石菖蒲等，以调气血、宁心神。沈氏之用药，能师古而勿泥，随机应变。

邢锡波医案

（肝肾阴虚肝阳亢，育阴潜阳重镇逆）

谭某某，男，35 岁，干部。

初诊：头晕头痛，心悸气短，劳累后昏眩仆于地，经急救回苏后，测血压 195/125mmHg，脉细数无力，舌尖红无苔。既往有神经衰弱 3 年，平素饮食不节，时感胃痛泛酸，食欲欠佳。

辨证：肝肾阴虚，肝阳上亢。

治法：补益肾阴，潜阳镇逆。

处方：钩藤（后下）30g，沙苑、蒺藜各 30g，生地 12g，何首乌 12g，石决明（先煎）12g，桑寄生 18g，杜仲 18g，磁石 15g，地龙 15g，五味子 12g，胆南星 9g，人参 1.8g，琥珀 1.5g，朱砂 0.9g（后三味研末冲服）。

二诊：连服 3 剂，头晕痛减轻，心悸、气短不明显，夜能安睡。胃脘满闷作痛，食少纳呆。脉弦虚，右沉弦滑，舌尖红。

治法：健脾和胃，育阴安神。

处方：地骨皮 30g，生山药 24g，紫贝齿 18g，何首乌 15g，杜仲 15g，磁石 15g，地龙 12g，木香 9g，枳壳 9g，胆南星 9g，乳香 9g，紫河车 9g，白术 9g，人参 1.5g，琥珀 1.5g，朱砂 0.9g（后三味研末冲服）。

三诊：连服 4 剂，头痛减轻，睡眠好，胃脘胀满减轻，疼痛消失，食欲增进。脉弦虚，血压 178/105mmHg。

治法：育阴潜镇安神。

处方：地骨皮 30g，夏枯草 24g，钩藤（后下）24g，石决明（先煎）24g，玄参 24g，杜仲 18g，磁石（先煎）18g，地龙 15g，桑寄生 15g，五味子 9g，胆南星 9g，人参 2g，琥珀 0.9g，朱砂 0.9g（后三味研末冲服）。

连服 4 剂，头晕痛消失；8 剂后，血压下降至 160/100mmHg；后连服 20 剂，血压恢复到 145/95mmHg。后此方配成丸剂，调理巩固而愈。

（邢锡波．邢锡波医案选．天津：天津科学技术出版社，1980：63-64．）

【诠解】本案患者因有神经衰弱病史 3 年，平素饮食不节，又因劳累过度，恼怒伤肝，郁而化火，火热耗伤肝肾之阴，阴不制阳，阳亢于上，阴亏于下，则见头晕头痛，头重脚轻，昏仆于地；心悸气短，脉细数无力，舌尖红无苔，均为肝肾阴虚、心阴亏耗、阴虚热盛之象。辨证属肝肾阴虚，肝阳上亢。治以玄参、杜仲、桑寄生、五味子补益肝肾之阴；夏枯草、钩藤、石决明、磁石、地骨皮潜阳镇逆；人参、琥珀、朱砂研末冲服，安五脏，养精神，定魂魄；平素饮食不节，时感胃痛泛酸，胃脘满闷作痛，食少纳呆，予以生山药、紫贝齿、何首乌、杜仲、紫河车、木香、枳壳、白术育阴和胃。继以育阴之法，连服20剂后，改为丸剂巩固。现代药理学研究表明方中杜仲、桑寄生之类具有明确的降压作用。

张耀卿医案

（肾阴不足阳有余，滋阴养肝息风阳）

童某，女，55岁。

初诊：1960年12月21日。头眩且晕，颈项牵强，舌质红、苔薄黄，脉弦滑。5年前因头晕而发现血压高，收缩压最高220mmHg，最低150~160mmHg。近1周来，觉头痛，眼花，失眠，经住院治疗后血压稳定于158~160/96~98mmHg。

辨证：肾阴不足，肝阳有余。

治法：滋阴潜阳，平肝息风。

处方：玄参9g，麦冬9g，天麻9g，生石决明（先煎）30g，牡丹皮9g，嫩钩藤（后下）24g，怀牛膝9g，蔓荆子9g，磁朱丸（先煎）30g。5剂，水煎服，日1剂。

二诊：1960年12月26日。服上方后，项强已见减轻，舌苔薄黄微糙，脉弦势渐平。再继续原法出入。

处方：玄参9g，麦冬9g，枸杞子9g，天麻9g，炒牡丹皮4.5g，嫩钩藤（后下）15g，炒赤芍4.5g，黑豆衣12g，沙苑子9g，白蒺藜9g，炒杭菊花4.5g，磁石（先煎）30g。4剂，水煎服，日1剂。

三诊：1960年12月30日。服上方4剂后，头晕、项强均减，舌苔薄黄、脉弦滑渐平，肝阳渐有下降之象。再以平肝潜阳法。

处方：玄参9g，麦冬9g，牡丹皮4.5g，嫩钩藤（后下）18g，炒赤芍4.5g，怀牛膝9g，沙苑子9g，白蒺藜9g，磁石（先煎）30g。4剂，水煎服，日1剂。

（陈新宇，刘建和．名家医案·妙方解析——心血管病．北京：人民军医出版社，2007：162．）

【诠解】《素问·至真要大论》言："诸风掉眩，皆属于肝。"又言："诸暴强直，皆属于风。"肝为木脏，体阴用阳，性喜调达，主动主升，赖肾水以涵之，血液以养之。营阴不足，则木失所养，肝体不足，则肝用有余。木郁生风，为眩，为晕，为头痛，为目痒；风阳旋扰，则颈项牵强、眼花、失眠；阴亏血少，则舌质红、苔薄黄、脉弦滑。辨证属阴亏阳盛，风从阳化，血虚生热，热极生风，此即肾阴不足、肝阳有余。治以滋阴潜阳，平肝息风。方用玄参、麦冬滋阴；辛润之怀牛膝养肝；性多甘平之黑豆衣、沙苑子、白蒺藜、天麻、嫩钩藤息风；重者必予介类以潜阳，用生石决明、磁石、磁朱丸，诸症均瘥。若误作肝火论治，投以苦寒直折之品则误矣。

王实夫医案
（肝肾阴虚风阳扰，育阴潜阳镇肝风）

俞某，女，40岁。

患高血压病4年，近来加重，血压持续在180/120mmHg左右，头昏头晕，面赤口干，行路不能自主，大便秘结，失眠多梦，舌质红、苔薄黄，脉弦细数。

辨证：肝肾阴虚，风阳上扰。

治法：平肝降逆，滋阴潜阳。

处方：生赭石（先煎）24g，生龙骨（先煎）24g，生牡蛎（先煎）24g，怀牛膝30g，生山药30g，生地黄20g，生白芍12g，柏子仁12g，生大黄（后下）9g。

服5剂后，大便通畅，诸症减轻，血压降至150/100mmHg。仍以原方法去大黄，随证加减，连服1个月后血压基本正常。

（王庆其．内经临证发微．上海：上海科学技术出版社，2007：217．）

【诠解】本案患者头昏头晕，面赤口干，行路不能自主，大便秘结，失眠多梦，舌红，苔薄黄，脉弦细数，此由肝肾阴虚，风阳上扰，兼有腑气不通所致。辨证属肝肾阴虚，风阳上扰。治宜平肝降逆，滋阴息风。方用张锡纯建瓴汤，赭石质重性降，既可潜降摄纳上亢之肝阳，又可平镇上逆之气血，为牛膝之助，而获良效。生大黄为峻烈攻下之品，易伤正气，中病即止。

陈苏生医案

（阴虚阳亢重症，温阳镇潜收效）

患者，男，32 岁。

1963 年发现高血压病，住院治疗 3 个月，好转出院，但血压仍为146/105mmHg，并伴腰久痛未愈。次年 4 月来诊，主诉苦于失眠，服安眠药数年而失效。头昏且痛，紧按则舒，口干唇燥，大便秘结，小便夜多，腰胃寒痛。

辨证：阴虚阳亢。

治法：强肾潜阳。

处方：制川附子 12g，磁石（先煎）30g，酸枣仁 15g，远志 6g，熟地黄30g，石斛 30g，白术 15g，桑寄生 12g，川续断 9g，怀山药 15g，牛膝 12g，肉苁蓉 9g，蔓荆子 9g，车前子 9g，五灵脂 9g。水煎服。另以川连 2g，肉桂 2g，共研末，装胶囊同服。

服药 8 剂，血压即下降，稳定在 137/96mmHg 左右。以后每隔 3~5 天即服前方，长期失眠亦基本痊愈。调治经月即正常上班工作，后因疲劳血压又升，但再服此方又趋下降。

（林殷．心系病证医家临证精华——高血压病．北京：人民军医出版社，2008：406-407．）

【诠解】本案患者头昏且痛，紧按则舒，口干唇燥，失眠，大便秘结，小便夜多，腰胃寒痛，此由肾阴不足、阴虚阳亢所致。治当以补肾滋阴、平肝潜阳为法。陈苏生先生善用温阳镇潜法救治危难重症高血压常见肝阳上亢诸症患者，时人常用平肝息风之法。先生圆机活法，治以强肾为主，佐以温阳潜镇而收效。方用熟地黄、石斛、桑寄生、川续断、怀山药、牛膝补肾强肾；酸枣仁、远志、川连、肉桂清心安神，可治失眠；白术、蔓荆子、五灵脂、肉苁蓉健脾温胃，止寒痛；方中附子、磁石实关键之所在，两药相须为用，犹肉桂之于黄连，亦具交泰之意。因如用药温热而不潜降则浮阳不戢；单纯潜降而不温热则气抑不畅，故附子与磁石相合，相得益彰，强肾潜阳而获效。

姚贞白医案

（阴虚阳亢火上干，育阴潜阳心神安）

外宾某，男，56岁。

初诊：1956年夏。患者形体高大肥胖，颜面赤红，平素嗜烟酒，喜肥甘。自寒带初来我省参加工程设施，由于水土不服，加之工作疲劳，用脑过度，近2~3个月来，感头目眩晕，四肢麻木作胀，夜眠不安，多梦易醒，时出自汗，食欲不佳，精神疲乏，影响工作。已经找省医院检查发现血压升高至200/100mmHg，并确诊系原发性高血压病。曾服降压、镇静等药多次未见明显效果。1周后，病情更加严重，耳鸣脑响，心神不安。起则昏眩欲仆，终日恍恍然如坐舟中，极度疲乏，已不能坚持工作。有关单位极为重视，延余前往会诊。舌质红、苔薄腻，脉象弦滑。

辨证：肝肾不足，阴虚阳亢，风火上干，心神不宁。

治法：滋阴潜阳，化风疏络，养心安神。

处方：干地黄12g，白茯神15g，酸枣仁6g，炒泽泻6g，粉牡丹皮6g，炒怀山药12g，怀枣仁（冲）15g，生石决明（先煎）9g，生龙骨（先煎）12g，生杜仲12g，夏枯草12g，荷叶顶3个。嘱尽量控制烟酒、腥腻、肥甘之物。

二诊：服上方4剂后，血压下降为150/100mmHg，睡眠渐安，自汗收敛，眩晕、耳鸣、脑响等自觉症状霍然若失，且能外出散步。诊脉弦滑而软，舌红润，食欲增加，二便正常。仍以原方加减：干地黄12g，白茯神15g，酸枣皮6g，炒泽泻6g，粉牡丹皮6g，炒酸枣仁（冲）15g，明天麻9g，石决明（先煎）9g，桑寄生15g，生龙骨（先煎）12g，生杭白芍9g。上方连进8剂，患者血压稳定在130/90mmHg，精神好转，诸症消失，已能恢复工作。

（林殷．心系病证医家临证精华——高血压病．北京：人民军医出版社，

2008：407．)

【诠解】本案患者形体高大肥胖，颜面赤红，平素嗜烟酒，喜肥甘。自寒带初来，由于水土不服，加之工作疲劳，用脑过度，出现头目眩晕、耳鸣脑响诸症，舌质红、苔薄腻，脉象弦滑。辨证为肝肾不足，阴虚阳亢，风火上干，心神不宁。《素问》云："诸风掉眩，皆属于肝"；"肝者，罢极之本也"。法拟育阴潜阳，方用六味加生龙骨、石决明。生杜仲、桑寄生、夏枯草、荷叶顶宣疏肝肾及脑络，天麻息风，炒酸枣仁养心安神，再佐白芍配伍牡丹皮、酸枣皮，酸敛柔肝。不重寒凉而火自平，不专驱散而风自化，体现了中医学辨证论治的特点。

盛国荣医案
（肝肾阴虚阳上扰，补益肝肾潜虚阳）

苏某，女，66岁。

头晕头痛，行走时有飘浮感，左半身麻木如蚁行，心烦不寐，腰酸耳鸣，胸闷善太息，大便溏薄，每日1~2次，夜尿频数，舌红暗胖、苔少，脉沉细弦。血压180/110mmHg。既往有高血压病史。

辨证：肝肾阴虚，风阳上扰。

治法：滋补肝肾，潜阳息风。

处方：桑寄生20g，生地黄20g，牛膝15g，白芍15g，钩藤（后下）15g，秦艽10g，当归10g，川芎10g，枸杞子10g，磁石（先煎）20g，龙骨（先煎）20g，牡蛎（先煎）20g，甘草4g。

服药10剂，诸症均减，血压降为160/98mmHg，脉、舌同上。守上方加天麻、红花各8g。续服10剂，血压降至正常，头晕、头痛消失，寐安，行走稳，肢麻缓解，舌脉同上。嘱以杞菊地黄丸长期服用，以巩固疗效。

[柯联才．盛国荣利水降压法用药经验．中医杂志，1994，35（1）：22-24．]

【诠解】本案患者年高头晕头痛，行走时有飘浮感，半身麻木如蚁行，有腰酸耳鸣、大便溏薄等症状，证属肝肾阴虚，风阳扰动。治以滋补肝肾，潜阳息风，益肝肾，潜虚阳。方用牛膝、桑寄生为君药，两药均入肝、肾经，补肝肾，散瘀血，通经络，有短暂降压作用，可扩张外周血管及舒张冠状动脉。生地黄、枸杞、白芍、当归滋补肝肾，钩藤、秦艽、磁石、龙骨、牡蛎潜阳息风。

祝谌予医案

（肝肾阴虚肝阳亢，补益肝肾潜肝阳）

苑某某，女，66岁。

初诊：1994年3月14日。10年前无明显原因出现头晕耳鸣、腰膝酸软，反复测血压均高于正常值，最高达230/110mmHg，间断服用降压药物，病情时轻时重。近几天来头晕耳鸣、腰膝酸软加重，并出现半侧面部疼痛不能碰，张口受限，有关医院诊为"三叉神经痛"。刻下：头晕耳鸣，口苦心烦，右侧颜面疼痛，手不敢触碰，张口受限，说话进食困难，腰膝酸软，舌红苔白，脉弦。血压200/110mmHg。

辨证：肝肾阴虚，水不涵木，肝阳上亢。

治法：补益肝肾，平肝潜阳。

处方：杞菊地黄汤加味。枸杞子10g，菊花10g，山茱萸10g，生地10g，熟地10g，茯苓10g，泽泻10g，丹皮10g，山药10g，白芷10g，川芎10g，牛膝10g，夏枯草15g，钩藤（后下）15g，桑寄生20g，灵磁石（先煎）20g。15剂，水煎服，日1剂。

二诊：1994年3月30日。服药后，诸症减轻，右侧颜面仍痛，但程度有减，血压降至170/90mmHg。上方川芎量改到15g，再服8剂。

三诊：1994年4月8日。患者面痛全部消失，其他诸症亦减轻，唯夜休差，血压降至150/90mmHg，前方加酸枣仁15g，续服14剂。

四诊：1994年5月9日。诸症悉减，血压恢复到140/85mmHg。后以杞菊地黄汤，加夏枯草15g，钩藤（后下）15g，黄芩10g，川芎10g，白芷10g，羌活10g，7剂，巩固疗效。

（吴大真，刘学春．现代名中医高血压中风治疗绝技．北京：科学技术文献出版社，2004：183-187．）

【诠解】本案为高血压病合并三叉神经痛。患者头晕耳鸣，口苦心烦，右侧颜面疼痛手不敢触碰，张口受限，说话进食困难，腰膝酸软，舌红苔白，脉弦。患高血压病 10 年，年老体弱，肝肾阴亏，阴不制阳，风阳升动，上扰清空。辨证属肝肾阴虚，肝阳上亢。治以滋补肝肾，平肝潜阳，方用杞菊地黄汤加味。杞菊地黄汤滋补肝肾，加川芎、白芷活血止颜面疼痛；牛膝、夏枯草、钩藤、灵磁石清肝泄热，平肝潜阳；桑寄生补益肝肾，强壮筋骨。全方配伍，用药精当，标本同治，诸症悉减。

任应秋医案

（血不养肝阳亢盛，阴血得滋亢阳抑）

严某，男，51 岁。

初诊：1974 年 7 月 5 日。患者主诉多年来有阵发性头晕、眼花症状，犯一阵，又好一段时间，所以不甚在意。后来又发生耳鸣，经常失眠。于去年 9 月去医院检查，血压 185/120mmHg，便诊断为高血压。后来又出现心悸不安，时发时止，去西安第二医院检查，血压还是 185/120mmHg，心尖区有吹风样收缩期杂音，仍诊断为高血压病，便开始吃降压药利血平、降压灵，镇静药利眠宁之类，血压曾一度下降到 150/100mmHg。停止服药便又回升，直到现在，血压仍然是 185/120mmHg。脉来弦细而有力重按却微，舌红，苔干少津，头晕加重时，常伴有恶心呕吐，阵阵心烦，长期失眠，安眠药毫无作用。口干苦，小便短，色深黄，大便干结，性情急躁，不能克制。

辨证：血不养肝，肝阳亢盛。

治法：益血滋肝。

处方：知柏地黄丸加减。盐知母六钱，炒黄柏二钱，细生地黄八钱，牡丹皮四钱，泽泻四钱，茯苓四钱，草决明六钱，杭菊花三钱，炒赤芍六钱，丹参四钱，山茱萸三钱。清水煎，温服，三剂。

二诊：1974 年 7 月 8 日。心烦、性急、恶心、心悸诸症均愈，小便色转清，大便亦通畅，血压略降，为 170/110mmHg，亢阳之势已经得到控制。但头晕、失眠如故，还出现阵阵恍惚无主，不能自持，身若飘空的现象，脉虽仍弦细，但已不似 3 天前的有力，这是血犹未充、肝经虚风内动的证候。用珍珠母丸加味，以益阴血，平虚风。

处方：珍珠母（先煎）八钱，当归三钱，干地黄六钱，白人参三钱，酸枣仁五钱，柏子仁四钱，水牛角（先煎）四钱，茯神四钱，沉香二钱，生龙齿（先煎）六钱，豨莶草一两。清水煎，温服，三剂。

三诊：1974 年 7 月 12 日。头晕痊愈，失眠大有好转，已能入睡 5 个钟头以上，恍惚飘空的现象亦没有了。血压 140/90mmHg，已基本正常，再用珍珠母丸原方以养血滋肝，巩固疗效。

处方：珍珠母七钱半，当归身一两半，干地黄一两半，白人参一两，酸枣仁一两，柏子仁一两，水牛角两，茯神五钱，沉香五钱，生龙齿五钱。

上诸药研细末，炼蜜为丸，如梧桐子大，辰砂五钱，另研水飞为衣，每服30 丸，金银花、薄荷煎汤送下，午后及临卧时各服 1 次。原方本用犀角屑五钱，今改用水牛角一两。经临床实验证明，效果相同。

（林殷．心系病证医家临证精华——高血压病．北京：人民军医出版社，2008：411-412.）

【诠解】患者多年来有阵发性头晕、眼花症状，心悸不安，时发时止，脉来弦细而有力，重按却微，舌红，苔干少津。证属血不养肝、肝阳亢盛。治以益血滋肝。知柏地黄丸有滋阴血、抑亢阳的作用。阴血得滋，则肝中阳气得涵养；亢阳被抑，则亢逆诸症得以消除。以决明子、杭菊花、赤芍、丹参养血柔肝。复诊时以珍珠丸主方，益阴血，平虚风。珍珠母是滋肝、清肝、镇肝要药，凡属于因肝病而涉及神志方面的变化，如惊悸、失眠、虚怯之类，非此不除。龙齿最能收摄肝气，为肝失血养而致神志不宁之患者的必用之品。豨莶草善搜肝肾风气，故用之以佐诸药。全方使血能养肝，肝气宁静，则虚风诸症，便可消除。

钟一堂医案
（水不涵木肝阳亢，滋养肝肾潜肝阳）

王某，男，67 岁。

高血压病史 10 年余。近 20 天头昏晕、眼如压，午后加重，目涩，耳鸣，腰背酸楚，口干而燥，夜寐欠宁，神疲，纳食一般，大便干燥。曾服复方丹参片、复方降压片等西药未效。血压 186/108mmHg。舌嫩稍红苔光，脉弦细。

辨证：肝肾亏损，水不涵木，肝阳上亢。

治法：滋养肝肾，平肝潜阳。

处方：熟地 20g，丹皮 15g，枸杞子 20g，菊花 15g，制玉竹 15g，麦冬 15g，决明子 10g，桑寄生 15g，灵磁石（先煎）30g，天麻 10g。

上方服用近月，血压正常，诸症悉平。

（单书建，陈子华. 古今名医临证金鉴——头痛眩晕卷. 北京：中国中医药出版社，1999：363.）

【诠解】患者目涩，耳鸣，腰背酸楚，口干而燥，夜寐欠宁，神疲，舌嫩稍红苔光，脉弦细，均为肝肾阴虚之象。肝肾同源，肾阴亏损，肝血不足，阴不制阳，肝阳上亢，阳化生风，发为眩晕。下虚上实，治以滋养肝肾，平肝潜阳。方用六味地黄汤加减，滋阴补虚，以制阳、潜阳、息风。

周炳文医案

（阴虚阳亢眩晕生，运脾转枢固其本）

熊某，女，57 岁。

初诊：1991 年 8 月 18 日。反复头晕、头痛 6 年，加重 10 余日。患者于 6 年前无明显诱因出现头晕，呈阵发性，伴头痛，以前额为主，呈钝痛性质，夜间及晨起明显，休息稍缓解，无发热、呕吐及肢体偏瘫等症状，当时检查血压 160/80mmHg，诊断为"高血压病"。之后上述症状每在劳累及冬春发作，并有加重，平素间断服用降压药（具体用药不详），血压忽高忽低。10 余天前出现眩晕，视物旋转，行走漂浮，头颞部持续隐痛，测血压 190/115mmHg，无耳鸣和听力下降，口服尼群地平片等降压药，症状缓解不明显，伴精神疲倦、寐少梦多，纳差，二便尚可。刻下：眩晕头痛，面赤体胖，寐少梦多，舌质红，苔薄滑，脉濡大虚滑。血压 190/110mmHg。

辨证：肝肾阴虚，肝阳上亢。

治法：补肾养阴，平肝息风。

处方：首乌 15g，白蒺藜 15g，北沙参 15g，桑寄生 10g，白芍 15g，僵蚕

10g，杜仲 10g，怀牛膝 10g，珍珠母（先煎）30g，4 剂。

二诊：1991 年 8 月 23 日。患者诉眩晕消失，早晨头疼好转，仍寐少梦多，无耳鸣和呕吐，查血压 160/95mmHg，神清，言语流畅，声音洪亮，反应灵敏，面红赤稍退，舌红苔薄滑，脉弦细。认为上方治疗显效，故仍守原方，再服 8 剂。

三诊：1991 年 9 月 4 日。眩晕、头痛明显好转，步态轻盈，寐安神佳，唯纳差，查血压 145/85mmHg，舌淡红、苔薄白，脉弦细。

处方：归芍六君子汤加减。当归 10g，白芍 10g，党参 15g，白术 10g，茯苓 10g，甘草 6g，半夏 6g，陈皮 6g。

（姚乃礼，贺兴东，翁维良，等. 当代名老中医典型医案集. 北京：人民卫生出版社，2014：60-61.）

【诠解】本案患者久病，血压升高，平素间断服用降压药，血压忽高忽低，经久不能控制至正常，伴有眩晕头痛、面赤体胖等症状，证属肝肾阴亏，治以补肾养阴，平肝息风。方中制首乌归肝、肾经，擅补肝肾，益精血。尤在泾《本草求真》云："首乌入通于肝，为阴中之阳药，故专入肝经，以为益血祛风之用，其兼补肾者，亦因补肝而兼及也。"

邓铁涛医案
（肝肾阴虚肝阳亢，滋肾养肝潜肝阳）

王某，男，78 岁。

初诊：1992 年 3 月 14 日。患者素有高血压病史，症见头晕，头胀，头痛，心烦易怒，失眠，目眩耳鸣，腰膝酸软，口干口苦，大便干结，面红，舌嫩红、苔黄浊，脉弦数。体检：血压 160~180/100~105mmHg，胸片：左心室肥厚。

辨证：肝肾阴虚，肝阳上亢。

治法：滋肾养肝，平肝潜阳。

处方：桑椹子 10g，女贞子 10g，旱莲草 15g，白芍 15g，牛膝 15g，何首乌 30g，石决明（先煎）30g，生牡蛎（先煎）30g，鳖甲（先煎）30g，钩藤（后下）15g，夜交藤 30g，甘草 5g。每日 1 剂，去渣再煎。

连服 7 剂，药后尚平，血压比较稳定，以原方加减。治疗半年多，无面红，诸症减轻，唯睡眠仍欠佳，梦多，故每晚临睡前间服安定 2.5mg，自觉症状明显好转，继续服药以巩固疗效。

（邓小英. 古今名医临证实录——高血压. 北京：中国医药科技出版社，2013：123.）

【诠解】本案患者年事已高，肝肾阴亏，水不涵木，阴虚于下，阳亢于上而见头晕、头胀；肝主筋，肾主骨，腰为肾之府，肝肾阴虚，故腰膝酸软；治宜滋肾养肝，平肝潜阳。方中桑椹子、女贞子、旱莲草、白芍、何首乌补益肝肾，滋阴养血；桑椹子、何首乌甘寒益血而除热，为凉血补血益阴之药；石决明、生牡蛎、鳖甲平肝安神；夜交藤养心安神。全方共奏滋肾养肝、平肝潜阳之效。

朱良春医案
（肝阴不足风阳扰，养阴清肝定风眩）

周某，女，38 岁，教师。

素有眩晕宿疾，近因操持烦劳，旧恙复作，面时烘热，肢麻口干，心下漾漾欲吐，带下仍频。舌质红、苔薄黄，脉弦劲。

辨证：肝阴不足，风阳上扰。

治法：养阴清肝，以定风眩。

处方：生槐角 15g，川石斛 15g，决明子 12g，生白芍 12g，夏枯草 12g，生牡蛎（先煎）30g。连进 5 剂，眩晕已除，诸恙均减，嘱常服杞菊地黄丸善后。

（朱良春. 朱良春用药经验集. 长沙：湖南科学技术出版社，1998：81.）

【诠解】本案辨证明确，生槐角清热润肝为君药，不仅善于清利下焦湿热，凉大肠，止痔血，而且还具有凉肝血、润肝燥、息肝风、定风眩之功；石斛滋阴清热，决明子清热明目，夏枯草清火明目，共助生槐角清肝热，白芍养血柔肝，牡蛎重镇潜阳，两药通用，共泻肝之阳邪。全方共奏养阴清肝之效。故服药 5 剂，患者明显好转，但患者有眩晕宿疾，故仍以滋养肝肾之杞菊地黄丸清潜风阳。

吴颂康医案

（肝肾阴虚风阳动，滋阴息风通肝络）

张某，男，54岁。

近1个月来，经常头昏，面部唇古及上肢发麻，步履不稳，脉弦，舌红苔薄黄。血压180/107mmHg。患原发性高血压多年。

辨证：肝肾阴虚，风阳内动。

治法：平肝息风。

处方：息风汤加减。炙地龙（包煎）12g，槐米20g，川芎10g，僵蚕12g，白蒺藜20g，黑栀子9g，钩藤（后下）9g，牡丹皮9g，青葙子30g，昆布20g。5剂，水煎服，日1剂。

服上方后，头昏消失，面部上肢发麻有明好转，血压降为140/90mmHg，嘱其仍用原方继续服用。先后共服20剂，症状完全消失，血压稳定。

（单书健，陈子华．古今名医临证金鉴——头痛眩晕卷．北京：中国中医药出版社，1999：271-272.）

【诠解】患者经常头昏，面部唇舌及上肢发麻，步履不稳，脉弦，此为肝肾阴虚，阴不制阳，风阳内动。地龙性寒而下行，清热息风止痉；槐米清泻肝火；川芎活血行气；僵蚕能祛风、化痰、通络；白蒺藜与僵蚕合用，平肝祛风，镇惊止痛，可治肝风上扰所致的头晕、头痛诸症；青葙子苦寒清降，专于清泻肝阳火热可治头痛、眩晕。全方共奏平肝、息风、通络之效。

俞长荣医案

（肾阳不足木失涵，滋阴温阳养肝肾）

林某，女，43岁。

初诊：1973年11月18日。今年上半年现头晕、头痛，站立不稳，血压升高为200/100mmHg，服降压药血压略降，但眩晕不能解除，更易数医。当时方拟济生肾气汤，嘱2~3天服1剂，疗效不显著，遂来就诊。现症眩晕，站立不稳，甚则欲仆，睡眠欠佳，小便频且量多，余沥不尽，下肢欠温，舌边尖红、苔白厚，脉濡细。血压 172/112mmHg，平素血压较高，经常服用益寿宁等降压药及杞菊地黄丸之类，血压仍持续在 150~160/90~100mmHg 之间。

辨证：肾阴亏虚，肾阳不足，水火失济，肝木失涵。

治法：滋阴温阳，养肝纳肾。

处方：金匮肾气丸改汤加牛膝、女贞子、白蒺藜、干地黄各 24g，山药 12g，山茱萸 12g，泽泻 12g，茯苓 9g，牡丹皮 12g，桂枝 15g，附子 12g，牛膝 12g，女贞子 15g，白蒺藜 12g。10 剂，水煎服，日 1 剂。

二诊：1973 年 11 月 28 日。服上方后，头晕、头痛减轻，其余症状大减，血压 150/98mmHg。嘱其继续服用。

三诊：1973 年 12 月 18 日。再服上方 20 剂后，诸症消失，血压 138/89mmHg。随访诉血压未见反弹，一直很平稳。

[许仕纳，俞宜年. 俞长荣教授治疗高血压的经验. 福建中医学院学报，1994，4（3）：1-3.]

【诠解】本案患者眩晕，站立不稳，甚则欲仆，小便频且量多，余沥不尽，下肢欠温，舌边尖红、苔白厚，脉濡细，辨证为肝肾阴阳不足之证。因肝肾同源，阴阳互根，肾阴亏虚，肾阳不足，水火失济，肝木失涵，发为眩晕。治以滋补阴阳，养肝益肾。方用金匮肾气丸加减，方中重用干地黄滋阴补肾填精；少加附子温补命门之火，桂枝温阳化气，此意不在补火，而在微微生火，即生肾气也。

孙一民医案

（肝肾阴虚肝阳亢，平肝降压佐滋阴）

郝某，女，52 岁，农民。

初诊：1976 年 8 月 6 日。头晕，心慌，汗出，五心烦热，口干思饮，纳食不佳，小便黄，大便干，2 日一行，舌质红、苔薄黄，脉沉弦。既往有高血压病史，血压经常波动在 180~210/90~100mmHg 之间。

辨证：肝肾阴虚，肝阳偏亢。

治法：平肝降压，佐以滋阴。

处方：夏枯草 15g，菊花 9g，怀牛膝 12g，桑寄生 30g，炒杜仲 9g，白芍

9g，紫石英（先煎）9g，珍珠母（先煎）30g，灵磁石（先煎）30g，葛根9g，谷芽9g，麦芽9g，神曲12g，白茅根20g，鲜小蓟250g，鲜猪毛蒿250g。3剂，水煎服，日1剂。

二诊：服药后血压降为130/80mmHg。头晕减，仍感五心烦热，劳累后血压升为180/99mmHg。舌苔、脉象同前。治守原法。

处方：夏枯草15g，菊花9g，连翘18g，白芍12g，珍珠母（先煎）30g，玄参30g，牡蛎24g，葛根9g，炒杜仲12g，桑寄生30g，怀牛膝12g，淡竹叶9g。另自用鲜猪毛蒿、鲜白茅根、鲜小蓟、鲜生地黄各250g。3剂，水煎服，日1剂。

服药后血压下降，随后停服上方，只用猪毛蒿等4种鲜品，服用一段时间后，血压维持在130~140/80~90mmHg之间，诸症消失。至1978年血压仍稳定在正常范围内。

（孙一民．临证医案医方．郑州：河南科学技术出版社，1985：32-33.）

【诠解】患者头晕，心慌，汗出，五心烦热，口干思饮，纳食不佳，小便黄，大便干，舌质红、苔薄黄，脉沉弦。辨证属肝肾阴虚，肝阳偏亢。治以滋阴平肝降压。方中重用鲜猪毛蒿、鲜白茅根、鲜小蓟、鲜生地黄各250g，治疗原发性高血压，取得长达2年的稳定疗效，值得探索。

于己百医案
（肝肾阴虚筋脉失养，滋补肝肾养血荣筋）

寇某，女，55岁。

初诊：1986年2月24日。病人素体虚弱，近日头晕，心慌，两手发麻，腰膝酸软，舌淡红、苔白，脉沉弦，血压180/95mmHg。

辨证：肝肾阴虚，肝阳上亢，筋脉失养。

治法：滋补肝肾，潜阳息风，养血荣筋。

处方：镇肝息风汤加减。生地黄15g，牛膝15g，赭石20g，菊花12g，茯苓20g，桑枝15g，鸡血藤15g，桑寄生20g，杜仲10g，生龙骨（先煎）20g，生牡蛎（先煎）20g。4剂，水煎服，日1剂。

二诊：1986 年 2 月 28 日。服上方后，血压降为 175/90mmHg，但仍有头晕、两膝酸疼、手麻等不适感。上方加钩藤（后下）10g，威灵仙 15g，以祛风舒筋，通络止痛。

三诊：1986 年 3 月 14 日。服上方 1 剂后，血压降为 164/90mmHg，然后嘱其将汤药改为丸药以调理，以收全功。

（张士卿，邓沂，于善哉，等．中国百年百名中医临床家丛书——于己百．北京：中国中医药出版社，2001：63-64．）

【诠解】本案患者素体虚弱，又女子七七天癸竭，则先后天俱虚，故见肝肾阴虚之证。肝为将军之官，其性刚果，但若用药强制，或转激发起反动之力。故用镇肝息风汤时，常配伍用顺肝木之性、疏肝利气之药。二诊时患者仍觉头晕，手麻不适，予以原方加钩藤、威灵仙。取钩藤通心包于肝木，风静火息之用；威灵仙，主诸风，走而不守，宣通十二经络。现代药理学研究表明钩藤、威灵仙均有降压作用。故患者症状缓解，血压渐降。

颜德馨医案

（肝阴不足气血瘀，温肾平肝济阴阳）

吴某，女，55 岁。

初诊：2005 年 8 月 23 日。时感头晕 5 年余，血压最高 200/110mmHg，平日服氯沙坦钾、尼莫地平等药。刻下常感头晕、胸闷、心悸、神疲、乏力，间断有惶惶不可终日之感，思虑多，夜寐欠佳，畏寒肢冷，胃纳一般，大便溏薄，脉细缓，近日血压波动在 180/95mmHg，曾服平肝潜阳之剂，效不著。既往有甲状腺功能减退病史。

辨证：肝阴不足，肝阳上亢，气虚血瘀。

治法：温肾平肝，交济阴阳。

处方：附片 6g，羚羊角（冲服）1.2g，清炙草 6g，升麻 4.5g，丹参 15g，生蒲黄 9g，葶苈子 9g，龙骨（先煎）30g，牡蛎（先煎）30g，桂枝 6g，益母草 30g，白术 12g，白芍 12g，红花 9g。3 剂，每日 1 剂，水煎服。

二诊：药后头晕减，肢冷已知，大便成形，已无惶惶然之感，血压降至

150/85mmHg。但乏力，嗳气频频，心烦，夜寐欠安，右胁不适。

辨证：胆气郁结化热，扰乱心神，气血失衡，脾失健运。

治法：疏肝理气，活血安神。

处方：柴胡6g，龙骨（先煎）30g，牡蛎（先煎）30g，降香3g，党参10g，五味子9g，麦门冬9g，磁石（先煎）30g，羚羊角（冲服）1.2g，猪苓15g，茯苓15g，百合30g，川芎9g，苍术9g，白术9g，桂枝6g。7剂，每日1剂，水煎服。

三诊：药后上症悉减，血压140/75mmHg，平素血压波动，口干苦好转。素有甲状腺功能减退、抑郁症，则肝肾不足乃其本，气滞血瘀乃其标。

治法：肝肾同调，理气活血。

处方：仙茅9g，淫羊藿15g，知母9g，当归9g，丹参15g，白芍10g，郁金9g，枳壳9g，桔梗9g，柴胡6g，赤芍10g，甘草4.5g，百合30g，淮小麦30g，牛膝4g，紫苏子10g。14剂，每日1剂，水煎服。

药后血压稳定，头晕胸闷、乏力神疲症减。

[韩天雄，孔令越，施红. 颜德馨教授运用温阳法治疗心血管病经验. 中国中医急症杂志，2008，（4）：488-490.]

【诠解】高血压的治疗不能一味地平肝潜阳，镇肝息风，临证需结合患者临床表现，辨证论治。本例患者虽然血压偏高，但四诊合参，认为肾火不足、脾阳不运为其本，故予以附片补火助阳。患者平素已有甲状腺功能减退、抑郁症病史，则在补益肝肾的基础上应予以理气活血之品。在个案的治疗中，不仅需要辨证论治，更要有中医学的整体观。

周信有医案

（肝肾阴虚虚阳亢，育阴潜阳镇降逆）

于某，男，67岁。

初诊：1997年3月。自诉头昏痛，脑袋发胀，耳鸣，眩晕，失眠，口干，脉弦有力，舌红无苔。血压188/110mmHg。

辨证：肝肾阴虚，阴虚阳亢。

治法：清泻肝胆，育阴潜阳，养血通络，明目定眩。

处方：夏枯草9g，黄芩9g，玄参20g，桑叶9g，菊花20g，茺蔚子20g，决明子20g，广地龙20g，钩藤（后下）20g，生龙骨（先煎）30g，生牡蛎（先煎）30g，石决明（先煎）30g，丹参20g。4剂，水煎服，口1剂。

二诊：诸症悉减，加怀牛膝9g，继服药10剂，症除病愈，血压稳定在130/85mmHg左右。

（周信有. 周信有临床经验辑要. 北京：中国医药科技出版社，2000：135.）

【诠解】二诊患者诸症缓解，但加怀牛膝目的正如李时珍所言："滋补之功，如牛之力"，故用四大怀药之一的怀牛膝补肝肾、强筋骨；怀牛膝较川牛膝更长于补益。现代药理学研究表明其所含生物碱具有良好的降压作用，可增强细胞活性，增强机体免疫功能。

何任医案

（阴不制阳风阳扰，滋阴清潜降阳逆）

吴某，男，60岁。

初诊：1973年11月21日。头晕目花，口燥，胸闷，手足发麻，肢节酸楚。咳嗽，苔较燥，脉濡细。诉曾有高血压，心脏扩大移位。

辨证：阴不制阳，风阳上扰。

治法：清潜为治。

处方：桑寄生9g，杭菊6g，女贞子9g，旱莲草9g，丹参9g，潼蒺藜9g，当归9g，夏枯草9g，生牡蛎12g，焦枣仁9g，川贝母（研末吞服）13g。5剂，水煎服，日1剂。

二诊：1973年12月16日。血压平稳，纳可，疲劳则心悸气促，指节作楚，溲频。仍以清滋为治。

处方：桑寄生9g，杜仲12g，杭菊6g，女贞子9g，旱莲草9g，枸杞子12g，夏枯草9g，潼蒺藜9g，茯神10g，麦味地黄丸（分吞或分煎）10g。5剂。

（何任，何若萍，徐光星. 何任医案实录. 北京：中国中医药出版社，

2012：101.）

【诠解】患者首诊时以风阳上扰诸症为著，故以清潜为法，用牡蛎收敛上浮之虚阳。方中桑寄生补气温中，治阴虚，壮阳道；二至丸补益肝肾；潼蒺藜补益肝肾，杭菊、夏枯草清热平肝，与潼蒺藜相配治疗头晕目花；当归补血活血；患者咳嗽，故予贝母清热润肺，化痰止咳。二诊以清滋为法，其用药原则为清而不凉，滋而不腻。原方中加入枸杞子、麦味地黄丸以滋肾阴。患者仍心虚气短，加茯神安神定志。

印会河医案
（肾阴不足虚火升，滋水清肝缓收功）

张某，女，42岁。

初诊：1998年9月2日。头晕耳鸣，两目干涩，视物昏花，心烦易怒，梦多盗汗，心悸乏力，口干不欲饮，腰酸腿困，舌红少苔，脉细数。月经周期紊乱，2个月一至或经期延长而量多。血压180/100mmHg。曾服降压片，血压下降，但症状不减轻，而一旦停药，血压又回升。

辨证：肾阴不足，虚火上升。

治法：滋水清肝。

处方：杞菊地黄汤合二仙汤加味。枸杞子15g，菊花15g，熟地15g，川断15g，山药18g，山萸肉18g，粉丹皮18g，白茯苓18g，生杜仲18g，淫羊藿12g，仙茅12g，夏枯草12g，怀牛膝12g，泽泻30g。10剂，水煎服，日1剂。

二诊：1998年9月12日。药后诸症得减，腰困肢麻已除，血压下降至150/90mmHg，心悸失眠依然。循上方加减：黄柏15g，生地15g，青葙子15g，夏枯草15g，枸杞子15g，知母12g，山药12g，淫羊藿12g，仙茅12g，山萸肉10g，粉丹皮10g，白茯苓30g，泽泻30g，草决明子30g，生龙骨（先煎）24g，生牡蛎（先煎）24g。续服10剂而愈。

半年后随访，血压一直稳定在120/80mmHg，诸症消失。

（方居正．国家级名老中医高血压验案良方．郑州：中原农民出版社，2010：28-29.）

【诠解】患者肝肾阴虚，表现为眩晕耳鸣、羞明畏光、视物昏花，故予杞菊地黄汤滋肾养肝；二仙汤温肾阳，补肾精，泻相火，调冲任。全方配伍，治疗阴阳俱虚于下，而又有虚火炎于上的复杂证候。现已有药理学及临床研究表明二仙汤可治疗围绝经期妇女高血压，有助于提高其生活质量。

郭振球医案

医案 1（阴虚阳亢痰上蒙，潜阳息风化痰浊）

简某，女，64 岁。

初诊：2008 年 6 月 4 日。头晕、头胀痛 30 余年，加重 1 周。患者于 30 年前即发头晕，头胀痛，畏光。测血压 170/95mmHg，间断服用西药降压药维持治疗。1 周前无诱因出现头胀痛加重。刻下：头晕，头胀痛，其胀痛处不固定，甚则牵至背部，伴有蚂蚁爬行感，视力下降，视物不清，畏光流泪，四肢酸胀，口干渴而不欲饮。纳差，小便可，大便溏。舌暗苔黄腻，脉弦滑数。测血压 150/90mmHg。

辨证：阴虚阳亢，痰浊上蒙。

治法：潜阳息风，化痰通络。

处方：半夏白术天麻汤加味。天麻 10g，法半夏 8g，白术 10g，茯苓 12g，橘络 10g，钩藤（后下）18g，桑椹 15g，珍珠母（先煎）15g，防风 10g，川芎 6g，僵蚕 10g，神曲 10g，甘草 2g。水煎服，日 1 剂，7 剂。

二诊：2008 年 6 月 11 日。服药后，头晕、头胀明显减轻，蚁行感消失，查血压 140/90mmHg，仍畏光流泪，舌脉如前。前方对症，加密蒙花 10g，蝉蜕 10g。水煎服，日 1 剂，14 剂。服药后，诸症悉减，查血压 130/88mmHg。

（姚乃礼，贺兴东，翁维良，等. 当代名老中医典型医案集. 北京：人民卫生出版社，2014：79.）

【诠解】患者高血压病史 30 余年，反复头晕、胀痛，就诊前 1 周出现胀痛处不固定，伴有蚁行感，认为痰瘀蓄积日久则酿生火，火郁生风，则见蚁行感；故在予以化痰通络基础上，还予以珍珠母、防风息风潜阳。中医治疗高血压应注重辨疾病发展的阶段，不应局限于化痰通络的治法。

医案 2（肝肾阴虚阳上亢，滋阴潜阳兼化瘀）

巢某，男，67 岁。

初诊：2009 年 9 月 8 日。头晕 40 余天。40 余天前突发头晕，行走时自觉头重脚轻。刻下：头目眩晕，行步不稳，左侧肢体活动不利，脚筋挛缩，纳可，二便调，舌质淡紫暗、苔薄白，脉弦，血压 150/60mmHg。

辨证：肝肾阴虚，肝阳上亢。

治法：滋阴潜阳。

处方：丹参饮合潜息宁加味。丹参 15g，檀香 10g，天麻 10g，钩藤（后下）20g，珍珠母（先煎）20g，桑椹 15g，车前子 15g，鸡血藤 15g，秦艽 15g，羌活 5g，地龙 15g，石斛 10g，三七 10g。7 剂，水煎服。

二诊：2009 年 9 月 22 日。诉服药后目不眩，余无明显改善，晨起及上午头晕，下午较好，走路仍有头重脚轻感，疲乏。余可，舌淡，胖大，边有齿印，舌面中间青，舌根薄白苔、多津，脉弦大缓，有歇止，血压 130/60mmHg。方用潜息宁加味。

处方：天麻 10g，钩藤（后下）15g，白菊 10g，桑枝 15g，珍珠母（先煎）20g，决明子 15g，当归 15g，川芎 6g，凌霄花 10g，桑椹 15g，旱莲草 15g。水煎服，共 7 剂。

三诊：2009 年 9 月 29 日。其妻代诉，服药后症状显减，头不晕。上方有效，加白芍 15g，再进 7 剂。

四诊：2009 年 10 月 13 日。现头晕及头重脚轻感显减，头晕以上午为主，舌红根薄白苔，脉弦大，余可。血压 120/60mmHg。方用潜息宁合二至丸加减。

处方：天麻 15g，法半夏 10g，白术 15g，桑枝 15g，钩藤（后下）15g，菊花 10g，女贞子 10g，墨旱莲 10g，桑椹 15g，石决明（先煎）15g。水煎服，7 剂。服上药后，诸症皆缓，头晕少发。

（姚乃礼，贺兴东，翁维良，等．当代名老中医典型医案集．北京：人民卫生出版社，2014：81-82．）

【诠解】肝为刚脏，体阴而用阳，体阴者，藏血之脏也；用阳者，主疏导之功也，肝脏通过调节气血运行来实现对机体各种生理活动的调节。患者年老体虚，肝肾不足，阳亢于上，故郭老予以自拟滋阴柔肝的潜息宁（由天麻、钩藤、珍珠母、菊花、桑椹等组成）。潜息宁以天麻为君，桑椹为臣，钩藤、珍珠母等为佐、使药，诸药共奏潜阳息风、补阴宁神、平衡阴阳、标本同治之功。

陈克忠医案

（肝肾阴虚阳上亢，滋阴培本填肾精）

田某，男，64岁，退休干部。

初诊：1992年3月13日。患者头晕乏力5天，头重脚轻，走路不稳，且易烦躁，眠差多梦，双目干涩，手足心热，因工作操劳引起。舌暗红、苔薄黄，脉弦滑。血压165/105mmHg。

辨证：肝肾阴虚，肝阳上亢。

治法：育阴潜阳，清上实下。

处方：建瓴汤合天麻钩藤饮加减。生地30g，白芍20g，莲须12g，怀牛膝20g，桑寄生20g，天麻12g，生龙骨（先煎）30g，生牡蛎（先煎）30g，生石决明（先煎）30g，杭菊花15g，钩藤（后下）30g，莲子心6g。6剂，水煎服，日1剂。

二诊：患者头晕、乏力减轻，睡眠稍好转，但仍心烦，且偶感胸闷。上方加夜交藤30g，丹参30g，女贞子15g，续服12剂。

三诊：患者头晕诸症消失，行走稳，舌暗红、苔薄黄，脉弦，血压150/90mmHg，续服原方6剂，以资巩固。

（方居正．国家级名老中医高血压验案良方．郑州：中原农民出版社，2010：84-85．）

【诠解】建瓴汤与镇肝息风汤均能镇肝息风，滋阴潜阳，均可用于肝肾阴亏、肝阳上亢之证。建瓴汤中配伍生地、柏子仁等清心安神之品，宁心安神之力略优，适用于肝阳上亢，症见有失眠多梦、心神不宁而未致气血逆乱者。但镇肝息风汤中配伍玄参、天冬、龟甲、茵陈、川楝子等滋阴清降之品，镇潜清降之力较强，用于肝阳化风，气血逆乱，症见有脑部热痛，或面色如醉、肢体不利，甚至中风不知人者。本例患者心神不宁为著，故选用建瓴汤。建瓴汤重用滋养阴液、柔肝息风之品，辅以重镇潜阳、养血安神之药，既能平肝潜阳，又能宁心安神，使肝阳得平，内风息除，心神安守，诸症自解。

陈鼎琪医案

（肝肾阴虚阳风动，重镇潜阳滋肝肾）

刘某，男，43岁。

初诊：2002年1月15日。半月前，因生气出现头晕目眩，胸部憋闷，少寐多梦，口苦纳呆，大便稍干，小便偏黄，舌质红、苔薄黄，脉弦数，面色赤红。测血压为185/135mmHg。患高血压10年，间断服用牛黄降压丸控制血压。心电图示：左室肥厚劳损，左房高负荷。

辨证：肝肾阴虚，肝阳上亢，肝风内动。

治法：滋水涵木，平肝潜阳息风。

处方：天麻10g，钩藤（后下）10g，菊花10g，白蒺藜10g，夏枯草10g，川芎10g，郁金10g，苍术10g，白术10g，桑寄生15g，决明子12g，车前子20g，夜交藤20g。7剂，水煎服，日1剂。并配以北京降压0号，每日1片，口服。

二诊：服药后，头晕、目眩及口苦症状减轻，大便次数增多，每日4次，尚成形。余症同前，血压降为150/100mmHg，颜面赤红亦有所好转。前方稍事增损，去决明子、车前子，加苦丁茶10g，生石决明（先煎）30g，灵磁石（先煎）30g，猪苓15g，茯苓15g，继进7剂。药后大便恢复正常，继续在原方基础上加减进退。共服药84剂，至2002年5月诸症消失，仅以北京降压0号每日1片维持，血压控制在130/90mmHg之内。

（高荣林，姜在旸．中国中医研究院广安门医院专家医案精选．北京：金盾出版社，2005：104-105．）

【诠解】本案患者因情绪变化起病，肝失疏泄，而见头晕目眩、胸部憋闷、脉弦数等症，治疗应使用疏肝理气类药物。方中郁金，其性轻扬，能散郁滞，顺逆气，上达高巅，善行下焦，行气化瘀，清心解郁。肝本性刚暴而强悍，只有在血的滋养下才能维持平和而舒畅的生理功能。通过滋补肾水的方法使肝脏得到充分的补养，肝脏刚暴强悍的本性也会收敛。所以，临床中常用滋水涵木法治疗肝阳上亢或肝风内动之证。

吉良晨医案

（肾阴不足肝阳扰，滋肾平肝潜风阳）

程某，男，41岁。

患高血压已有3月，头晕而胀，双目如蒙，腰酸不适，性多急躁，下肢无力，大便干燥，舌薄白略黄，脉沉弦稍数。血压170/120mmHg，曾服降压灵、帕吉林、芦丁、地巴唑等药，效不甚显。

辨证：肾阴不足，肝阳上扰。

治法：滋补肾阴，平降肝阳。

处方：怀生地黄15g，大玄参15g，甘菊花15g，夏枯草9g，条黄芩9g，生牡蛎（先下）30g，马蹄决明子（打）15g。

（林殷. 心系病证医家临证精华·高血压病. 北京：人民军医出版社，2008：431.）

【诠解】患者或由情志内伤，或由精血不足，损伤肝肾之阴，导致肝肾阴虚之证。肝肾之阴不足，肝阳亢逆无制，气血上冲，则眩晕、耳鸣、头目胀痛、面红目赤；肝失柔顺，故急躁易怒；肝肾阴虚，经脉失养，故腰膝酸软；阳亢于上，阴亏于下，上盛下虚，故头重脚轻。予以滋阴潜阳诸药后，患者血压渐降，诸症好转。

张云鹏医案

（阴虚阳亢痰瘀阻，育阴平肝化痰血）

王某，女，61岁。

初诊：2008年9月2日。患者有6年高血压病史和多年脂肪肝病史。头晕、头胀加重2个月。血压150/95mmHg，颈项强几几，口干欲饮。2008年5月12日检查：椎基底动脉供血不足，椎基底动脉脑A流速增高。2008年3月18日检查：甘油三酯2.46mmol/L，胆固醇5.75mmol/L。B超提示：脂肪肝。2008年4月29日检查：右侧颈总动脉斑块形成，左侧内膜增厚。现症：头晕头胀胁痛，颈项强几几。口干欲饮，口苦时作。舌质尖红，苔薄白，脉细弦。

中医诊断：眩晕，肝癖。

西医诊断：高血压，脂肪肝。

辨证：阴虚阳亢，痰瘀互阻。

治法：育阴平肝，化痰活血。

处方：钩藤（后下）30g，葛根30g，制何首乌30g，天麻10g，莱菔子30g，生山楂30g，海藻30g，黄芩20g，川牛膝10g，石斛20g，芦根20g，桑椹子20g，夏枯草30g，珍珠母（先煎）30g，荷叶6g，7剂。

二诊：2008年9月9日。症情稳定，颈动脉斑块，血压120/80mmHg。舌质尖红，苔薄白，脉细弦。原方加赤芍10g，14剂。

三诊：2008年10月8日。昨夜血压升高，头痛，潮热出汗，血压120/80mmHg。舌质尖红，苔薄白，脉细弦。守上方，天麻改为15g，续服14剂。

四诊：2008年12月10日。11月10日复查肝功能正常，甘油三酯1.94mmol/L，胆固醇正常，血压120/80mmHg。自觉头胀头痛减，便畅。舌质尖红，苔薄白，脉细弦。9月2日原方天麻改为15g，加赤芍10g，牡蛎15g。14剂。

（姚乃礼，贺兴东，翁维良，等. 当代名老中医典型医案集. 北京：人民卫生出版社，2014：43-44.）

【诠解】患者有高脂血症、脂肪肝病史，考虑其平素嗜食肥甘厚味或脾胃运化功能衰退。中医学认为年老气衰，气血津液运行不畅，津液凝聚为痰，即"痰之化无不在脾，而痰之本无不在肾"。痰之为物，随气升降，无处不到。方中莱菔子、生山楂健脾化痰。现代药理学研究表明，山楂、莱菔子、海藻均有降脂作用。

汤益明医案

医案1（肝肾阴亏虚血瘀，滋阴潜阳益气活）

谢某，女，66岁。

已有高血压病史10余年，用降压药控制在正常范围高限。近半月来因家中矛盾，致情志不遂，使血压波动在180~210/70~80mmHg之间，常规用药不能稳定。自觉头晕头痛，胸闷气短，心慌心悸，心烦失眠，腰膝酸软，口干不欲多饮，神疲乏力，面色萎黄，食欲不振，舌淡紫，苔薄腻，脉弦细而涩。血压200/80mmHg，心率 66 次 / 分钟，律齐，心尖部可闻及 SM Ⅱ /6 级；心电图提示符合高血压心脏病改变。

辨证：肝肾阴亏，肝阳上亢，气虚血瘀。

治法：滋阴潜阳，益气活血。

处方：自拟降压益心方。汉防己 30g，钩藤（后下）20g，生地 30g，山茱萸 15g，黄芪 30g，党参 20g，丹参 30g，川芎 20g。5 剂，水煎服，日 1 剂。

服药 5 天后，头晕、头痛明显缓解，心悸亦有所减轻，复测血压145/75mmHg，守上方继进 7 剂。半月后胸闷、心悸症状改善，精神情绪转佳，食欲增进，血压稳定，为 136/74mmHg，长期服用。3 个月后随访，三诊后将汤剂改为胶囊剂（方药同前），长期服用。3 个月后随访，血压正常，症情无反复。

（方居正. 国家级名老中医高血压验案良方. 郑州：中原农民出版社，2010：38-39.）

【诠解】本案患者就诊前半月情绪不畅，肝郁气滞，气郁化火，引起肝阳上亢；因情志不遂，郁怒伤肝，肝失调达，横乘脾土，则见食欲不振，面色萎黄；又年过六旬，肝肾渐虚，肝失疏泄、条达之性，则气血失和，不仅肝魂不能安藏，相反母病及子，导致心神失养而失眠。肝为刚脏，若数谋不决，气机不宣，或暴怒伤肝，皆可扰动神明而失眠。

医案 2（肝肾不足心气亏，滋阴益气通血络）

郑某，男，68 岁。

患高血压 8~9 年，因恐惧降压药的毒副作用而未能坚持治疗。近年常感头晕头痛，双目干涩，颜面潮红，胸闷气短，上楼或活动加剧，心慌心悸，夜寐欠安，神疲乏力，夜尿频数，舌质较红、边有瘀斑，苔薄腻，脉弦有力。查体：血压 180/86mmHg。心率 78 次 / 分钟，律齐，$A_2 > P_2$，两肺底可闻及少许细湿啰音。心脏超声示：左室后壁及室间隔增厚，分别为 12mm 和 13mm，且兼有左室舒张功能减退。

辨证：肝肾不足，阴虚阳亢，心气亏损，瘀血阻络。

治法：平肝潜阳，滋阴益气，活血通络。

处方：汉防己 30g，钩藤（后下）20g，生地 30g，山茱萸 15g，黄芪 30g，党参 20g，丹参 30g，川芎 20g，夜交藤 15g，酸枣仁 30g。7 剂，水煎服，日 1 剂。

1 周后复诊，自诉头晕、头痛缓解，胸闷气短、心慌心悸明显减轻，睡眠安稳。测血压为 138/80mmHg，听诊两肺底啰音基本消失。守上方将汤剂换为胶囊剂，坚持服药 3 个月，血压正常，症情稳定。复查心心脏超声示左室后壁及室间隔厚度大致恢复正常，左心室舒张功能不全（LVDD）明显改善。

（方居正．国家级名老中医高血压验案良方．郑州：中原农民出版社，2010：39-40．）

【诠解】男子七八肝气衰，筋不能动，天癸竭，精少，肾脏衰。本案患者年近七旬，肝肾阴虚，不能涵木，肝阳浮于上，故见头晕头痛；阴津不能濡润双目，则双目干涩；舌质较红、边有瘀斑。四诊合参，辨证属肝肾不足、阴虚阳亢、心气亏损、瘀血阻络，故治疗从滋阴潜阳、益气活血通络入手。现代药理学研究认为汉防己中提炼出的生物碱——汉防己甲素，具有降压作用。

徐经世医案
（肝肾阴虚阳浮上，柔养下元潜肝阳）

吴某，女，41 岁。

初诊：2008 年 11 月 11 日。头晕 2 月余。患者自 2 月前开始出现头晕、目眩、耳鸣、腰痛、失眠等症状，曾到当地医院就诊，测血压 170/100mmHg，诊断为高血压。经中西药治疗，效果不佳，故求治于徐老。察其舌红苔少，脉弦细。平素工作压力大，经常出差，先是睡眠欠佳，后出现头晕、头昏等症，饮食、二便正常，月经正常。

辨证：肝肾阴虚，阳浮于上。

治法：柔养下元，平肝潜阳。

处方：北沙参 20g，石斛 15g，杭白芍 30g，熟女贞 15g，天麻 15g，川杜仲 20g，潼蒺藜 15g，甘枸杞 15g，旱莲草 15g，茺蔚子 15g，怀牛膝 10g。10 剂，水煎服。

二诊：2008 年 11 月 25 日。药后诸症好转，但时有头晕、头昏、目眩、耳鸣、腰痛、失眠等症状出现。上方又 30 剂，水煎服，日 1 剂，连服 30 天，后诸症消退，测血压 120/88mmHg，病趋稳定。

（姚乃礼，贺兴东，翁维良，等．当代名老中医典型医案集．北京：人民卫生出版社，2014：64-65．）

【诠解】患者中年女性，因工作压力大，经常出差，睡眠欠佳，致情志不畅，恼怒伤肝，郁而化火，火热耗伤肝肾阴液，阴不足则头目失养，故见头晕、目眩、耳鸣、腰痛、失眠，舌红苔少，脉弦细。徐老辨证为肝肾阴虚，阳浮于上。治以柔养下元、平肝潜阳。方中北沙参、石斛、杭白芍、熟女贞子、甘枸杞、旱莲草滋阴养肝肾以滋水涵木，潼蒺藜补肾固精、养肝明目，川杜仲补肝肾，强筋骨，二味合用补肾阳；茺蔚子味甘辛，性微寒，归肝经，清肝明目，现代药理学研究表明茺蔚子有轻微降压作用。

姜琦医案

（肾阴不足肝阳亢，滋阴潜阳重降逆）

王某，男，66 岁。

初诊：1981 年 3 月 1 日。有原发性高血压病史 10 年，长期口服复方降压片等降压药。近 10 日来眩晕，头痛加重，左耳蝉鸣，终日不除，伴咽干、腰酸、夜尿频多，舌苔微黄，脉细弦关上有力，血压为 180/110mmHg。

辨证：肾阴不足，肝阳偏亢。

治法：滋阴潜阳。

处方：生地黄 15g，熟地黄 15g，枸杞子 10g，山茱萸肉 10g，蒺藜 10g，怀牛膝 20g，决明子 20g，生牡蛎（先煎）20g。5 剂，水煎服，日 1 剂。

二诊：1981 年 3 月 6 日。服上方后，眩晕、头痛等症均见减轻，血压 165/95mmHg。

三诊：1981 年 4 月 6 日。中药守方服用 1 个月后，症状缓解，血压稳定。

[顾为民．姜琦治疗高血压病经验．安徽中医临床杂志，1994，6（1）：24-25．]

【诠解】患者老年男性，肾精亏虚，肾气不固，膀胱约束无能，故眩晕，头痛重，耳鸣终日，腰酸，夜尿频多，苔微黄，脉细弦关上有力，为阴虚不能制阳，肝阳偏亢之象。辨证属肾阴不足、肝阳上亢。治以滋阴潜阳为法。方中重用怀牛膝，以引血下行，补益肝肾；配蒺藜、决明子、生龙骨、生牡蛎，降逆潜阳，镇肝息风；生地黄、熟地黄滋养阴液，以制阳亢。诸药合用，成为滋阴潜阳之剂。

魏执真医案

医案 1（阴虚肝旺风阳扰，柔肝潜阳清腑热）

某女，69 岁。

初诊：2004 年 3 月 5 日。头晕沉重，眼周紧胀不舒，前额轻痛，双腿乏力，腹满纳呆，口干苦，寐欠安，大便干，3 日一行。舌质暗红，舌苔白厚兼黄根腻，脉弦细有力。血压 180/105mmHg。患者高血压病发现 4 个月，未经系统治疗。

辨证：阴虚肝旺，风阳上扰。

治法：柔肝潜阳，兼清腑热。

处方：白芍 30g，桑叶 10g，菊花 10g，生石决（先煎）30g，珍珠母（先煎）30g，川牛膝 30g，地龙 30g，天麻 10g，钩藤（后下）10g，丹参 30g，川芎 15g，香附 10g，乌药 10g，草决明 10g，槟榔 10g，川朴 10g，黄芩 10g。7 剂，水煎服，日 1 剂。

（魏执真，易京红，周燕青. 中国现代百名中医临床家丛书——魏执真. 北京：中国中医药出版社，2011：165-166.）

【诠解】柔肝清眩汤是魏老临床最常用的方剂之一，有平肝潜阳、滋阴息风之效。方中重用白芍，酸寒入肝为君，养肝阴，敛肝阳，柔肝止痛。牛膝趋于下焦，一者引肝热下行，助白芍潜肝阳，一者补益肝肾以治本，含有上病下取之意；生石决明、珍珠母性属沉静，重用之可以降心火，清肝热，潜肝阳，安心神，利耳目，以上三味共为臣药。钩藤、天麻平肝潜阳，佐助石决明之用；桑叶、菊花入肝、肺二经，借秋金肃杀之气，内清外疏，凉肝息风。

医案 2（阴虚肝旺风火煽，滋阴柔肝缓肝急）

某女，63 岁。

初诊：2003 年 10 月 11 日。患者头晕 1 天，伴颜面麻木。昨日因情志不畅，出现头晕，右侧颜面麻木感，伴口角流涎，略有胸胁满闷，纳食可，二便调，血压 170/95mmHg，脑 CT（-）。舌红，苔薄白欠润，脉弦细略数，左寸溢而上鱼。

辨证：阴虚肝旺，风火相煽，筋脉失养。

治法：柔肝潜阳，滋阴息风，活血通脉。

处方：白芍 30g，桑叶 10g，菊花 10g，生石决（先煎）30g，珍珠母（先煎）30g，牛膝 30g，地龙 30g，钩藤（后下）10g，天麻 10g，香附 10g，乌药 10g，菖蒲 10g，远志 10g，香橼 10g，佛手 10g，丹参 30g，川芎 15g，北沙参 30g，全蝎 3g，蜈蚣 3g。

服药 1 周后，血压降至 145/75mmHg，眩晕消失，头面麻木、口角流涎明显好转。加白蒺藜 10g，服 14 剂，口角即不流涎。去蜈蚣，加三七、当归，继服 20 余剂，病若失。

（魏执真，易京红，周燕青．中国现代百名中医临床家丛书——魏执真．北京：中国中医药出版社，2011：166-167．）

【诠解】魏老认为原发性高血压病发生的根源在于人体的阴阳失调，其根本病机为阴虚肝旺。血气不宁，肝阴暗耗；且又忧思郁怒，肝气郁久，化火伤阴；或年老肾亏，或劳伤过度，致使肾水不足，水不涵木。以上种种均可导致肝肾阴亏、肝阳上亢的临床证候，导致原发性高血压病。本案患者痰、瘀、血、气互结，则见颜面麻木，治疗在柔肝清眩汤基础上加菖蒲、远志、香橼、佛手、丹参、川芎、北沙参、全蝎、蜈蚣，行气化痰，活血通络。

医案 3（阴虚肝旺气阴虚，柔肝潜阳实则泄子）

某男，54 岁。

初诊：2004 年 12 月 4 日。近半年劳累后，头晕加重，反复发作，发作时常伴心悸，血压时高。因工作忙碌，无暇治疗。刻下：头晕沉重，时发时止，乏力，气短，心烦多梦，睡眠欠安，小便调，大便略干。面色少华，舌暗尖红，苔薄白欠润，脉细弦数。血压 160/90mmHg。

辨证：阴虚肝旺，心气阴虚。

治法：柔肝潜阳，益气凉血。

处方：白芍 30g，桑叶 10g，菊花 10g，生石决（先煎）30g，珍珠母（先煎）30g，川牛膝 30g，地龙 30g，钩藤（后下）10g，天麻 10g，香附 10g，乌药 10g，丹参 30g，太子参 30g，麦冬 15g，五味子 10g，丹皮 15g，赤芍 15g，川连 10g，炒枣仁 30g。

服药 7 剂，眩晕、心悸均不发作。血压 140/80mmHg，复诊时以下方 10 余剂收功。

处方：太子参 30g，沙参 30g，麦冬 15g，五味子 10g，白芍 30g，川牛膝 30g，地龙 30g，香附 10g，乌药 10g。

（魏执真，易京红，周燕青. 中国现代百名中医临床家丛书——魏执真. 北京：中国中医药出版社，2011：167-168.）

【诠解】柔肝清眩汤为魏老结合临床经验所制的自拟方。临证应用时如伴口唇干燥、多饮、大便干者，加沙参、麦冬、五味子；伴胸胁满闷、脘腹堵胀轻者，加用香附、香橼、佛手、乌药，重者加槟榔、枳壳；血瘀者，加用丹参、川芎；若便秘，加草决明、槟榔；腰酸膝软，加桑寄生、续断、杜仲；肢体麻木，加蜈蚣、全蝎；项僵，加葛根；心烦，加黄连、连翘、栀子；失眠，加炒枣仁、夜交藤、莲子心；健忘，加菖蒲、远志。

翁维良医案
（阴虚阳亢血瘀滞，滋阴平肝理气血）

梁某，女，58 岁。

初诊：1998 年 10 月 16 日。发现血压高已 30 年，血压一直波动在 130~180/80~110mmHg，服用过多种降压西药，血压能控制在 130~140/80~90mmHg。现症头晕头痛，心烦失眠，右手麻木，足跟痛，腰酸乏力，舌质红、舌苔薄，脉弦细。头部 CT 示腔隙性脑梗死。

辨证：阴虚阳亢，气滞血瘀。

治法：滋阴平肝，理气活血。

处方：天麻 12g，钩藤（后下）15g，黄芩 15g，生地黄 15g，生杜仲 12g，女贞子 15g，桑寄生 15g，广地龙 12g，川牛膝 15g，川芎 15g，桃仁 12g，红花

15g。5 剂，水煎服，日 1 剂。

二诊：服上方后，头晕、头痛症状明显减轻，但心烦时有加重，手足麻木依然不减，足跟痛，腰酸乏力，睡眠差，易早醒，舌质紫暗、苔薄，脉弦细，血压 130/86mmHg。仍宗前法加减。

处方：天麻 12g，钩藤（后下）12g，生地黄 15g，生杜仲 12g，女贞子 15g，桑寄生 15g，广地龙 13g，川牛膝 15g，川芎 15g，桃仁 12g，红花 15g，赤芍 15g，路路通 15g，络石藤 20g。12 剂，水煎服，日 1 剂。

三诊：服上药后，手足麻木均有所减轻，足跟痛好转，但仍有头晕、头痛，睡眠差，易早醒，舌质薄，脉弦细，血压 130/86mmHg。前方加决明子 15g，白薇 12g。

四诊：头晕、头痛明显好转，但心烦时有加重，手足麻木不减，睡眠仍较少，食纳佳，腰酸乏力，二便调，舌质紫红、舌苔薄，脉弦细，血压 136/80mmHg。治宜滋补肝肾，活血通络。

处方：天麻 12g，钩藤（后下）15g，生地黄 12g，黄连 10g，川芎 15g，桃仁 12g，红花 15g，赤芍 15g，路路通 15g，络石藤 20g。

病人服用 10 剂后，各症均有明显好转，遂坚持治疗年余，未再复发。

（陈新宇，刘建和．心血管名家医案·妙方解析．北京：人民军医出版社，2007：156-157.）

【诠解】患者时感心烦，由情志不舒所致，气机郁滞则血行不畅，继而气滞血瘀。辨证属阴虚阳亢、气滞血瘀之证，治疗中在滋阴平肝的同时，注重行气活血化瘀。方中川芎活血行气，桃仁活血祛瘀，红花活血通经散瘀。二诊时患者血压虽已降至正常，但手足麻木未见缓解，舌质紫暗，予赤芍活血散瘀；路路通、络石藤祛风，活络，通经。三诊患者头痛、头晕、眠差，予决明子助肝气，益精水，与钩藤合用，平肝潜阳；白薇清虚热，除虚烦，宁心安眠。

顾仁樾医案

（阴虚阳亢虚血瘀，育阴潜阳益气活血）

张某，男，35 岁。

初诊：2006 年 1 月。患者于 1 年前出现头晕，头痛，失眠多梦，血压波动在 150~160/95~100mmHg 之间，服降压药可降至正常，但不稳定。刻下：眩晕，头痛，失眠多梦，心慌，心悸，烦躁易怒，手足麻木，腰酸肢困，乏力，舌红苔黄，脉弦细数。

辨证：阴虚阳亢，气虚血瘀。

治法：育阴潜阳，益气活血，佐以安神。

处方：天麻 15g，生龟甲（先煎）30g，珍珠母（先煎）30g，何首乌 15g，白芍 30g，生地 15g，沙参 15g，丹参 30g，当归 15g，红花 9g，桃仁 9g，酸枣仁 15g，柏子仁 15g，琥珀粉（冲服）3g。7 剂。

二诊：患者服药后眩晕、头痛、心慌好转。在原方基础上加用枸杞子 15g，桑寄生 30g，生石膏 30g，14 剂。

三诊：药后仍有手足麻木感，加鸡血藤 30g，参三七 15g，继服 14 剂，巩固疗效。

（顾仁樾工作室. 顾仁樾学术经验撷英. 上海：上海中医药大学出版社，2010：247.）

【诠解】本案患者先天禀赋不足，或后天劳累过度，耗伤阴津。阴和阳相对平衡，相互制约。阴气亏损，阳气失去制约，就会产生亢盛的病理变化，生理病理功能亢进，产生阳亢，阳亢又能使阴液耗损。临证时，视其偏盛与兼变而灵活掌握，初、中期以阴虚阳亢为主，治疗当以滋阴潜阳为要，病情进一步发展，则见肝阳化风、痰火上扰、痰瘀互结之证，治疗宜滋阴潜阳息风，化痰降火，化痰通络，临证需灵活应用。

曹玉山医案

（肝肾阴虚阳上亢，育阴潜阳泻肝火）

洪某，女，54 岁。

初诊：2003 年 11 月 25 日。头晕 2 年。2 年前因头晕查血压发现血压升高，血压最高达 155/95mmHg，开始不规范服用罗布麻叶片，头晕消失即自行停药，在劳累或动怒时头晕加重。近半年自觉时有心悸阵作，夜寐不安多梦，血压未检测，亦未检查治疗。刻下：头晕头昏，每遇劳累或动怒则加重，少寐多梦，口干口苦，手足心热，腰酸疲乏，舌尖红苔黄，脉弦细。血压 150/90mmHg。

辨证：肝肾阴虚，肝阳上亢。

治法：育阴潜阳，平肝泻火。

处方：生地 15g，山萸肉 12g，枸杞子 12g，女贞子 12g，旱莲草 12g，知母 12g，丹皮 12g，夏枯草 15g，杜仲 10g，代赭石 20g，生牡蛎（先煎）30g，龙骨（先煎）30g，夜交藤 15g，茯苓 15g，远志 9g，磁石（先煎）20g，甘草 9g。6 剂，水煎服。

二诊：2003 年 12 月 2 日。服药后头晕、头胀已消除，无心悸发作，口干不苦，睡眠改善，仍多梦腰酸。血压 135/80mmHg。上方有效，继续养肝滋阴治疗。

处方：生地 15g，旱莲草 12g，葛根 20g，豨莶草 20g，夏枯草 15g，杜仲 10g，草决明 15g，生牡蛎（先煎）30g，生龙骨（先煎）30g，夜交藤 15g，牛膝 15g，远志 9g，红花 12g，丹参 12g，川芎 12g，甘草 9g，6 剂，煎服法同前。

（姚乃礼，贺兴东，翁维良，等. 当代名老中医典型医案集——内科分册. 北京：人民卫生出版社，2014：86-87.）

【诠解】中医学认为，阴虚阳亢型高血压的发病是由肝经、肾经、心经以及冲任之阴阳失去平衡所致。本案患者年过五旬，太冲脉虚，天癸已竭，阴虚不能制约阳，阳则亢盛于上，则见反复头晕，遇劳或动怒加重；肾水不能与心火相交，则少寐多梦，心悸阵作。处方中生地滋阴清热，山茱萸、二至丸补益肝肾，知母、丹皮清虚热又防治滋阴药滋腻碍脾，龙骨、牡蛎、磁石重镇潜阳，夜交藤、远志宁心安神。全方共为育阴潜阳、平肝泻火之效。

徐木林医案

（肝肾阴虚痰火逆，镇肝除痰息风火）

傅某，男，56 岁。

初诊：1998 年 10 月 8 日。高血压已 10 余年，服降压药有效，近 2 个月因工作变动，情绪不宁，血压升高，服降压药无效。现头痛剧，眩晕恶心，心烦易怒，失眠多梦，手颤抖，面红赤，两脚冰凉。诊查：脉弦数而沉弱，舌红苔黄厚，血压 200/120mmHg。

辨证：肝肾阴虚，肝火挟痰上逆。

治法：镇肝除痰热以息风，佐以引火归元。

处方：怀牛膝 30g，代赭石（先煎）30g，天麻 15g，钩藤（后下）15g，法夏 12g，茯苓 18g，枳壳 12g，竹茹 15g，陈皮 12g，黄连 3g，熟附片 2g，甘草 6g，5 剂。

二诊：1998 年 10 月 15 日。头痛、眩晕减轻，不恶心，手不颤动，睡眠稍改善。脉弦数而弱，舌红苔黄，血压 170/105mmHg，治以前方化裁。

处方：怀牛膝 30g，代赭石（先煎）30g，天麻 12g，钩藤（后下）12g，法夏 10g，茯苓 15g，枳壳 12g，陈皮 10g，炒枣仁 20g，合欢皮 18g，黄连 3g，熟附片 1g，甘草 6g，7 剂。

三诊：1998 年 10 月 22 日。病情大有好转，头痛消除，稍有头晕，睡眠好转，面稍红，两脚转暖，血压 150/90mmHg。嘱注重调节精神情绪，今后常服杞菊地黄丸。

（王永炎，陶广正．中国现代名中医医案精粹．北京：人民卫生出版社，2010：217.）

【诠解】本案患者年老病久，气血亏虚，阴阳失调，以致肝肾亏虚。近日情志不遂，郁怒伤肝，肝失条达，横乘脾土，脾气虚弱，不能运化水谷精微，水湿停滞则成痰，素体阳亢，痰易化火生风，而见诸症。方中附片的应用提示我们临证时一旦辨证明确就要大胆灵活使用药物，不要拘泥于疾病的表象。

伊达伟医案

（肝肾阴虚肝阳亢，柔肝益肾潜肝阳）

武某，男，69 岁。

初诊：2000 年 3 月 9 日。头晕、头痛加重 1 日。病人平素头晕头痛，耳鸣目眩，昨晚无明显诱因突然头晕、头痛加重，伴视物不清，心悸气短，腰膝酸软，舌微红，脉弦细，血压 156/102mmHg。

辨证：肝肾阴虚，肝阳上亢。

治法：育阴潜阳，柔肝益肾。

处方：杞菊地黄汤加味。枸杞子 10g，菊花 10g，生地黄 15g，山茱萸 10g，山药 15g，茯苓 10g，泽泻 10g，牡丹皮 10g，杜仲 10g，知母 10g，黄柏 10g，麦冬 15g，石斛 10g，牡蛎（先煎）30g，酸枣仁 15g，甘草 4g。5 剂，水煎服，日 1 剂。

二诊：2000 年 3 月 14 日。服上方后，诸症均减轻，效不更方，继续服用。

三诊：2000 年 3 月 19 日。原方继续服 5 剂后，血压 132/87mmHg，病告痊愈。

（吴大真，刘学春，顾漫，等．现代名中医高血压中风治疗绝技．北京：科学技术文献出版社，2004：242-243.）

【诠解】杞菊地黄汤较杞菊地黄丸吸收更快，作用更迅速，便于加减运用。杞菊地黄汤在六味地黄汤的基础上加入了枸杞子和菊花两味中药，枸杞子补肝肾，菊花清肝明目降肝火，因此杞菊地黄汤除滋补肾阴外，更擅长清肝明目。患者心悸气短，予以牡蛎、酸枣仁重镇安神，潜阳补阴。

张国伦医案

（肝肾亏虚痰瘀冒，滋阴潜阳化痰络）

张某，男性，47 岁。

初诊：2003 年 3 月 19 日。患者因反复头晕、头痛半年来就诊。初诊血压 190/95mmHg，精神尚可，头晕头胀痛，颜面红赤，时有热气攻冲，行走有踏空感，口干口苦，舌淡暗、苔黄微腻，脉弦滑。

辨证：肝肾亏虚，肝阳上亢，痰瘀上冒。

治法：滋阴潜阳，化痰通络平肝。

处方：生地 15g，枸杞子 15g，天麻 15g，钩藤（后下）15g，丹参 30g，益母草 30g，牛膝 10g，草决明 15g，防己 15g，泽泻 15g，山楂 15g，法半夏 10g，白术 12g，黄芩 10g，茯苓 12g。5 剂，水煎服，日 1 剂。

二诊：2003 年 3 月 24 日。患者主诉症状明显减轻，血压 140/90mmHg，服上方后，偶感头面烘热，上方草决明加量至 30g，并加用龙骨、牡蛎各 30g。

三诊：2003 年 4 月 1 日。症状较前有所改善，仍有热气上冲感，夜休差，血压 130/90mmHg。上方去黄芩。

处方：酸枣仁 15g，生地 20g，枸杞 15g，天麻 15g，钩藤（后下）15g，丹参 30g，益母草 30g，牛膝 10g，石决明（先煎）30g，防己 5g，泽泻 15g，山楂 15g，法半夏 10g，白术 12g，茯苓 12g，龙、牡（先煎）各 30g。上方 5 剂，水煎服，日 1 剂。

四诊：2003 年 4 月 9 日。患者病情稳定，头晕胀痛已不明显，唯有眠差，苔腻微黄，脉弦滑。血压 130/85mmHg。上方加石菖蒲 12g。5 剂，水煎服，日 1 剂。

五诊：2003 年 4 月 15 日。患者头晕、头痛已缓解，纳眠均可，时感乏力，舌质偏淡。血压 130/85mmHg，上方加太子参 15g。患者病情稳定，嘱续用上方，巩固疗效。

（高新彦. 高血压病中医诊疗经验集. 西安：西安交通大学出版社，2011：123-124.）

【诠解】本案患者为中年男性，可能劳累过度耗散元阳，五脏不和，上盛下虚，痰热上攻于上，则出现头胀、舌淡暗、苔黄微腻、脉弦滑等痰浊上阻之象。在滋阴潜阳的治疗基础上，配合健脾、化痰、通络之半夏、白术、茯苓、山楂，脾气健运，痰浊得化。

丁书文医案
（阴虚阳亢痰瘀阻，滋阴潜阳通痰络）

杨某，男，55 岁。

初诊：2005 年 5 月 17 日。头晕，乏力，偶有心慌，无头痛、恶心、胸闷等不适，纳可，眠可，二便调。既往有高血压病史、心房纤颤病史。舌红、苔白，脉沉弦。

辨证：阴虚阳亢，痰瘀阻络。

治法：滋阴潜阳，清热平肝，化痰通络。

处方：制首乌 30g，枸杞 15g，泽泻 30g，云苓 15g，丹参 15g，草决明 30g，山楂 30g，钩藤（后下）30g，赤芍 15g，石菖蒲 15g，麦冬 30g。6 剂，水煎服。

二诊：2005 年 6 月 2 日。服药后上症缓解，乏力明显改善，仍有心慌。舌暗红、苔少，脉滑。上方加莲子心 9g，黄芪 45g，6 剂，水煎服。

三诊：2005 年 7 月 5 日。乏力基本消失，血压 130/85mmHg，舌红苔薄，脉沉，上方加栀子 12g，12 剂，水煎服。上症缓解。

（姚乃礼，贺兴东，翁维良，等．当代名老中医典型医案集——内科分册．北京：人民卫生出版社，2014：4-5.）

【诠解】本案患者二诊时，予以大量黄芪，取其益气之功。现代药理学研究表明黄芪具有强心、利尿、扩管的作用。大剂量黄芪可达益气行水之功。大剂量使用黄芪必先辨证准确，偶可见皮肤瘙痒的不良反应，可用乌梅、防风、地肤子治疗；腹胀，加用陈皮；呃逆发作，用旋覆花、代赭石、柿蒂治疗。

史载祥医案
（肝肾阴虚痰火扰，养阴清肝泻火痰）

张某，女，65 岁。

初诊：1991 年 7 月 12 日。近日感头晕头痛，口苦口干，腰膝酸软，面部烘热，烦躁易怒，失眠，大便干，舌暗红，苔黄腻，脉弦滑。查血压160/100mmHg。形体肥胖，喜食辛辣食物。

辨证：肝肾阴虚，痰火上扰。

治法：清肝泻火，养阴化痰。

处方：夏枯草 20g，车前草 15g，生代赭石 15g，半夏 10g，益母草 15g，生龙骨（先煎）15g，生牡蛎（先煎）15g，珍珠母（先煎）15g，石斛 15g，玄参15g，炙甘草 6g。

二诊：服 15 剂后，症状明显减轻，感失眠、心烦。上方加炒枣仁 20g，莲子心 15g。服 15 剂后，症状基本消失，查血压 150/90mmHg，上方做丸药巩固治疗。1 年后来诊，自诉症状未再发作，血压 145/85mmHg。

（方居正．国家级名老中医高血压验案良方．郑州：中原农民出版社，

2010：21-22.）

【诠解】史教授认为高血压病的发展表现为：早期多见实证，多发眩晕，治以清肝潜阳、化痰降浊，调整阴阳平衡；中期虚实夹杂，兼顾滋阴补肾，祛痰化瘀通络；后期以虚为主，调整阴阳平衡，善于阴中求阳，阳中求阴。在临床中辨清患者所处之期，结合四诊，灵活用药。

张崇泉医案

医案1（阴虚阳亢心脉阻，滋阴平肝活血络）

周某，男，70岁。

初诊：2000年5月10日。头晕目眩，颈项胀，咽干口燥，走路头重脚轻，手抖，肢麻，健忘，胸部隐痛，腰酸，舌质暗红，舌苔薄，血压170/102mmHg。心电图提示心肌缺血。患高血压9年，血压波动在160~180/90~110mmHg。

辨证：阴虚阳亢，心脉瘀阻。

治法：滋阴平肝潜阳，活血通络。

处方：生石决明（先煎）20g，生地20g，生白芍20g，麦冬10g，女贞子10g，丹参15g，杭菊（后下）10g，天麻10g，丹皮10g，旱莲草10g，葛根20g，生牡蛎（先煎）20g。每日1剂。

服药1周复诊：血压160/96mmHg，诸症稍见减轻，上方去丹皮、旱莲草，加桑寄生10g，牛膝10g。服药半个月，诸症明显减轻，血压降至140/86mmHg后，以杞菊地黄汤加减续服1个月，血压稳定，症状缓解。

（方居正．国家级名老中医高血压验案良方．郑州：中原农民出版社，2010：78.）

【诠解】费伯雄云："壮水制火，究竟苦寒太过，徒伤胃气，水亦无以滋生，不如用介类潜阳生精益髓为妥。"滋生青阳汤全方滋阴有法，重镇有功，清火有力，既逆其乱，又顺其性，而不寒、不腻、不滞。

医案2（阴虚阳亢风挟瘀，滋阴平肝祛络瘀）

彭某，女，66岁。

初诊：2003年9月29日。患高血压6年，经常头晕目眩。近几天眩晕加重，1周前突然眼黑倒地，不省人事，约10分钟后苏醒，醒后活动如常。刻下：头目眩晕，甚则复视（视物有重影），步行欠稳，手足发麻，腰酸软，舌质红暗，舌苔根黄，脉细弦。血压160/90mmHg。头部CT检查未见异常。

辨证：阴虚阳亢，肝风挟瘀上扰清窍。

治法：平肝潜阳，通络化痰息风。

处方：天麻钩藤饮合建瓴汤加减。天麻10g，双钩（后下）20g，生白芍20g，生龙骨（先煎）20g，生牡蛎（先煎）20g，川牛膝10g，杜仲15g，桑寄生15g，生地20g，怀山药20g，丹参15g，僵蚕10g，全虫3g，干地龙6g。7剂，水煎服，日1剂。

服药1周后复诊：眩晕、复视、肢麻等症减轻，血压140/80mmHg。上方化裁继服1周，诸症改善，血压稳定。后以杞菊地黄汤加减，续服半月巩固疗效。

（方居正. 国家级名老中医高血压验案良方. 郑州：中原农民出版社，2010：78-79.）

【诠解】本案患者有短暂性脑缺血发作病史，故血压控制显得尤为重要。结合四诊，予以滋补肝肾、潜镇上亢风阳的建瓴汤，以及平肝息风、清热活血、补益肝肾之天麻钩藤饮加减。二诊后虽诸症好转，但素体肝肾阴虚，继予以杞菊地黄汤滋肾养肝，以巩固疗效。

医案3（阴虚阳亢心脉阻，益气养阴通血络）

危某，男，71岁。

初诊：2003年11月15日。患者头晕、心悸、胸痛6年，发作1周。症见：头晕眼胀，劳累后发作，胸闷、胸痛，心悸，上楼气喘，疲乏，睡眠不好，大便干结，舌质暗红，苔中心黄腻，脉弦细。血压160/90mmHg。心电图ST—T改变，频发室性期前收缩。

辨证：阴虚阳亢，心气不足，心脉瘀阻。

处方：天麻10g，杭菊（后下）10g，生黄芪30g，夏枯草10g，白蒺藜15g，丹参15g，赤芍15g，红花6g，炒枣仁20g，瓜蒌壳15g，生龙齿（先煎）15g，生地20g，草决明15g，夜交藤20g。7剂，水煎服，日1剂。

二诊：头晕减轻，胸闷、胸痛好转，由原来每天发作4~5次减至2~3次，仍感心悸、气促、疲乏。减夏枯草、红花，加白参6g，麦冬12g，葛根20g。调服月余，血压130/80mmHg，心电图改善，诸症缓解。

（方居正. 国家级名老中医高血压验案良方. 郑州：中原农民出版社，2010：79-80.）

【诠解】老年人通常疾病缠身，常伴有心脏病等其他疾病，在治疗中除了治疗疾病本身，还应积极配合调整情志和生活方式。黄芪在高血压的治疗中是否可用到大剂量，仍存在争论，需在临床中明确辨证，详查患者病情后，斟酌使用。

卢尚岭医案

（阴虚阳亢头胀痛，滋阴潜阳温肾阳）

某女，66岁。

头晕头痛、视物眼花3年余。患者有高血压病史18年，现头晕胀痛，耳鸣腰酸，双目视物不清，心烦易怒，失眠多梦，舌红苔薄黄，脉弦细，血压184/109mmHg。

辨证：阴虚阳亢。

治法：滋阴潜阳，通络明目。

处方：白芍60g，怀牛膝15g，玄参20g，枸杞子15g，石决明（先煎）30g，龟甲（先煎）20g，川楝子10g，茵陈12g，麦芽30g，车前子（包煎）10g，淫羊藿30g，泽泻30g，益母草20g，羚羊角粉（冲服）1g。每日1剂，水煎服。

共加减服药10余剂，头痛头晕、耳鸣腰酸、视物不清等症状明显减轻，血压150/101mmHg，病情稳定。

（林殷. 心系病证医家临证精华——高血压病. 北京：人民军医出版社，2008：448-449.）

【诠解】本案辨证为阴虚阳亢，却用温阳之淫羊藿，旨在温肾中不能潜阳之肾水；又因阴阳互根互用，阴依存于阳而又化生于阳，阳虚则孤阴无法生长。现代药理学研究表明淫羊藿煎剂及醇提溶液对麻醉家兔、正常和肾型高血压大白鼠都可使血压下降，其降压机制为扩张周围血管及抑制血管运动中枢。

宋兴医案
（辨证要点取舌脉，滋阴潜阳需重剂）

某妪，66岁，台北市人。

初诊：2000年11月27日。因患高血压病近20年就诊。主诉及病史：中青年时期，身体甚佳，其家庭生活是女主外而男主内，长年经商，乘坐轮船往来于日本、泰国、马来西亚等东南亚国家，极少病痛。40岁后，始时有头晕乏力等症状发生，体力尚能支撑，未曾经意。50岁左右头晕、烦热等症频发，渐感体力不支，始求医诊治，西医诊断为高血压病，从此长年服药，至今不辍。近4~5年来，频发眩晕欲倒，伴深夜两手十指指尖胀痛欲裂之症，每5~7日一发。发作时昼不能行，二便、饮食均需专人护理；夜不能寐，必高举双手数分钟方能缓解。曾求治于中医，中医以三棱针十指指尖放血治之，头晕、指胀均能得到明显缓解，但疗效不能持久。乃自学中医简易针刺疗法，备三棱针于枕畔，发则自救，以求暂安。诊查：长期服用降血压西药，一日不能中断，频发头晕、头痛、眼胀，夜卧指尖胀痛，烦热失眠等症，难以自持；口干多饮，大便长期偏于干燥，但尚能排解，小便正常，饮食尚可。望诊：十分健谈，精神略显亢奋，颜面潮红，舌绛红中裂，光剥无苔。切诊：右寸、关、尺三部浮弦而重按无力，左手脉体大于右手三倍以上，全无柔和之象，沉取乏力。

辨证：阴虚阳亢。

治法：滋阴潜阳。

处方：镇肝息风汤化裁。白芍20g，玄参20g，熟地20g，天冬20g，山茱萸15g，怀山药30g，怀牛膝30g，钩藤15g，代赭石30g，神曲5g。上方水煎服，1日1剂，连服3剂。

二诊：睡眠、口干明显好转，指尖胀痛未发，大便较前通畅易出；舌绛红略减，裂纹略有弥合，但仍光剥无苔，脉体略有收敛，弦劲之象亦略有改善。原方加牡蛎30g，肉桂10g。再服3剂。

三诊：诸症好转，舌转红活润泽，裂纹明显愈合，上罩薄白苔，两手脉体脉势相称，和缓从容，唯沉取乏力。循阴阳互根之理思之，阴血亏虚者，阳气亦本不足，加之古稀之体，气血本已并衰，予生脉散化裁以善后：人参5g，麦冬10g，五味子5g，大枣10g，枸杞子15g，熟地20g，天门冬15g，山茱萸15g，怀山药30g。上方水煎服，2日1剂，嘱其续服15剂。

2001年再度赴台湾长庚大学工作时，老太太闻讯携宋兴医案举家登门拜访，言及三诊所予之方断续服用30余剂，1年来旧病从未复发。

（王永炎，陶广正．中国现代名中医医案精粹．北京：人民卫生出版社，2010：34．）

【诠解】本案患者长期舟车劳顿，劳累过度，40岁时即诊断为高血压病，现近70岁肾阴渐虚，阴阳失调，阴虚则阳亢并生热化火，除有阴虚内热现象外，阴虚火旺之火为虚火，由精亏血少，阴液大伤，阴虚阳亢，则虚热虚火内生。症见头晕头痛眼胀，烦热失眠，颜面潮红，口干多饮，大便干燥，结合舌脉，辨为阴虚阳亢之证，治疗中虽无明确治疗失眠的药物，但应用重镇潜逆，滋阴平肝之品后，肾水上济心火，心火下达肾水，使肾水不寒，心火不亢，则水火互济，心肾相交。上灼之虚火得以平复，故失眠得缓。三诊之后，诸症好转，循阴阳互根之理思之，阴血亏虚者，阳气亦本不足，加之古稀之体，气血本已并衰，故给予生脉散益气养阴，使患者阴阳得平，气血得和。

张伯礼医案
（肝肾阴虚阳上亢，滋阴润燥补而不腻）

李某，男，70岁。

初诊：2000年1月10日。头晕头痛，烦躁易怒，腰膝酸软，五心烦热，面部潮红，失眠口干。舌暗红，苔黄腻，脉弦滑。血压170/100mmHg。有高血压20余年，自服西药降压，血压控制不佳。

辨证：肝肾阴虚，肝阳上亢。

治法：滋养肝肾，平肝潜阳。

处方：女贞子20g，旱莲草20g，玄参20g，枸杞子20g，当归15g，石决明（先煎）15g，珍珠母（先煎）15g，磁石（先煎）15g，生龙骨（先煎）15g，生牡蛎（先煎）15g，炙甘草6g。15剂，水煎服，日1剂。

二诊：症状明显减轻，时感口苦口干，上方加黄芩12g。15剂，水煎服，日1剂。

三诊：症状基本消失，查血压145/95mmHg，上方做丸药巩固疗效。

1年后患者看其他病来诊，诉症状未再复发，血压140/90mmHg左右。

（方居正. 国家级名老中医高血压验案良方. 郑州：中原农民出版社，2010：61.）

【诠解】肝为风木之脏，肝肾之阴亏虚，肝气上逆，故头晕头痛，烦躁易怒。腰为肾之府，内系元阴元阳，肾阴亏虚，故腰膝酸软；虚火旺动，故五心烦热，面部潮红；心神不交，故失眠口干；肝体阴而用阳，其性刚劲，内系相火，易生易动，故其病阳亢升动宜潜镇，风木刚劲宜柔顺。方中女贞子、旱莲草、枸杞子滋补肝肾，合玄参清虚热，补而不腻，滋而润燥；当归养血活血，合旱莲草凉血；石决明、珍珠母、磁石、生龙骨、生牡蛎平肝潜阳，其中珍珠母、磁石、龙骨、牡蛎镇静安神。

郭鑫医案

（肝肾阴虚阳上扰，潜阳滋补舒筋络）

患者，男，47岁。

头晕头胀，急躁易怒，腰膝酸软，五心烦热，口苦咽干，失眠多梦，健忘心悸，舌红少苔，脉弦细数。

辨证：肝肾阴虚，肝阳上扰。

治法：滋补肝肾，平肝息风。

处方：钩藤（后下）15g，地龙15g，石决明（先煎）25g，生地25g，泽泻25g，酸枣仁25g，葛根15g，生山楂30g，远志15g，生龙骨（先煎）15g，生牡蛎（先煎）15g。每日1剂。服药6周后，血压正常，临床症状消失。

［郭鑫. 八味平肝汤治疗原发性高血压病60例. 中国民间疗法，2007，15（7）：21-22.］

【诠解】肝气升发，肝肾阴虚，木失濡润，肝气升发太过，上冲头目，则头晕、头胀；肝为刚脏，肝气上逆，故急躁易怒；腰为肾之府，肾阴亏虚，故腰膝酸软；肾阴不足，心火独亢，心肾不交，故五心烦热、失眠多梦；肝胆火旺，胆汁外泄，故口苦咽干；心主神明，肾藏精，心神不足，肾精亏虚，则健忘心悸；舌红少苔，脉弦细数均为肝肾阴虚之症。治以滋补肝肾、平肝息风为法。方中钩藤平肝息风；地龙平肝息风，清热通络；石决明半肝潜阳；生地养阴生津，滋养肝肾；泽泻清泻肾火；酸枣仁补肝血，养心阴，宁心神；远志安神益智；龙骨、牡蛎重镇安神，平肝潜阳；葛根解热生津，舒筋通络，健脾升清；山楂健胃消食，化瘀通络。

甘业崇医案

（肝肾阴虚肝阳扰，育阴潜阳疏肝络）

何某，女，53 岁。

初诊：2002 年 7 月。近 1 年来，头晕目眩、耳鸣、心烦易怒、口燥咽干、失眠多梦、记忆力下降、腰膝酸软、五心烦热，有高血压病史 10 余年，长期服用吲达帕胺、依那普利、美托洛尔等，血压长期波动在 145~180/90~120mmHg，前来就诊。刻下：眩晕耳鸣，头胀痛，每因烦劳或恼怒而加重，失眠多梦，手足心发热，口燥咽干，舌红少苔，脉细数。血压 180/112mmHg，心率 90 次 / 分钟，律齐，未闻及病理性杂音。

辨证：肝肾阴虚，水不涵木，肝阳上扰清空。

治法：育阴，潜阳，息风。

处方：镇肝息风汤加味。代赭石 30g，牛膝 20g，钩藤（后下）30g，菊花 15g，龙骨（先煎）15g，牡蛎（先煎）15g，黄芩 15g，枸杞子 15g，杜仲 15g，女贞子 15g，墨旱莲 15g，北沙参 20g，生地黄 30g，山茱萸 15g。每日 1 剂，水煎服。

连服 1 疗程，血压降至正常，临床症状消失。予上方加味以巩固疗效。

[甘业崇. 镇肝息风汤治疗轻中度高血压病 157 例. 中国民间疗法，2005，（1）：53-54.]

【诠解】肾阴为人身阴液之根本，具有滋养、濡润各脏腑组织器官，并有制约阳亢之功；肾阴亏虚，则肝血无以化生，肝阴不足则肝阳独亢，故有眩晕耳鸣、头胀痛、手足心发热、口燥咽干、舌红少苔等症。治以镇肝息风为主，佐以滋养肝肾；怀牛膝归肝、肾经，入血分，善引血下行并具有补益肝肾之效；代赭石质重沉降，镇肝降逆合牛膝引血下行；龙骨、牡蛎镇肝息风；钩藤、菊花清热平肝；黄芩、生地黄清热养阴；枸杞子、杜仲、山茱萸、女贞子、墨旱莲滋补肝肾；北沙参养阴生津，《本草汇言》曰："北沙参治一切阴虚火炎，似虚似实，逆气不降，清气不升，为烦，为渴"。

邓光远医案

（肝肾阴虚风痰扰，养肝息风豁痰浊）

陆某，男，44岁。

初诊：1995年7月7日。患者3年前出现头晕，测血压多在160/100mmHg，诊断为高血压病，经中西医治疗，血压控制尚可，但仍觉眩晕，颈项酸胀，疲惫健忘，心烦易怒，四肢麻木，腰膝酸软，痰涎浓稠。刻下：头晕，两侧太阳穴、巅顶胀痛，颈项酸胀，疲惫健忘，心烦易怒，四肢麻木，腰膝酸软，身躯微胖，面色红润，眼圈微见晦暗，唇紫红，舌质紫，舌边缘绛赤，苔薄黄，脉左部弦急而搏指，右部弦滑。

辨证：肝肾阴虚，风痰上扰。

治法：滋养肝肾，息风祛痰。

处方：熟地12g，泽泻12g，桑寄生10g，首乌10g，女贞子10g，山茱萸10g，丹皮10g，茯苓10g，橘红10g，钩藤（后下）10g，天麻10g，酸枣仁10g，地龙6g，石决明（先煎）30g。10剂，水煎服，日1剂。

二诊：眩晕锐减，肢麻腿酸基本消失，胸膺舒畅，精神怡然，痰涎已除，唯腰尚觉轻微酸楚。血压115/90mmHg，血压正常，舌质转淡，苔薄黄有津，脉左右皆弦略细。上方去石决明、橘红，加白芍12g，丹参10g，继服10剂，眩晕痊愈，症状消失，血压稳定，改杞菊地黄丸善后。

[邓光远. 眩晕症医案3则. 甘肃中医，1997，（2）：4-6.]

【诠解】足厥阴肝经与督脉会于头顶部；足少阳胆经起于目外眦，上至头角，再向下到耳后，再折向上行，经额部至眉上，又向后折至风池穴。《素问》曰："诸风掉眩，皆属于肝"；张景岳则说："无虚不作眩"。肝肾亏虚，肝阳上亢故头晕，两侧太阳穴、巅顶胀痛，颈项酸胀；母病及子，肝阴亏虚，肝气挟心火扰乱心神，则疲惫健忘，心烦易怒；脾气亏虚，则痰浊内生，痰浊阻络使四肢失养，故四肢麻木；久病入络成瘀，患者眼圈微见晦暗、唇紫红，舌质紫，舌边缘绛赤为热瘀之象。治以滋养肝肾、息风祛痰、活血化瘀为法。方中地龙合石决明、天麻、钩藤平肝息风兼化痰通络；熟地、桑寄生、女贞子、山茱萸滋补肝肾；泽泻、丹皮清热凉血；茯苓、橘红健脾化痰理气；酸枣仁合首乌养心安神。

李柏龄医案

医案 1（阴虚火旺肝失用，平肝潜阳补元气）

董某某，女，70 岁，北京人。

初诊：2010 年 3 月 28 日。高血压 20 余年，常服降压西药，时心率快，常服稳定心律的西药。面色赤，唇紫。脉弦硬如新张之弓，左关可见脉体高突，两尺弱。

辨证：肝用太过，温补肾水。

治法：平肝潜阳。

处方：当归 23g，制首乌 30g，片姜黄 10g，熟地 45g，生龙、牡（先煎）各 30g，生山萸肉 60g，炙甘草 23g，制黑附片 15g，晒参 10g。文火煮 1 小时，余 300ml，日分 3 次服，7 剂。

二诊：2010 年 4 月 18 日。已服 14 剂，血压仍高 146~160mmHg/90~100mmHg，已不服降压西药。仍服控制心律的西药，心率正常。

处方：茯苓 45g，生半夏 30g，怀牛膝 30g，龟甲（先煎）15g，生龙、牡（先煎）各 30g，代赭石 30g，生山萸肉 60g，炙甘草 20g，制黑附片 10g，枸杞 30g，菟丝子 30g，片姜黄 6g，丹参 30g，砂仁 6g，7 剂。煮服法同前。

随访：2010 年 4 月 30 日（电）。血压已不高（130/90~100mmHg），已停控制心率西药，心率 100 次 / 分钟，自觉心慌。

随访：2010 年 5 月 6 日（电）。已服 21 剂。停服西药后，有时血压高，有时晕，几天后渐渐好转。近几日，思睡入睡艰，现在血压已降至 137/90mmHg，心率由 100 次 / 分钟降至 80 次 / 分钟。血压高时又服降压药，降至 1 片或半片（压氏达），控制心率西药早已全停。

三诊：2010 年 5 月 14 日。已服药 27 剂，血压初升至 160/110mmHg，渐降至 130/90mmHg，心率时快，80~100 次 / 分钟，面赤已退，纳可，原夜溲 2 次，现已无，肾气渐复。脉左寸关弦硬，尺缓和沉稳。守方加高丽参 23g，五灵脂 18g，14 剂。

四诊：2010 年 6 月 12 日。服药一直血压稳定，渐降至正常值，5 月 2 日已停服所有西药。渐渐隔 1 日或 2 日服一剂中药，血压仍稳定 115~135/84~90mmHg，心率由停西药后 100 次 / 分钟渐降至 65~75 次 / 分钟，眠食体力均佳，面赤已全退，脉左寸已缓，关尚弦硬，但原突起可见现已潜平，苔薄白。守方 14 剂。可酌情隔 1~2 日服 1 剂。

（张涵 . 圆运动古中医临证应用 . 北京：中国医药科技出版社，2010：122-123.）

【诠解】 本案患者面色赤、唇紫，为热瘀之象；但脉弦硬如新张之弓，左关脉体高突，两尺弱。由此可知，患者实为本虚标实之证。左关候肝，左关脉高突说明肝阳偏亢，尺脉弱说明肾阴不足。综合考虑，本案证属阴虚火旺，治以平肝潜阳、滋补肾阴为主。方中熟地、山萸肉、制首乌滋补肝肾；当归养血活血；制黑附片、晒参片补元气，因"善补阴者，必于阳中求阴，则阴得阳升而泉源不竭"；姜黄既能入血分又能入气分，可活血行气；龙骨、牡蛎平肝潜阳。一诊以补虚为主。二诊中增加了化痰行瘀之力，以祛邪为主，兼以补肝肾，平肝阳。三诊时脉左寸关弦硬，尺缓和沉稳。说明肾阳肾阴渐充，加高丽参、五灵脂益气活血。

医案 2（肝肾阴虚阳上亢，育阴潜阳清上实下）

田某某，男，64 岁，退休干部。

初诊：1992 年 3 月 13 日。患者头晕乏力 4 天，头重足轻，走路不稳，且易烦躁，眠差多梦，双目干涩，手足心热，因开旅馆过度操劳引起。舌暗红、苔薄黄，脉弦滑。血压 165/105mmHg。

辨证：肝肾阴虚，肝阳上亢。

治法：育阴潜阳，清上实下。

处方：建瓴汤合天麻钩藤饮加减。生地 30g，白芍 20g，莲须 12g，怀牛膝 20g，桑寄生 20g，天麻 12g，生龙骨（先煎）30g，生牡蛎（先煎）30g，生石决明（先煎）30g，杭菊花 15g，钩藤（后下）30g，莲子心 6g。

服 6 剂，患者头晕、乏力减轻，睡眠稍好转，但仍心烦，且偶感胸闷，上方加夜交藤、丹参各 30g，女贞子 15g，续服 12 剂。患者头晕诸症消失，行走稳健，舌暗红、苔薄黄，脉弦。血压 150/90mmHg。续服原方 6 剂，以资巩固。

（吴大真，刘学春，顾漫，等. 现代名中医高血压中风治疗绝技. 北京：科学技术文献出版社，2004.）

【诠解】肝肾阴虚，目失濡润，故双目干涩；阴虚不能制阳，阳亢于上，故头晕；肝阳化风，故头重脚轻，行走不稳；虚热扰心，神明不安，故失眠多梦；肝在志为怒，肝气上逆，故烦躁。本案证属肝肾阴虚，肝阳上亢；治以育阴潜阳、清上实下为法。方中生地、白芍养阴柔肝；天麻、钩藤、生龙骨、生牡蛎、石决明、菊花平肝潜阳；怀牛膝补肝肾兼阴血下行；桑寄生合牛膝补肝肾、强筋骨；莲须、莲子心清心安神，交通心神。

气血亏虚证

王绍荫医案
（血虚心神失养，补血柔肝安神）

崔某，女，32岁。

初诊：1965年。患者眩晕2年余，血压偏高，血红蛋白低，伴心悸，西医诊为高血压、贫血。患者于1963年1月小产，当时出血较多，血红蛋白仅70g/L；经治疗后，贫血好转，血红蛋白升到110g/L；但常觉眩晕，血压常波动在140~160/90~110mmHg之间，经中西药物治疗，病情不见好转。患者除眩晕外，伴有心悸少寐，体倦无力，食少，时烦躁不安，面色㿠白，唇淡，舌淡少苔，脉弦缓无力。

辨证：血虚。

治法：补血柔肝。

处方：当归30g，川芎6g，白芍15g，熟地10g，首乌30g，珍珠母（先煎）24g。

服药5剂，仍食少，原方加砂仁6g，生山药30g。连服20余剂，头晕除，血压120/90mmHg，血红蛋白升至140g/L。随访1年，未复发。

（天津市卫生局．津门医粹·第1辑．天津：天津科学技术出版社，1989：171．）

【诠解】气为血之帅，血为气之母，血能载气，气可行血。本案患者失血后，气随血脱，故气血两虚；血虚心神失养，故心悸少寐；气虚故体倦乏力、纳少；血虚肝木失养，故眩晕；烦躁不安为虚热内动之象；面色㿠白、唇淡、舌淡少苔、脉弦缓无力均为血虚之象，治以养血柔肝为法。方中当归养血和血；川芎为血中之气药，上行头目，下调经水，中开郁结；白芍敛阴柔肝；熟地滋补肝肾；首乌养血安神；珍珠母平肝潜阳，重镇安神。

邓铁涛医案

（气虚兼痰浊瘀阻，补气化痰理气血）

黄某，男性，48 岁，干部。

因头晕、头痛、胸痛 7 年来诊。患者 7 年前因驱钩虫治服药后眩晕而往医院诊治，当时发现血压 180/120mmHg，经服利血平、益寿宁和中药等治疗，血压波动在 120~130/90~100mmHg。1976 年 6 月曾在某医院作心电图检查确诊为"冠心病"，因 1977 年 8 月服利血平治疗高血压，引起消化道大出血而要求中医中药治疗。查体：体温 36℃，血压 200/130mmHg，体肥胖，心率 68 次/分钟，心尖区闻二级收缩期杂音，心界大，肝脾未触及，未引出病理神经反射。心电图检查：左室肥大，心肌劳损。X 光胸透：主动脉升降宽与左心室向左后扩大，符合主动脉硬化及高血压性心脏病。眼底检查：早期动脉硬化，黄斑部陈旧性病变。舌暗淡、胖、苔腻，脉弦细。

诊断：胸痹，眩晕。

辨证：气虚，兼痰浊瘀阻。

治法：补气，化痰，活血。

处方：温胆汤加味。黄芪 30g，云苓 18g，法半夏 12g，橘红 5g，枳实 5g，竹茹 9g，白芍 9g，磁石（先煎）30g。

经上方随证加减，配合冠心片治疗，并于血压过高时兼服复方降压素，头晕、头痛等症状逐渐轻、胸痛消失，血压常稳定在 130/80mmHg 左右，共住院 89 天，症状改善于 1978 年 6 月 13 日出院，出院后继续来院服冠心片治疗，病情及血压均稳定。

[邓铁涛. 高血压病辨证论治的体会. 新中医杂志，1980（2）：10-12.]

【诠解】本案主症为眩晕、头痛、胸痛，从舌暗淡、胖、苔腻，脉弦细可知，证属气虚兼痰浊瘀阻，痰瘀互结于心胸，心脉痹阻，故胸痛；痰瘀阻络，清窍失养，故头痛；由舌暗淡，舌体胖大，可知本病为气虚，气虚而运化乏力聚痰成瘀；治以补气、化痰、活血。方中黄芪益气健脾；茯苓、半夏、陈皮健脾理气，燥湿化痰；枳实行气化痰，破气除满而止痛；白芍平抑肝阳，养血敛阴；竹茹甘寒而降，可清热化痰，除阳明一切火热痰气；磁石平肝潜阳。外加由丹参、赤芍、红花、降香组成的冠心片，可活血化瘀，理气止痛。

邓铁涛医案

（气虚痰阻兼瘀，益气除痰兼祛瘀）

湛某，女，56岁。

初诊：1988年8月18日。自诉有10多年高血压病史，血压常波动于150~173/90~113mmHg。症见头晕，头痛，胸闷，心慌，动则汗出，纳呆，大便干结，舌淡暗，苔薄白，脉细涩。

辨证：气虚，痰阻兼瘀。

治法：益气除痰，祛瘀。

处方：丹参20g，云苓15g，法夏10g，枳壳6g，竹茹10g，橘红6g，白术15g，甘草3g，五爪龙30g，草决明30g，糯稻根30g。

其后，益气除痰，佐以调理肝肾。

处方：竹茹10g，枳壳6g，草决明30g，甘草3g，泽泻10g，生牡蛎（先煎）30g，丹参15g，太子参15g，杜仲12g，牛膝15g，橘红6g。

用此二方加减治疗，患者头晕、头痛明显减轻，胸闷、心悸不明显，除有时因情绪激动、疲劳或外感致血压波动临时自行加服降压药外，一直坚持用中药治疗。

二诊：1992年9月18日。诉血压稳定，多保持在128~150/83~90mmHg，平时时有头晕，神疲，纳可，眠好。仍用益气祛痰，适加平肝潜阳、调理肝脾之剂调理。

（邱仕君．邓铁涛医案与研究．北京：人民卫生出版社，2004：156-157．）

【诠解】气虚不能固涩故动则汗出；气虚推动乏力，脉道壅塞瘀血形成，瘀血痹阻心胸，故胸闷、心慌；脾气不足，运化乏力，故纳呆，水饮不化，肠道失润，故大便干结；痰瘀互结，扰乱清明，故头晕、头痛；舌淡暗，苔薄白，脉细涩，此为气虚痰阻兼瘀之证，治以益气除痰兼祛瘀为法。方中丹参活血化瘀；云苓、法夏、橘红、白术健脾燥湿，理气化痰；枳壳豁痰宽胸理气；竹茹化痰除烦；草决明清肝泻火；佐以泽泻清肾经虚热；牡蛎平肝潜阳；太子参补气健脾；杜仲、牛膝补益肝肾。

朱良春医案

（气虚夹痰瘀，重用益气化痰瘀）

施某，男，58 岁。

形体肥胖多年，高血压 8 年，因头晕而重，全身乏力，口干，血压波动在 170~210/110~130mmHg，四肢常有麻木，视物模糊，近旬日前加重而住某医院。入院检查血压 200/130mmHg，总胆固醇 9.5mmol/L，微循环重度障碍，舌红苔薄白，根微腻，脉细涩。

辨证：气虚夹痰瘀。

治法：益气，化痰，祛瘀。

处方：生黄芪 30g，丹参 30g，生山楂 30g，豨莶草 30g，广地龙 10g，当归 10g，赤芍 10g，川芎 10g，泽泻 18g，甘草 6g。10 剂，每日 1 剂，水煎服。配合桑叶 30g，桑枝 30g，茺蔚子 30g，明矾 60g，米泔水 1000~1500ml，煎汤泡脚，5 剂。1 剂用 2 天，每日 1 次。

服完 10 剂后，复诊诉头重、全身乏力等诸症消失，自觉腹肌肥大较前减小，去泡脚方，守内服方 30 剂。停药观察 10 天，一切正常，血压稳定在 160/100mmHg 左右。复查总胆固醇 3.5mmol/L，微循环基本正常，腹围减少 6cm，原方予以增减，隔日 1 剂以巩固疗效，再注意饮食宜忌，守服一段时间。

[邱志济，朱建平，马璇卿. 朱良春治疗高血压病用药经验特色选析. 辽宁中医杂志，2002：9（4）：194-195.]

【诠解】本案患者素体肥胖，如《石室秘录》中载："肥人多痰，乃气虚也，虚则气不运行，故痰生之"。气虚则无力推动津液运行，津停则转化为痰浊；瘀为血滞的产物，二者均为阴邪，久则互结，结于脑则头目胀痛，结于经络则肢体麻木，故本案治疗需益气化痰祛瘀，治以益气化痰祛瘀为法。方中生黄芪、丹参、生山楂益气活血化瘀；当归、赤芍、川芎养血行血化瘀；《本草图经》载稀莶草可治肝肾风气，四肢麻痹，现代药理学研究证明它可降血压；地龙性走窜，周行全身，善通行经络；泽泻利水渗湿泄热。

李秀林医案

医案 1（肝肾阴虚气血虚，温补肾阳益精血）

朱某，男，53 岁。

初诊：1976 年 9 月 3 日。患者于 1973 年开始出现头晕、头痛；血压经常波动在 210/120mmHg 左右。经服中西药治疗效果不佳。曾在开封地区医院诊断为第三期高血压病。遂来我院门诊就医。刻下症状：头晕，头痛，心悸，气短，失眠，多梦，左侧手足麻木，肢冷怯寒，夜间尿频。检查：心肺（－），血压 220/126mmHg，眼底镜检查可见明显的小动脉硬化。脉弦细无力，舌质淡红、苔薄白。

辨证：肝肾阴虚，气血两虚。

治法：滋补肝肾，益气养血。

处方：桑寄生 30g，何首乌 30g，菟丝子 30g，淫羊藿 30g，生白芍 30g，生地 30g，熟地 30g，罗布麻叶 30g，当归 10g，辽沙参 25g，阿胶 12g，琥珀粉（冲服）3g，朱砂（冲服）1.2g。

二诊：1976 年 9 月 19 日。诸症均见好转，但肢体麻木、尿频仍未见轻。照上方加灵仙 15g，鸡血藤 30g，仙茅 12g。

三诊：1976 年 9 月 30 日。诸症消失，肢体麻木已大见好转，基本痊愈。嘱其继续服 6 剂，以巩固疗效。

（李秀林. 眩晕中风证治. 郑州：河南人民出版社，1980：24-25.）

【诠解】肝肾阴虚，阴不制阳，肝阳上逆，故头晕；阴血不足，头目失养，故头痛；气和血互根互化，气虚不能生血，血虚不能化气，心主血藏神，血虚则心脏失养，神明失守，故心悸；气血不足，肌肤失养，故手足麻木；心神为水火相济之脏，肾水亏虚，水火失济，则心火偏亢，失眠多梦；肾气不足，温煦气化失司，故畏寒肢冷、尿频，治以滋补肝肾、益气养血为法。方中桑寄生、何首乌滋补肝肾；菟丝子、淫羊藿温补肾阳；生白芍、当归、熟地、阿胶补血养血；生地清热凉血；罗布麻叶清热平肝，现代药理学研究认为它可降血压，改善心脑功能；辽沙参养阴生津；琥珀、朱砂镇心清火，安神定志。

医案 2（肝肾亏虚气血滞，滋补肝肾活血脉）

杨某，女，42 岁。

初诊：1978 年 4 月 12 日。患高血压 7 年之久，服中、西药治疗效果不佳，血压经常 200/130mmHg 左右。曾在省某医院诊断为第三期高血压病，来我院门诊就医。症状：头晕目眩，视物昏花，心悸气短，失眠，肢体麻木，手足发凉，小便频数，四肢无力。检查：心电图提示心房纤颤，测血压 220/130mmHg，眼底镜检查可见显著的小动脉硬化。脉象沉细而结，舌质淡、苔薄白。

辨证：肝肾亏虚，气血两虚滞络。

治法：滋补肝肾，益气养血，佐以活血通经。

处方：桑寄生 30g，菟丝子 30g，沙苑子 30g，仙茅 30g，淫羊藿 30g，何首乌 30g，怀牛膝 30g，生白芍 20g，生地 30g，当归 10g，鸡血藤 30g，琥珀粉（冲服）3g，红花 10g，朱砂（冲服）1.2g。

二诊：1978 年 4 月 23 日。服药 10 剂，感到头晕大有好转，睡眠转好，余症同前。

三诊：1978 年 4 月 30 日。服药 6 剂，头晕已消失，睡眠尚好。手足发凉已有好转，仍麻木无力。照上方加灵仙 15g，桑枝 60g。

四诊：1978 年 5 月 12 日。服药 12 剂，手足发凉消失，麻木也见好转，略觉有力。照上方去朱砂、琥珀，加杜仲 30g，枸杞子 15g。

五诊：1978 年 5 月 19 日。服药 6 剂，诸症俱已消失，有时还觉眼昏。血压 140/90mmHg，身体基本恢复健康。

（李秀林. 眩晕中风证治. 郑州：河南人民出版社，1980：25-26.）

【诠解】本案患者由于久病不愈，阴虚及阳，气血阴阳俱不足，导致阴阳两虚之证，且有瘀血阻络的证候。治疗时，宜从滋补肝肾、益气养血立法，兼以活血化瘀。方中菟丝子、沙苑子、仙茅、淫羊藿温补肾阳；怀牛膝补肝肾，引血下行；桑寄生、何首乌滋补肝肾；生白芍、生地养阴清热；当归、鸡血藤、红花养血活血化瘀；琥珀粉、朱砂镇心安神。三诊时患者仍感肢体麻木无力，故加桑枝通络。四诊时加杜仲、枸杞子补益肝肾。

翁维良医案

（气虚血瘀络脉瘀，益气活血通络滞）

患者，男，51岁。

初诊：2008年8月21日。患者高血压病1年余，血压波动在90~200/50~100mmHg，去年在某院诊断为肾动脉狭窄，置入2枚支架，后又因急性左心衰、阵发房颤、慢性肾衰多次住院。目前血压仍波动较大，目前血压170/100mmHg，头晕，头发麻，头胀，视物不清，睡眠差，偶有胸闷，脉弦细，舌质暗红，舌苔薄黄。

辨证：气虚血瘀，络脉瘀阻。

治法：益气，活血，通络。

处方：生黄芪15g，白沙参12g，路路通15g，络石藤15g，川牛膝12g，丹参12g，赤芍12g，红花12g，姜黄12g，川芎12g，当归12g，天麻12g，钩藤（后下）15g，薏米15g，7剂。

二诊：2008年9月4日。血压波动减轻，波动在90~150/60~80mmHg。头发麻、头胀、视物不清等症状减轻，脉弦细，舌质暗红，舌苔黄。

辨证：肝阳上亢，脉络瘀阻。

治法：平肝通络。

处方：葛根15g，天麻12g，钩藤（后下）15g，杜仲12g，丹参15g，红花12g，赤芍12g，川芎12g，路路通15g，络石藤15g，珍珠母（先煎）20g，土茯苓15g，黄芩15g，泽泻12g。7剂继服。

[张东，李秋艳．翁维良应用活血化瘀法的学术经验．北京中医药，2010，29（11）：823-826.]

【诠解】本案患者脉弦细，舌质暗红，舌苔薄黄，可知本证为气虚血瘀、脉络瘀阻。气虚推动无力，血液运行乏力，滞而为瘀，瘀血痹阻经络，故头发麻；清阳不升，清窍失养，故头晕；肝开窍于目，肝阴不足，故视物不清；心主血，脉道阻滞，君主之官失养，神明不安，故睡眠差；治以益气活血通络为法。方中生黄芪、白沙参补气化痰；丹参、赤芍、红花活血化瘀；姜黄辛散温通，苦泄，既入血分又入气分，能活血行气止痛；川芎辛温，为血中之气药，具有通达气血之功，与姜黄合用增强活血行气止痛之力；当归养血活血；路路通、络石藤舒筋通络；川牛膝活血，引血下行；天麻、钩藤平肝潜阳；薏米健脾渗湿除痹。

沈绍功医案
（中气不足脑失养，健脾养血升清阳）

钟某，男，70岁。

平素性格急躁，易发脾气，患原发性高血压已数年。10年前，因与邻居不和发生争执后头痛头晕、恶心欲吐，送当地医院住院治疗。出院后每因情绪变化而加重，血压在170~180/100mmHg之间。随后变得情绪低落，纳食减少，眩晕，心慌气短，失眠多梦，遇劳加重。现症：眩晕，心慌气短，神疲乏力，倦怠懒言，纳少腹胀，失眠多梦，面色㿠白，唇色不华，发色不泽，舌质淡红、苔薄白，脉沉细，血压170/100mmHg。

辨证：中气不足，脑窍失养。

治法：健脾养血，升发清阳。

处方：生黄芪15g，党参10g，黄精10g，白术10g，当归10g，菊花10g，木香10g，陈皮10g，葛根10g，天麻10g，川芎10g，升麻5g，柴胡5g，丹参30g。每日1剂。

上方连服14剂后，自感眩晕、神疲乏力、倦怠懒言、腹胀等均见减轻，血压降为140/95mmHg，气血渐复。唯运化较差，纳少，大便较稀。上方加仙鹤草、扁豆衣、焦三仙、生鸡内金，加强脾运。

连服14剂后，纳便已可，但不慎感冒，头痛咳嗽，晨起咳白黏痰。前方去当归、升麻、黄精，急则治其标，祛风清热，加连翘、紫苏子、炒牛蒡子、白芷。

连服7剂，感冒症状已去，精神好转，睡眠较差，失眠梦多，腰酸，血压降为130/90mmHg。前方去紫苏子、炒牛蒡子、白芷，加川续断、杜仲、桑寄生、蛇床子、淫羊藿，调补肾之阴阳。

再进 1 个月，已无明显不适，血压降为 120/80mmHg，舌质淡红、苔薄白，脉沉细。嘱病人带药 30 剂，改为每日下午服 1 剂。

复诊时血压稳定，改为上午服补中益气丸 3 丸，下午服杞菊地黄胶囊 5 粒。丸药缓图，长期坚持，巩固疗效，未再复发。

（韩学杰，李成卫．沈绍功验案精选．北京：学苑出版社，2006：45-46.）

【诠解】本案患者脾胃元气虚损，运化无力，气血生化不足，故神疲乏力、倦怠懒言、纳少腹胀；清阳不升，故眩晕；心在体合脉，其华在面，心气不足，血脉亏虚，故心慌气短、面色㿠白；心神失养，故失眠多梦；脾开窍于口，其华在唇，脾失健运，故唇色不华；发为血之余，血生发不足，故发色不泽；舌质淡红、苔薄白，脉沉细均为中气亏虚之症。李东垣云："内伤脾胃，乃伤其气。"故本案治疗的重点在于补脾胃之气。沈氏投补中益气汤调补气血甚为贴切。方中黄芪、当归补气养血，为了增其补力，利用气阴互源之理，佐以黄精滋阴补气，气阴双补；利用脾肾互生关系加生杜仲、桑寄生、蛇床子、淫羊藿，益火生土；投以仙鹤草和扁豆衣以助补气之功；久病要顾护脾胃，用炒白术、焦三仙、生鸡内金健脾和胃，用木香、陈皮理气和胃，并使诸药补而不滞；加川芎既能配合葛根、升麻升清阳，又能引药入脑络。

袁海波医案

医案 1（心脾虚弱肝血郁，养心健脾调营卫）

张某，女，58 岁。

初诊：2009 年 1 月 5 日。发作性头晕心慌 2 年余，加重半月。2 年前因劳累过度，性情急躁，首次出现头晕心慌，经郑州市四院诊断为高血压病，经服用硝苯地平好转。半月前因劳累过度，心情不舒，再次出现头晕心慌，失眠多梦，项强肢麻，下肢肿胀，于 2009 年 1 月 5 日来院治疗。刻下：头晕心慌，失眠多梦，项强肢麻，下肢肿胀。面色两颧稍红，神志清醒，体态中等，声音清晰，舌质暗淡，舌体偏大，舌苔薄腻，脉象沉细弦缓。血压 142/80mmHg（未服药）。

辨证：心脾虚弱，肝郁血虚。

治法：养心健脾，平肝化瘀。

处方：太子参15g，黄芪20g，黄精15g，云苓20g，夏枯草20g，白蒺藜15g，白术15g，丹参15g，川芎15g，降香15g，菊花15g，枸杞15g，天麻12g，罗布麻20g，葛根20g，炙甘草6g。7剂，水煎服，日1剂，早、晚分服。

二诊：2009年1月13日。服上药7剂后，头晕心慌、失眠多梦明显好转，项强肢麻、下肢肿胀有所减轻。舌转淡红，舌苔薄腻，脉弦细。因食辛辣，牙龈肿痛。血压130/80mmHg（未服药）。药已中病，上方去白术、云苓，加蒲公英20g，鸡血藤20g，桑枝20g，以清热解毒，活血通脉。继服7剂，水煎服，日1剂，早、晚分服。

三诊：2009年1月20日。服上药7剂后，头晕心慌、失眠多梦进一步好转，项强肢麻、下肢肿胀明显减轻，患者诸症缓解，面色红润，舌转淡红，舌苔薄白，脉沉弦细缓和，牙龈肿痛消失。血压138/85mmHg（未服降压药）。处方：上方去蒲公英、夏枯草、白蒺藜，加桂枝6g，以和营通脉。

（姚乃礼，贺兴东，翁维良，等. 当代名老中医典型医案集. 北京：人民卫生出版社，2014：72-74.）

【诠解】思虑伤脾，劳倦过度，脾失健运，反侮肝木；思虑劳神，暗耗心血，故本案患者出现上述症状。治以养心健脾、平肝化瘀为法。方中太子参、黄芪、白术、云苓益气健脾；黄精益脾胃，润心肺；丹参、川芎、降香行气活血化瘀；夏枯草、白蒺藜、菊花、天麻、罗布麻平肝潜阳；枸杞滋补肝肾，益精明目；葛根升阳解郁，顺应肝气升发之性，避免镇肝平肝太过，使全方有升有降，亦清亦补。二诊后初见疗效，但内有郁热，故去白术、云苓，以防燥热助火。三诊后患者症状缓解，血压基本平稳，加少量桂枝，桂枝入气分、血分，取其调和营卫、助阳通脉之功用。

医案2（肝郁气滞气血虚，养血安神解肝郁）

程某，男，30岁。

初诊：2009年1月6日。发作性头晕、心慌、失眠多梦2个月余，加重10天。2月前因工作劳累，心情郁闷，洗澡之中突发头晕，心慌，自测心率 100 次／分钟，休息约 90 分钟后有所缓解。次日赴武警医院治疗，经检查170/115mmHg，诊断为高血压病，经服用倍他乐克、雅施达、寿比山等药物，血压控制尚可。每遇劳累或生气，头晕、心慌乏力加重，随来就诊。刻下：头晕耳鸣，心慌乏力，胸闷气短，失眠多梦，双手麻木，纳差嗳气，舌质暗红，舌体适中、舌苔薄白，脉弦细。血压 130/102mmHg（已服自备降压药）。

辨证：气血不足，肝郁气滞。

治法：养血安神，平肝解郁。

处方：炙黄芪 20g，当归 15g，白芍 15g，炒枣仁 20g，夏枯草 20g，白蒺藜15g，郁金 12g，枳实 15g，白术 15g，麦冬 15g，五味子 10g，炙甘草 6g。7 剂，水煎服，日 1 剂。

二诊：2009 年 1 月 13 日。服上药 7 剂，心慌乏力、胸闷气短明显好转，头晕耳鸣、失眠多梦有所改善，双手麻木减轻，纳差嗳气消失，面色好转，舌转淡红，舌苔薄白，脉沉细。血压 120/80mmHg（已服降压药）。药已中病，不另立方，上方加鸡血藤 30g，苦丁茶 15g，继服 7 剂，日 1 剂。

三诊：2009 年 1 月 21 日。服上药 14 剂后，心慌乏力、胸闷气短基本控制，头晕、耳鸣明显好转，夜能安寐，纳可，二便调。面色红润，舌质淡红，舌苔薄白，脉弦细。药证相符，疗效显著，为巩固疗效。上方取 7 剂，水煎服，日1 剂。

（姚乃礼，贺兴东，翁维良，等. 当代名老中医典型医案集. 北京：人民卫生出版社，2014：74-76.）

【诠解】本案患者劳累过度，加生闷气后，肝气不疏，郁而成滞，肝木克土，故纳差嗳气；气和血互根互化，气虚不能生血，血虚不能化气，最终导致气血两虚。气血亏虚，不能上荣于头面，则眩晕；气虚则形神失养，故神疲乏力，气短懒言；心主血藏神，血虚则心脏失养、神明失守，故心悸健忘、失眠多梦；气血不足，肌肤失养，脉道不充，故手足麻木；脾气虚弱，运化失职，则食少乏味；舌暗红，苔薄白，脉弦细均为气血不足、肝郁气滞之症。治以养血安神、平肝解郁为法。方中炙黄芪、白术、炙甘草健脾益气；当归、白芍养血柔肝；炒枣仁养心安神；郁金、枳实疏肝理气，破气除满；夏枯草、白蒺藜平抑肝阳；麦冬、五味子养阴生津。

杨明会医案

（痰瘀痹阻心脉虚，益气活血祛痰瘀）

钱某，男，60岁。

初诊：1995年8月13日。高血压病已20余年，3年前因高血压病、高血压性心脏病住院，出院后至今，血压偏高，常头晕、胸闷、冬季易感冒、咳嗽多痰，近2个多月胸闷甚、头晕、失眠、心慌，动则喘气、乏力。诊查：体胖，唇紫，舌暗红边有瘀块，苔白厚，脉弦滑细涩。血压170/100mmHg，X线检查示左心室肥大。

辨证：心气虚，痰瘀痹阻心脉。

治法：益气活血，化瘀祛痰，宁心安神。

处方：黄芪20g，当归15g，丹参15g，法夏10g，天麻12g，陈皮10g，茯苓15g，甘草6g，竹茹12g，怀牛膝18g，枳壳12g，苏子15g，银杏12g，草决明15g，7剂。

二诊：1995年8月20日。服药后血压155/92mmHg，头不晕，心慌、胸闷、气喘减轻。治以前方加减。

处方：法夏10g，竹茹12g，天麻12g，陈皮10g，茯苓15g，甘草6g，怀牛膝12g，枳壳12g，苏子12g，银杏10g，丹参15g，黄芪20g，当归15g，炒枣仁20g，7剂。

三诊：1995年9月3日。病情大减，除走路或活动时间较长觉气短外，饮食、睡眠、精神均正常，血压150/86mmHg，取得临床治愈效果。为巩固疗效，在第二方基础上加合欢皮15g，枸杞15g，菊花12g，制首乌12g，防风10g，香附12g，郁金12g，15剂。以同等量蜂蜜煎熬膏，1日2次，每次1匙，开水化服。药膏服完后又守方再做1料膏药服。以后每年秋末守上方制1料膏药服用。2000年11月26日随访，至今健康，生活自理，能轻微劳动。

（王永炎，陶广正. 中国现代名中医医案精粹·第6集. 北京：人民卫生出版社，2010.）

【诠解】《类证治裁·胸痹》谓："胸痹，胸中阳微不运，久则阴乘阳位，而为痹结也。"患者体胖，平日易感冒，说明患者为气虚痰盛体质，肺气宣降失司，故咳嗽痰多；痰浊阻遏胸阳，故胸闷；气喘、乏力、唇紫、舌质有瘀块等为气虚血瘀所致；加之情志失调，郁怒伤肝，导致阴虚阳亢，加重病情。脉弦滑细涩乃痰瘀之征。本方黄芪益气；当归、丹参活血化瘀；半夏、陈皮、茯苓、枳壳健脾燥湿，化痰理气；怀牛膝、草决明、天麻平肝风；苏子合银杏既能降气，又可纳气平喘；枣仁宁心安神；甘草调和诸药。

李柏龄医案

医案1（中气不足脾土伤，补中气以健中阳）

李某，男，16岁，学生。

初诊：2001年8月。近6月来，晨起血压175/100mmHg，经各种西医检查未发现异常病变。服降压西药后，血压虽能降至正常，但停药后血压复旧，深以为苦，家长亦惶惶不宁，遂求治于中医。刻下：面红，苔薄白，脉有空大之象。纳眠可，二便调。

处方：黄芪30g，党参15g，当归10g，陈皮10g，升麻6g，柴胡8g，白术15g，五味子10g，炙甘草10g，生姜3片，大枣5枚。5剂，水煎服，日1剂。

二诊：患者第6天复诊时大喜，诉晨起血压降至100/80mmHg。效不更方，继服10剂。随诊3个月血压持续正常。

[刘现军.李柏龄医案4则.河南中医，2009，29（4）：398.]

【诠解】脾喜燥恶湿，与长夏相通应，长夏多湿，脾土易伤，阳气在外易奔。中州不镇，阳气更不易敛，故面红、脉空大，虽无所苦，脉证已现，故谨守病机。补中气以建中阳，使中州坐镇有权，阳升阴起，阳气自潜。方中黄芪味甘微温，入脾肺经，补中益气，升阳固表，配伍人参、炙甘草、白术补气健脾；当归养血和营，协人参、黄芪补气养血；陈皮理气和胃，使诸药补而不滞；柴胡、升麻升阳举陷，协助君药以升提下陷之中气；加五味子以敛耗散之气。

医案2（脾气亏虚痰浊扰，健脾化湿息风眩）

赵某某，女，60岁，农民。

初诊：1993年3月9日。有高血压史4年，近10天来头晕头重，胸闷多寐，纳呆食少，体困乏力，口苦咽干，体丰，舌淡苔白腻，脉滑。血压165/97mmHg。

辨证：脾气亏虚，痰浊上扰。

治法：健脾化湿，佐以息风止眩。

处方：党参 12g，黄芪 15g，白术 15g，陈皮 10g，半夏 12g，茯苓 15g，胆星 10g，天麻 12g，决明子 30g，黄芩 12g。

服 6 剂后，头晕好转，仍纳差食少。上方加白蔻仁 12g，生山楂 20g，麦、谷芽各 15g。

连服 24 剂，诸症悉平，舌淡红，苔薄白，脉缓。血压 142/90mmHg。

（吴大真，刘学春，顾漫，等 . 现代名中医高血压中风治疗绝技 . 北京：科学技术文献出版社，2004）

【诠解】由患者体丰、纳呆食少、体困乏力，可知其脾气亏虚，运化乏力；痰湿内盛，阻遏胸阳，故胸闷；清阳之气不升，痰浊上扰，故头晕；痰湿内蕴生热，故口苦咽干；舌淡苔白腻、脉滑均为脾气亏虚，痰浊上扰之象。治以健脾化湿、息风止眩为法。方中党参、黄芪、白术、陈皮健脾益气；半夏、茯苓、胆星健脾燥湿化痰；天麻、决明子平肝息风；黄芩清上焦郁热。二诊时患者仍纳差食少，故加白蔻仁化湿行气；生山楂、麦谷芽健脾和胃安中。

医案 3（脾虚生痰湿壅盛，健脾益气化痰湿）

张某某，女，61 岁。

初诊：1998 年 10 月 9 日。患高血压病 20 年，头晕、头痛反复发作，加重 3 个月，胸脘满闷，神疲乏力。先后经中西医诊治，未见明显效果，血压 180/140mmHg。舌胖，苔白腻，舌底脉络紫暗迂曲，脉弦。

辨证：脾虚生痰，痰湿壅盛。

治法：健脾益气，化痰活血。

处方：半夏白术天麻汤加减。黄芪 30g，丹参 15g，山楂 15g，鸡内金 15g，白术 10g，天麻 10g，陈皮 10g，荷叶 10g，地龙 10g，大黄 12g，蔓荆子 8g，甘草 5g。水煎分 2 次服，每日 1 剂。

服 5 剂，症有减轻。血压 150/120mmHg。守方加减，续进 30 剂，症状平复，血压 150/90mmHg。

（吴大真，刘学春，顾漫，等 . 现代名中医高血压中风治疗绝技 . 北京：科

学技术文献出版社，2004）

【诠解】脾主运化水湿，为生痰之源，脾气亏虚，运化乏力，水湿不化，痰浊内生，阻遏气机，故胸脘满闷，神疲乏力。加之病程较长，瘀血内生，痰瘀与上亢之肝气为伍，则头晕、头痛之症加重。舌胖，苔白腻，舌底脉络紫暗迂曲，脉弦，均为木旺土虚、痰浊内盛、瘀血阻滞之症。方中黄芪健脾益气；白术、陈皮、荷叶健脾理气化痰；丹参活血化瘀；山楂、鸡内金消食导滞；天麻、地龙平肝息风；大黄清热，祛二阴痰浊之邪；蔓荆子药性升发，合黄芪、甘草清利头目，祛风止痛。

气阴两虚证

邹云翔医案

（肝肾俱虚兼痰火，肝肾并补降和络）

安某，男，47岁。

初诊：1956年3月3日。患者称1952年发现血压高（160/110mmHg），头晕，恶心欲吐，口干，两目痛胀，头转动不自然，看书2~3分钟后，即头晕恶心，亦不能看戏及电影等。经西医检查诊断为梅尼埃病，迷路积水，原发性高血压，可疑早期冠心病。用过中西药治疗不见效果。来诊时症如上述，血压波动在130~150/100~110mmHg之间，脉细弦。

辨证：精气神俱不足，肝肾并虚。

治法：补精益气，安神和络化痰，佐以息风潜阳。

处方：煅磁石（先煎）30g，石决明（先煎）18g，生牡蛎（先煎）30g，蒺藜12g，制豨莶草9g，西羌活12g，北细辛1.5g，甘枸杞子15g，制何首乌5g，紫河车5g，炒当归9g，炒白芍9g，五味子2.4g，白沙参3g，炙黄芪12g，旋覆花（包煎）5g，海蛤粉（包煎）5g，南沙参12g，法半夏5g，橘络3g，橘红3g，川贝母（杵）5g，夏枯草9g，云茯苓9g。

二诊：1956年4月17日。药服15剂后，诸症皆有好转，头颈转动尚欠灵活，追溯病史，尚有肺痨史。仍守原则旨加益肺肾通督脉之品。原方：加金毛狗脊9g，鹿角片5g，冬虫夏草3g，石决明改用30g。上方又服15剂，血压降至正常范围，口干头晕、目痛胀均得减轻，能看书10分钟亦不发生头晕，颈部转动亦较前为自如。

（邹云翔，黄新吾. 邹云翔医案选. 南京：江苏科学技术出版社，1981：234-236.）

【诠解】本案患者肝肾之阴亏虚，故口干；气虚推动乏力，加之阴津亏虚不能濡养经络，故头转动不自然；阴不制阳使肝气上逆，故两目痛胀；肝胃不和，胃气不降反升，故恶心呕吐；肝阳化风，故头晕；脉细弦，为精气神俱不足、肝肾并虚之证。治以补精益气、安神和络化痰，佐以息风潜阳。方中煅磁石、石决明、生牡蛎、蒺藜、旋覆花、夏枯草平肝息风，清肝明目；豨莶草、西羌活通经络，利关节；北细辛止痛；甘枸杞子、制何首乌、紫河车补肾填精；炒当归、炒白芍养血活血，兼柔肝；五味子、白沙参、炙黄芪、南沙参益气生津；海蛤粉、法半夏、橘络、橘红、川贝母、茯苓温清润化，清降和络。二诊时加金毛狗脊、鹿角片、冬虫夏草益肺肾之虚，温通腰府之滞，使督脉得通，故头颈转动可得自如。

吴颂康医案

（气阴两亏瘀阻络，益气阴活血通络）

宫某，女，58岁。

初诊：头昏，上肢发麻以指尖尤甚，面部掣动，时发时止，神倦乏力，脉弦细，舌苔薄白，血压 200/108mmHg。有原发性高血压史 10 年余。

辨证：气阴两亏，瘀阻脉络。

治法：益气活血，行瘀通络。

处方：息风汤加减。炙地龙 12g，川芎 10g，僵蚕 10g，槐米 30g，白蒺藜 20g，青葙子 30g，昆布 30g，黄芪 30g，桃仁 10g，红花 9g，姜黄 10g，参三七粉（吞服）3g。5 剂，水煎服，日 1 剂。

二诊：服上方后，四肢发麻、面部掣跳明显好转，血压 160/100mmHg，在原方的基础上去姜黄，加天麻 9g。

三诊：再服上方 7 剂后，内风症状完全消失，血压如前。再用息风汤加青葙子、昆布、马兜铃、桑寄生、桃仁、红花，继续服用 20 剂。症状稳定，血压接近正常。

（单书健，陈子华. 古今名医临证金鉴——头痛眩晕卷. 北京：中国中医药出版社，1999：272.）

【诠解】本案患者气血亏虚，不能上养头目，故头昏；气虚推动无力，使津血不能达四末，故上肢发麻，以指尖尤甚；气血亏虚日久则痰瘀内生，瘀血阻络，故面部掣动；神倦乏力，脉弦细，舌苔薄白，故为气阴两亏、瘀阻脉络之证，治以益气活血、行瘀通络为法。方中炙地龙、川芎、桃仁、红花、三七、姜黄、黄芪益气行血，活血通络；僵蚕息风止痉；槐米、白蒺藜平肝疏肝；青葙子、昆布有明显的降压效果。

何任医案

（气阴两虚肝气逆，益气阴和肝止眩）

杨某，女，59 岁。

初诊：1997 年 10 月 6 日。眩晕 20 余年，加重月余。既往血压高 27 年，血压波动在 140~190/90~100mmHg 之间。1996 年 10 月 21 日查心脏超声心动图示：左房轻度增大，轻度二尖瓣关闭不全。8 月 12 日查 TCD 示：椎 - 基底动脉供血不足，右侧大脑中、前动脉血流速度增快。刻下：眩晕时作，常伴有呕吐、胸闷、汗出，食纳尚可，易早醒，腹中自觉有冷气作胀，心悸，二便调。舌暗红，有齿痕，苔少干，脉弦滑，偶有一止。

辨证：气阴两虚，肝气逆上。

治法：益气养阴，和肝止眩。

处方：镇肝息风汤加减。太子参 30g，生赭石 30g，生龙骨（先煎）30g，龟甲（先煎）10g，生牡蛎（先煎）30g，黄芪 20g，生地黄 20g，熟地黄 20g，怀牛膝 15g，玄参 15g，白芍 10g，麦冬 12g，麦芽 15g。7 剂，水煎服，日 1 剂。医嘱晚饭勿饱食，忌食生冷、油腻之品。

（《何任临床经验辑要》）

【诠解】本案患者气虚则无力推动血行，清阳不升，头脑气血不充，故头晕；肝喜条达恶抑郁，肝郁气滞，气机不畅，经脉不利，肝气上逆，故少腹脘腹胀闷；心阳不振，鼓动无力，心动失常，故心悸；心阳虚衰，卫外不固，则自汗；阳虚寒凝，脉气不相接续，则脉结；阳气亏虚，不能温化津液，故苔少干。辨证为气阴两虚，肝气逆上，治以益气养阴、和肝止眩为法。方中镇肝息风汤镇肝息风，滋阴潜阳；加生熟地、太子参养阴生津；太子参又兼能补气健脾，性平力薄，作用平和。

夏锦堂医案

（心阴俱虚失所养，益气滋阴心神安）

段某，男，60岁。

初诊：1992年1月23日。患头晕、心悸已10余年。经常头晕，胸闷气短，失眠健忘，心悸不安，口干，神疲无力。面色不华，舌质淡红，口唇发绀，脉弦而结代。

辨证：心气心阴俱虚，心失所养。

治法：益气通阳，滋阴养血。

处方：炙甘草汤加减。炙甘草15g，党参30g，桂枝10g，生地黄15g，炒酸枣18g，丹参30g，夜交藤30g，桑寄生10g，紫石英10g，大枣5个，生姜6g。6剂，水煎服，日1剂。

二诊：药后，胸闷、心悸明显改善，结代脉大减，但仍头晕无力。心阳初振，气血未复，守原意出入。

处方：炙甘草15g，党参30g，桂枝10g，生地黄15g，麦冬15g，丹参30g，夜交藤30g，桑寄生10g，怀牛膝18g，黄芪10g，白术10g，大枣5个，生姜6g，6剂。

三诊：经治以来，心悸、头晕大减，精神好转，体力增加，面色红润，能安静入睡，偶尔出现脉结代。心阳已振，阴血渐复。继服上方1周，以资巩固。

（林殷．心系病证医家临证精华——高血压病．北京：人民军医出版社，2008：430．）

【诠解】阴血不足，血脉无以充盈，加之阳气不振，无力鼓动血脉，脉气不相接续，故脉结代；阴血不足，心体失养，故失眠健忘；心阳虚弱，不能温养心脉，故胸闷气短、心悸不安；阴血不足，脑髓失充，故头晕；心血不足，故神疲无力；心其华在面，心血亏虚，则面色不华；气虚血瘀，故口唇发绀。治以益气通阳、滋阴养血为主。方中生地黄滋阴养血，《名医别录》谓地黄"补五脏内伤不足，通血脉，益气力"；炙甘草、党参、大枣益心气，补脾气，以资气血生化之源；桂枝、生姜辛行温通，温心阳，通血脉，诸厚味滋腻之品得姜、桂则滋而不腻；炒酸枣、夜交藤养心安神；丹参凉血活血；桑寄生滋补肝肾；紫石英镇心安神。

脾肾两虚证

于己百医案

（肝肾阴阳两虚，阴阳双补交通心肾）

苏某，女，62岁。

初诊：1998年7月13日。头晕头痛，颜面及足胫水肿，心悸失眠，胸闷背胀，舌质淡、苔薄白，脉弦细，血压160/100mmHg。

辨证：肝肾阴虚，脾肾不足。

治法：滋阴潜阳，健脾利湿，养心安神。

处方：镇肝息风汤合济生肾气丸（汤）加减。生地黄15g，牛膝15g，赭石20g，菊花12g，钩藤（后下）10g，生龙骨（先煎）20g，生牡蛎（先煎）20g，茯苓30g，泽泻30g，车前子（布包）12g，防己15g，丹参15g，炒酸枣仁20g，炒麦芽20g。4剂，水煎服，日1剂。

二诊：1998年7月17日。服上方4剂后，血压降为145/95mmHg，浮肿消退，失眠改善，头痛、头晕减轻。去车前子，加石决明20g，枳实10g。

三诊：1998年7月25日。服上方6剂后，血压近日稳定在140~150/85~90mmHg，头脑清爽，胸闷缓解，大便畅通。本方有效，嘱其继续服用10剂，以巩固疗效。

（张士卿.中国百年百名中医临床家丛书——于己百.北京：中国中医药出版社，2001：64.）

【诠解】肝肾阴虚，水不涵木，阴不维阳，阳亢于上则头晕；气逆于上，故头痛；心阴虚，故心悸失眠；肾阳亏虚，温煦失职，脾阳根于肾阳，脾阳亏虚，不能运化水湿，水液内停，故颜面及足胫水肿；水饮阻滞胸阳，故胸闷背胀；舌质淡、苔薄白，脉弦细，故此为肝肾阴虚、脾肾不足之证。治以滋阴潜阳、健脾利湿、养心安神为法。方中牛膝归肝肾经，入血分，性善下行；代赭石质重沉降，镇肝降逆，合牛膝以引气血下行；生龙骨、生牡蛎、钩藤益阴潜阳，镇肝息风；生地黄、菊花、炒麦芽清泄肝热，疏理肝气；茯苓、泽泻、车前子、防己健脾利水渗湿；丹参凉血活血；炒酸枣仁养心安神。

高辉远医案
（肝肾两虚脾失运，益肾健脾补双天）

彭某，女，39岁，已婚。

初诊：1988年2月27日。头晕、头痛10余年。1977年5月份产后即头晕，曾在北京某医院做肾功能、心电图等检查，诊断为产后高血压病。平时血压190/110mmHg左右，常服复方降压片治疗，日2片，3次/日，服药时血压可维持在140/90mmHg，但停药后血压即上升。因经常头晕，无法工作，遂经友人介绍至高师处就诊。刻下：头晕，并偶有项强及头痛发作，凡劳累、紧张后加重。饮食尚可，睡眠亦可，大便稀溏。面微水肿，苍白，舌质淡少苔，有齿痕，苔薄白，脉弦细。

辨证：肝肾两虚，肾精不足，脾失健运。

治法：平肝益肾，佐以健脾。

处方：蒺藜10g，菊花10g，茯苓10g，法夏10g，陈皮8g，炙甘草3g，枳实8g，竹茹8g，桑寄生10g，女贞子10g，荷叶10g，龙骨（先煎）15g，川牛膝10g。

自述服上方14剂药后，头晕减轻，余症亦好转，食欲稍差，血压130/80mmHg，舌质淡，苔薄白，脉沉细。上方加建曲10g。

再进14剂后，近期血压一直稳定，连续测血压1周均在120/83mmHg左右。嘱其停药，观察半年后亦未复发。

（于有山，薛长连，王发渭. 高辉远验案精选. 北京：学苑出版社，2007：69-70.）

【诠解】本案患者因生产损伤冲任肝肾，肾精亏虚，髓海失养，又因阴虚，水不涵木，肝阳上亢，故头晕、头痛；分娩致气血均亏虚，脾肾微虚，故大便稀溏，面微水肿，面色苍白；舌质淡少苔，有齿痕，苔薄白，脉弦细，故本案为肝肾两虚、肾精不足、脾失健运之证。治以平肝益肾、佐以健脾为法。方中蒺藜、菊花平肝疏肝；茯苓、法夏、陈皮、炙甘草、荷叶健脾燥湿化痰；枳实、竹茹化痰开窍；桑寄生、女贞子补肝肾；龙骨镇肝息风，益阴潜阳；川牛膝补肝肾，引气血下行。

林慧娟医案

（脾肾阳虚痰瘀结，温补脾肾祛痰瘀）

蒋某，女，74岁。

初诊：2000年10月5日。患者头晕，头重如裹，时感头痛如针刺。伴耳鸣，肢冷畏寒，腰膝酸软，小便清长，下肢水肿，脘闷纳呆，口淡不渴。舌暗红，体胖大，苔白腻，边有齿痕，脉弦滑。血压 160/100mmHg。

辨证：脾肾阳虚，痰瘀互结。

治法：温补脾肾，豁痰化瘀。

处方：淫羊藿 20g，杜仲 15g，丹参 15g，葛根 15g，水蛭 15g，泽泻 15g，汉防己 15g，红花 15g，山药 30g，薏苡仁 30g，炙甘草 6g。15 剂，水煎服，日1 剂。

二诊：诸症减轻，时感头痛较重，血压 150/90mmHg。上方加川芎 15g，葛根 15g。15 剂，水煎服，日 1 剂。

三诊：诸症消失，血压 140/90mmHg，上方做丸药服用巩固疗效。半年后随访病人，症状未再复发，血压在 150/90mmHg 左右波动。

（方居正. 国家级名老中医高血压验案良方. 郑州：中原农民出版社，2010：103.）

【诠解】本案患者年老体虚，脏腑功能减退，脾肾阳虚，故肢冷畏寒；肾阳虚衰，膀胱气化失司，故小便清长；脾阳虚，不能运化水谷精微，故脘闷纳呆，口淡不渴；肾精亏虚则骨髓生化乏源，不能很好地充养骨髓，故腰膝酸软；脾肾阳虚，水液代谢失常，聚生痰湿，痰湿阻滞，故头晕，头重如裹；水湿下注，故下肢水肿；久病生瘀，瘀血阻滞，故头痛如针刺；舌暗红，体胖大，苔白腻，边有齿痕，脉弦滑，故此为脾肾阳虚、痰瘀互结之证。治以温补脾肾、豁痰化瘀为法。方中淫羊藿、杜仲温补肾阳；丹参、红花活血化瘀；葛根升阳通络；水蛭、泽泻、汉防己行气利水化瘀；山药、薏苡仁、炙甘草健脾利湿。

肾精不足证

叶熙春医案

（肝肾阴亏营血虚，补虚培本膏剂缓）

朱，男，48岁。11月，上海。

《内经》云："阴平阳秘，精神乃治。"阴者阳之守，阳者阴之使，无阳则阴无以生，无阴则阳无以长，两者锱铢相称，不可稍偏，偏即为病。阴虚阳越无制，故头目眩晕，心悸寐劣。肾乃真阴之所，脑为髓之海，髓不充盛，致健忘，腰脊酸楚。目者肝之窍，肝阴不足，则目睛干痛。舌苔薄白，脉象弦细而数。

辨证：肝肾阴亏，营血不足。

治法：滋阴潜阳。

处方：盐水炒大生地150g，熟地150g，砂仁（拌炒沙苑）9g，蒺藜90g，燕根（包煎）30g，制远志45g，宋半夏60g，滁菊30g，炒女贞子9g，夜交藤90g，炒竹茹60g，萸肉60g，茯神90g，盐水炒橘红45g，生珍珠母（先煎）240g，盐水炒桑椹子90g，怀山药（打）90g，川柏45g，炙当归90g，生益智仁60g，青龙齿（先煎）90g，甘草梢30g，福泽泻45g，炒枣仁90g，杭白芍60g，制首乌90g，新会皮45g，生川杜仲90g，丹皮45g，麦冬90g，制川断90g，米炒上潞参120g，炒香晒白术60g，盐水炒杞子90g，莲子、红枣、龙眼肉各120g，驴皮胶（先炖烊）120g，入冰糖500g收膏。

（鲁兆麟，王新佩，严季澜，等. 二续名医类案. 沈阳：辽宁科学技术出版社，1996：1738.）

【诠解】本案证属肝肾阴虚、营血不足，治以滋阴潜阳为法。方中熟地、女贞子、萸肉、桑椹子、杞子、首乌滋补肝肾；川断、杜仲、益智仁补肝肾，强筋骨；蒺藜、珍珠母、菊花、龙齿镇静安神；远志、夜交藤、茯神、枣仁养心安神；半夏、橘红、竹茹、砂仁、山药、白术健脾燥湿理气；当归、阿胶、党参、龙眼肉补益心脾，养血安神；生地、丹皮、泽泻、甘草梢、白芍、黄柏清泄下焦湿热；麦冬养阴润肺。

王渭川医案

（肝肾阴虚兼血瘀，滋养肝肾化络瘀）

张某，男，46岁。

初诊：1977年8月6日。眩晕，耳鸣，眼花，眼前如蝇蚊飞绕，胸部烦闷，四肢麻木，心跳过速，咽干失眠，大便秘结，腰痛，舌质红、苔黄，脉弦细而数。血压170/110mmHg。既往有骶骨骨质增生病史。

辨证：肝肾阴虚，兼夹血瘀。

治法：滋养肝肾，通络化瘀。

处方：沙参9g，细生地黄12g，生白芍12g，桑寄生15g，菟丝子15g，臭牡丹60g，杜仲9g，蜈蚣2条，白花蛇9g，钩藤（后下）9g，蒺藜18g，首乌藤60g，全蝎9g，土鳖虫9g，楮实子24g，木贼24g，三七粉（冲服）3g，自然铜（打碎研末，装胶囊吞服）3g。上药水煎服，1周6剂。

二诊：连服上方2周后，自觉病情好转，竟连服4周。眩晕、头痛、耳鸣基本消失，心悸、胸闷渐减，睡眠、饮食均有好转，腰已不痛，能够弯腰，舌苔薄白，脉微弦。血压130/70mmHg。前方加减：枸杞子12g，生地黄12g，炒川楝子9g，桑寄生15g，菟丝子15g，臭牡丹60g，杜仲9g，蜈蚣2条，白花蛇9g，钩藤（后下）9g，蒺藜15g，首乌藤60g，全蝎9g，土鳖虫9g，女贞子24g，墨旱莲24g，川贝母（冲服）9g，自然铜（打碎研极细末，装胶囊吞服）3g。上药水煎服，1周6剂，早、晚分2次服。

三诊：连服上方4周后，病人血压完全正常，再未出现波动，骶骨骨质增生经医院检查有好转，行走正常。至此原发性高血压已基本治愈，由肝肾阴虚导致的全身症状已经消失，专治腰骶骨骨质增生，舌质淡红，脉平缓，治宜活血化瘀。处方：枸杞子12g，蜈蚣2条，白花蛇9g，地龙15g，自然铜（打碎研末，装胶囊吞服）3g。上药水煎服，1周6剂，早、晚分2次服，连服4周。上方改成丸方常服，继续活疗，服药3周后，病即痊愈。

（陈新宇，刘建和．名家医案·妙方解析——心血管病．北京：人民军医出版社，2007：158-159．）

【诠解】肝肾阴虚，阴不制阳，肝气上逆，故眩晕、耳鸣、眼花；肾阴亏虚，心火独亢，心肾不交，故心悸、失眠、烦躁；火热煎灼阴津，聚而生痰，瘀血阻滞经络，故四肢麻木；阴虚则热，故口干、便秘；"腰为肾之府"，肾阴虚，故腰痛；舌质红、苔黄，脉弦细而数，故此为肝肾阴虚、兼夹血瘀之证。治以滋养肝肾、通络化瘀为法。方中沙参、生地黄养阴生津；生白芍、钩藤、全蝎、土鳖虫、蜈蚣、白花蛇、蒺藜平肝潜阳，祛风通络；桑寄生、菟丝子、杜仲补肝肾，强筋骨；臭牡丹、三七、自然铜行气活血化瘀；首乌藤养血安神；楮实子滋补肝肾之阴，兼能清肝明目；木贼益肝胆，明目。

郭士魁医案
（肝肾阴虚兼血瘀，育阴清热活血补肾）

刘某，女，78岁。

初诊：1979年7月17日。自觉头晕、耳鸣、记忆力减退，腰酸腿软，口干目涩，视力模糊。检查：舌胖暗红少苔，脉沉细弦，血压160/70mmHg，血压偏高4~5年，160~180/70mmHg。现服用降压药治疗。

辨证：肝肾阴虚兼血瘀。

治法：育阴清热，活血补肾。

处方：菊花10g，川芎15g，葛根15g，枸杞子12g，白薇15g，女贞子12g，丹参20g，茺蔚子20g，牛膝15g，杜仲15g，泽泻12g，珍珠母（先煎）30g。

二诊：1979年7月31日。服药后头晕减轻，口干目涩、腰酸腿软有好转。舌质暗红少苔，脉沉细弦，血压150/64mmHg。上方加沙参15g，五味子10g，继服。

三诊：1979年8月14日。进上方自觉诸症有好转，无明显头晕，腰酸腿软明显减轻，精神体力较前好转。舌质暗红苔薄白，脉沉细弦，血压140/60mmHg。继服上方。

（邓小英．古今名医临证实录丛书——高血压．北京：中国医药科技出版社，2013：116-117.）

【诠解】本案患者年老体虚，肝肾亏虚，脑髓失养，虚阳上越，致头晕、耳鸣、记忆力减退；肝肾阴虚，故口干、目涩、腰酸腿软；舌暗红说明稍有瘀血，舌体胖说明肾阳亏虚；苔少，脉沉细弦，故此为肝肾阴虚兼血瘀之证。治以育阴清热、活血补肾为法。方中枸杞子、女贞子滋补肝肾；菊花、珍珠母平肝潜阳；川芎、丹参、茺蔚子行气活血化瘀；白薇清热凉血；牛膝、杜仲补肝肾，引血下行；泽泻清热利尿；葛根能直接扩张血管，使外周阻力下降，而有明显的降压作用。

李介鸣医案
（肝肾阴虚风内动，滋补阴液息风阳）

王某，女，48岁。

初诊：头晕、头痛、耳鸣、视物昏花、心烦失眠2年有余，近2个月加重，并感烦热、腰膝酸软，诊前曾突然昏仆，醒后来诊。舌质淡红、苔薄白，脉细缓。血压150/105mmHg。

辨证：肝肾阴虚。

治法：滋肾柔肝，育阴潜阳，交通心肾。

处方：自拟育阴平肝汤。生地黄10g，玄参10g，麦冬12g，女贞子15g，白芍12g，黄精15g，夏枯草12g，石决明（先煎）15g，熟酸枣仁10g，柏子仁10g，五味子15g，首乌藤10g，甘草9g。5剂，水煎服，日1剂。

二诊：服上方后，头晕、头痛大减，脉较前略大，舌象正常，血压150/90mmHg。嘱其守方继续服用。

三诊：守方又服用10剂后，诸症悉退，眠安食增。继上方加减改为丸剂，以巩固疗效。2个月后，脉和缓有力，血压124/82mmHg。1年后随访血压正常。

（范爱平.李介鸣临证验案精选.北京：学苑出版社，1999：59-60.）

【诠解】《灵枢·海论》曰："脑为髓之海，其输上在于其盖，下在风府。……髓海不足，则脑转耳鸣，胫酸眩冒，目无所见，懈怠安卧。"肝肾阴虚，阴虚阳亢，故头晕、头痛，耳鸣，视物昏花，腰膝酸软；肾阴亏于下，心火旺于上，心肾不交，故心烦失眠；肝阳化风，故突然昏仆。治以滋肾柔肝、育阴潜阳、交通心肾为法。方中生地黄、玄参、麦冬、女贞子、白芍、黄精养阴生津；夏枯草、石决明平肝潜阳；熟酸枣仁、柏子仁、首乌藤养心安神；五味子补肾宁心。

邓铁涛医案

（肝肾亏虚阳风动，滋补肝肾育阴助阳）

白某，女性，87岁。

初诊：因"反复头晕7年，伴行走不稳1周"于2011年8月9日就诊。患者7年前无明显诱因出现头晕，无天旋地转感，无恶心呕吐，无心慌胸闷，最高血压220/110mmHg，到当地医院诊断为"高血压病3级"，极高危，服用酒石酸美托洛尔25mg，1日2次，苯磺酸氨氯地平片5mg，1日4次，控制血压，血压控制欠佳。1周前不慎感冒发热，咳嗽，体温38℃，服药后体温降至正常，但仍有咳嗽少痰，时头晕，走路不稳，疲倦乏力，遂来就诊。就诊时见患者神清，疲倦乏力，偶有头晕，行走不稳，咳嗽无痰，时胸痛，呈闪电样、针刺样感，无天旋地转感，无恶心呕吐，无心慌胸闷，无恶寒发热，纳眠一般，尿频，夜尿，大便正常，舌暗红、少苔，脉沉细。既往有脂肪肝、Ⅱ型糖尿病、慢性萎缩性胃炎病史，否认药物过敏史。血压170/100mmHg。

辨证：肝肾亏虚。

治法：滋补肝肾，育阴助阳。

处方：黄芪15g，黄精15g，桑寄生30g，女贞子15g，淫羊藿15g，杜仲15g，川芎12g，桔梗15g，牛膝15g，泽泻30g，当归10g，地龙10g，紫菀15g，百部15g，7剂，煎水内服。

另以邓铁涛老中医经验沐足方平肝潜阳，引阳入阴。川芎30g，白芷30g，牛膝30g，钩藤（后下）30g，夏枯草30g，吴茱萸30g，肉桂10g，5剂，用水5000ml煎煮至2000ml，温水沐足。

二诊：患者神志清，精神可，疲倦乏力好转，晨起稍有头晕，咳嗽少痰，口干，纳眠可，夜尿多，大便调，舌暗红，苔少，脉沉细。血压150/90mmHg。

考虑患者年老肾虚，肝肾阴虚，虚阳上扰，在原方基础上增加五味子 6g 以纳气归肾。患者夜尿多，在原方基础上增加补肾固涩之莲子、芡实、桑螵蛸各 15g。具体处方如下：黄芪 15g，黄精 15g，桑寄生 30g，女贞子 15g，淫羊藿 15g，杜仲 15g，川芎 12g，桔梗 15g，牛膝 15g，泽泻 30g，当归 10g，地龙 10g，紫菀 15g，百部 15g，五味子 6g，莲子 15g，芡实 15g，桑螵蛸 15g，5 剂，水煎温服。邓老沐足方同前。

三诊：患者疲倦乏力好转，头晕减轻，夜尿好转，咳嗽少，口干，纳眠可，大便调，舌暗红，苔薄，脉细。血压 138/85mmHg。上方续服 5 剂，以巩固疗效。邓老沐足方同前。

[邓铁涛．高血压病辨证论治的体会．新中医，1980（2）：10．]

【诠解】肾为水火之脏，内育元阴元阳，亦曰肾阴肾阳，其中肾阴对人体各脏腑组织器官起着濡润和滋养作用，为人体阴液之源。本案患者年老体衰，肾阴亏虚，脑、骨、耳失养，故眩晕耳鸣、行走不稳；另外肝肾同源，肾阴亏虚，肝阴亦不足，肝肾之阴亏虚，肝体阴而用阳，阴不制阳，肝阳上逆可致眩晕；尿液的贮存和排泄虽由膀胱所司，但需依赖肾的气化功能才能完成，肾气亏虚，膀胱气化失常，开阖失度，故尿频；患者年老体衰，肺气卫外功能失常，感受外邪后，肺的宣降功能失司，故咳嗽、咯痰；舌暗红，少苔，脉沉细，故此为肝肾亏虚之证，治以滋补肝肾、育阴助阳为法。方中黄芪补气，益卫固表；紫菀、百部、桔梗祛痰止咳，恢复肺宣发肃降之功，四药相合，扶正祛邪；黄精具有补诸虚、填精髓之功；桑寄生、女贞子滋补肝肾；淫羊藿、杜仲补肾助阳；川芎、牛膝、当归行气养血，引血下行；泽泻、地龙利尿泄热，以防滋补之腻。足浴方以平肝潜阳、引阳入阴为治。

汪履秋医案

（肝肾阴虚风痰火，滋水涵木息风痰）

谭某，72 岁。

头目昏胀，视物模糊，听力不聪，腰膝酸软。舌干红少津，脉细数无力。血压 158/98mmHg。

辨证：肝肾阴虚。

治法：滋水涵木，平息风木。

处方：枸杞子 10g，菊花 10g，生地 12g，熟地 12g，山药 15g，山萸肉 10g，泽泻 12g，丹皮 10g，首乌 12g，桑椹子 10g，潼沙苑 10g，灵磁石（先煎）30g。药进月余，症情显著改善，改用杞菊地黄口服液，久服巩固。

（史大卓，李立志．专科专病名医临证经验丛书——心脑血管病．北京：人民卫生出版社，2002：233-234．）

【诠解】本案患者年老体衰，肝肾之精血不足，水不涵木，木失濡养，肝阳上逆，故头目昏胀；肝开窍于目，肝阴不足，目失濡润，故视物模糊；肾开窍于耳，肾精不足，髓海不足，不能充养清窍，故听力下降；腰为肾之府，肾主骨生髓，肾精亏虚，骨骼失养，故腰膝酸软；舌干红少津，脉细数无力，故此为肝肾阴虚之证，治以滋水涵木、平息风木为法，方用杞菊地黄汤加减。方中枸杞子、沙苑滋补肝肾，益精明目；菊花清肝明目；熟地滋阴补肾，填精益髓；山药补益脾阴，益能固肾；山萸肉补养肝肾，取"肝肾同源"之意；泽泻利湿而渗肾浊，并能减熟地黄之腻；丹皮清泄虚热，并缓山茱萸之温涩；生地黄养阴清热；首乌、桑椹子滋补肝肾之精；灵磁石镇肝潜阳。

姚五达医案

（阴虚肝热兼湿热，清肝滋阴化湿热）

黄某，女，41 岁。

初诊：1986 年 8 月 14 日。眩晕，视物不清，心悸，时有短暂性全身麻木及失聪，手足逆冷。舌淡红，苔黄，脉弦细数。血压 190/110mmHg。有高血压病史 19 年，服中西药无效。

辨证：阴虚肝热，经络失和。

治法：清热平肝，疏通经络。

处方：生决明（先煎）24g，生牛膝 10g，杭菊花 10g，双钩藤（后下）10g，地龙 10g，生海蛤壳 18g，竹茹 18g，金银藤 18g，蒲公英 18g，六一散 18g。

此后以上方为基础或加入远志、炒酸枣仁、何首乌藤、炒山楂等，前后服药百余剂，症状基本消失，血压稳定在 150/90mmHg，恢复正常工作。随访 5 年，病情维持基本稳定。

（林殷. 心系病证医家临证精华——高血压病. 北京：人民军医出版社，2008：425-426.）

【诠解】本案患者肝肾亏虚，故视物不清、失聪；阴虚阳亢于上，故眩晕；阴虚则热，虚热扰心，故心悸；阴虚亏虚，不能濡养全身肌肉，气血供养不足，故全身麻木；经络失和，故手足逆冷；舌淡红，苔黄，脉弦细数。故此为阴虚肝热、经络失和之证，治以清热平肝、疏通经络为法。方中生石决明入肝经，清肝潜阳，质重镇降；菊花质轻气薄，可上升至头部，平肝息风，与生石决明相配，一升一降，共奏清肝养阴之功。钩藤能清肝热、平肝阳，对于肝风内动、肝火上炎的眩晕疗效显著；生牛膝功擅苦泄下降，能引血下行，降上炎之火，与钩藤相配，可升可降，平肝息风，调和气血；远志、酸枣仁、何首乌藤交通心肾，调和阴阳，养心安神定志；竹茹清诸经之热，化湿除烦止呕，开发中焦，调畅气机；金银花、蒲公英能清经络中的风湿热邪，疏通经络；地龙清热通络；生海蛤壳清热利湿，化痰散结通经络；六一散畅利二便，给湿热之邪以出路。

高辉远医案
（肝肾不足脑海虚，滋阴潜阳开窍络）

郑某，男，67 岁。

初诊：1991 年 10 月 29 日。1 年来无明显诱因经常头晕目涩，耳鸣，腰膝酸软，夜寐欠安，且纳食量少，口干，大便干结，舌质稍红，少苔，脉弦细略数。测血压 168/98mmHg。有高血压病史 10 余年，神经衰弱 8 年余。

辨证：肝肾不足，脑海失充。

治法：补益肝肾，滋阴潜阳，开窍通络。

处方：蒺藜 10g，菊花 10g，生地 15g，玄参 15g，女贞子 10g，丹皮 10g，钩藤（后下）10g，灵磁石（先煎）15g，五味子 5g，牛膝 5g，通草 5g，旱莲草 10g。

连服 12 剂药后，耳鸣较前有所减轻、头晕目涩、腰膝酸软、口干均见改善，测血压 156/86mmHg。仍述眠差不实，胃纳量少，舌脉同前。原方加夜交藤 15g，焦三仙各 10g。

再进 12 剂，诸症续减，大便每日行 1 次。唯耳鸣仍时作，寐况欠佳，舌质稍红，苔见薄白少津，脉细弦。宗原法调整处方：蒺藜 10g，菊花 10g，女贞子 10g，山萸肉 10g，生地 10g，玄参 10g，灵磁石（先煎）15g，路路通 5g，生龙骨（先煎）15g，生牡蛎（先煎）15g，夜交藤 15g，枸杞子 10g，建曲 10g。12 剂，水煎服。

自述药进 4 剂后，耳鸣已止，睡眠改善。12 剂药服毕，诸症得解。患者要停服中药，故改服杞菊地黄丸调理，以善其后。

（于有山，薛长连，王发渭．高辉远验案精选．北京：学苑出版社，1995：70-71．）

【诠解】《景岳全书》曰："耳为肾窍，乃宗脉之所聚，……人于中年，每多耳鸣，如风雨，如蝉鸣，如潮声音，皆为阴衰肾亏而然。"本案患者有高血压病，又因年老肾虚精亏，肝肾不足，肾气虚弱，不能充于清窍以致耳鸣如蝉；肝血不能上荣于目，故目涩；肾阴亏虚，水不涵木，肝阳上亢，故头晕；腰膝酸软等症而皆属肝肾不足之证。治以补益肝肾、滋阴潜阳、开窍通络为法。方中蒺藜、菊花、钩藤平肝潜阳，疏肝明目；生地、玄参养阴生津；女贞子、旱莲草滋养肝肾；丹皮清泄虚热；磁石重镇潜阳；五味子益气生津，补肾宁心；牛膝引血下行；通草通阴窍涩不利，利小便。

曹玉山医案
（肝肾阴虚虚火升，滋补肝肾纳肾阳）

沈某，男，70 岁。

初诊：2004 年 2 月 6 日。头晕半年，加重 2 天。半年前因生气动怒出现头晕头昏，心悸心烦，未重视亦未检查治疗。近 2 日，症状加重，在诊所测血压 150/80mmHg，方来求治。刻下：头晕头昏，身热烦躁，易怒，心悸，少寐，健忘，腰酸腿困，尿频余沥不尽，纳差，舌暗红，苔白，脉弦。血压 155/95mmHg。双肺呼吸音弱，无干湿性啰音，心界向左扩大，心率80 次/分钟，心律齐，二尖瓣听诊区闻及 2/6 级收缩期吹风样杂音。

辨证：肝肾阴虚。

治法：滋补肝肾，育阴潜阳。

处方：天麻 15g，葛根 20g，杜仲 12g，夏枯草 20g，豨莶草 20g，丹皮 12g，生地 15g，怀牛膝 15g，生龙骨（先煎）20g，生牡蛎（先煎）20g，丹参 15g，白芍 15g，桑寄生 12g，女贞子 12g，旱莲草 12g，龟甲（先煎）12g，甘草 10g。4 剂，水煎服。卡托普利 12.5mg，3 次 / 日，硝苯地平片 5mg，3 次 / 日。

二诊：2004 年 2 月 10 日。心悸、心烦症状缓解，仍头晕，午后症状加重，尿频、腰困、少寐、健忘，时有头痛，耳鸣，神疲乏力，纳差，腹胀。舌暗红，苔白微腻，脉弦。血压 140/95mmHg。

处方：天麻 15g，葛根 20g，杜仲 12g，夏枯草 20g，钩藤（后下）15g，白芷 12g，怀牛膝 15g，丹参 15g，酸枣仁 15g，砂仁 6g，益智仁 12g，桑寄生 12g，女贞子 12g，旱莲草 12g，菟丝子 12g，甘草 10g。6 剂，水煎服，日 1 剂。卡托普利 12.5mg，3 次 / 日，硝苯地平片 5mg，3 次 / 日。

三诊：2004 年 2 月 17 日。头晕、头昏消失，时有头痛，巅顶痛，午后痛重，舌淡暗，苔白微腻，脉弦。血压 130/80mmHg。

处方：葛根 30g，天麻 12g，藁本 15g，柴胡 12g，郁金 12g，白芍 15g，怀牛膝 15g，白芷 12g，川芎 12g，丹参 15g，红花 15g，地龙 15g，茯苓 15g，白术 15g，生龙、牡（先煎）各 30g，女贞子 15g，旱莲草 12g，菟丝子 12g，甘草 12g。4 剂，水煎服，日 1 剂。

四诊：2004 年 2 月 21 日。头晕、头昏、头痛症状全部消失，其余症状亦减轻，血压 120/80mmHg。诸症缓解，守方继续调理。

（姚乃礼，贺兴东，翁维良，等．当代名老中医典型医案集．北京：人民卫生出版社，2014：87-88.）

【诠解】本案患者年老体虚，脏腑功能衰竭，肾精不能充养脑髓，故头昏；肝主疏泄，喜条达恶抑郁，因情志不遂致肝疏泄功能失常，耗伤肝阴，阴不制阳，肝气上逆，故头晕头昏，烦躁易怒；肾阴不足，心火独亢，心肾不交，故心悸少寐；心藏神，心神失养，故健忘；肾气不足，故腰酸腿困，尿频余沥不尽；肾阳不足，脾阳无根，运化失常，故纳差；舌暗红，苔白，脉弦，故此为肝肾阴虚之证，治以滋补肝肾、育阴潜阳为法。方中天麻、夏枯草、龙骨、生牡蛎、龟甲平肝清热，重镇潜阳；女贞子、旱莲草滋补肝肾；桑寄生、杜仲、怀牛膝补肝肾，强筋骨；现代药理学研究认为葛根、豨莶草有明显的降压作用；丹皮、生地清热凉血；丹参凉血活血；白芍、甘草柔肝益气止痛。二诊时纳差、腹胀、尿频、夜尿多等症状多为滋补药碍胃、肾虚不能摄纳所致，故方中加入砂仁理气开胃，菟丝子、益智仁补肾气助摄纳。三诊时患者时有头痛，以巅顶为主，故予以辛温香燥、性味俱升、善达巅顶之藁本除湿止痛。

沈绍功医案

（水不涵木肝阴虚，平肝潜阳通心肾）

王某，男，60岁。

头晕、头痛10余年，每因情绪变化而加重，曾在多家医院诊断为原发性高血压，服用复方罗布麻、卡托普利等降压药，血压一直不稳，在140~160/90~105mmHg之间波动。现症：头晕，两目干涩，手足心热，耳鸣腰酸，面赤颧红，易怒心悸，失眠乏力，舌红少苔，脉象细数。

辨证：肝肾阴虚，水不涵木。

治法：滋养肝肾，清降肝火。

处方：钩藤（后下）15g，肉桂3g，丹参30g，车前草30g，生地黄10g，当归10g，泽泻10g，黄精10g，茯苓10g，黄连10g，葛根10g，生杜仲10g，桑寄生10g，白芷10g，天麻10g，川芎10g。水煎服，日1剂。

连服14剂后，眩晕易怒、手足心热、面颧潮红均见减轻，血压降为140/100mmHg，但仍心悸失眠，肝亢扰神未除。前方去白芷，加夏枯草、珍珠母、白菊花3味，以清肝泄热，镇惊安神。

再进14剂，症状又见缓解，唯时有腰酸耳鸣，血压130/90mmHg，舌淡红、苔薄白，脉沉细。肝火已息，肾阴不足未除。上方加枸杞子、川牛膝，增强滋补肝肾之力。再服14剂，血压降为正常，诸症皆除，改为每日晚上1剂。半年后随访，血压稳定，未见复发。

（韩学杰，李成卫．沈绍功验案精选．北京：学苑出版社，2006：41．）

【诠解】肝肾阴虚，虚火上扰，头目失于阴精滋养，故头晕，两目干涩，耳鸣；阴虚内热，虚火上扰，故面赤颧红，手足心热；木失濡润，故烦躁易怒；阴虚于下，火逆于上，动撼心神，故心悸；热扰心神，故失眠；舌红少苔，脉象细数，故此为肝肾阴虚、水不涵木之证，治以滋养肝肾、清降肝火为法。方中钩藤、天麻平肝潜阳；肉桂引火归元；黄精补肝肾之阴精；生杜仲、桑寄生补肝肾，强筋骨；丹参、川芎、当归行气养血，活血化瘀；白芷行气止痛；泽泻清泄下焦浊阴；车前草、生地黄、黄连清热利水兼养阴；茯苓健脾宁心；葛根与川芎、车前草升清降浊。

刘尚义医案

（肝肾亏虚夹痰瘀，补肝肾化瘀潜阳）

刘某，男，48岁。

初诊：2009年7月22日。反复头昏1月余，加重10天。1月前，情绪激动后出现头昏、视物昏花，伴恶心欲呕，无昏仆、眼前一过性黑蒙、视物旋转，当时测血压160/90mmHg。考虑高血压病，予卡托普利25mg，2次/日，口服后头昏减轻，血压控制在130/70mmHg左右。10天前，患者劳累后上症加重，自服降压药后未见明显缓解，测血压为155/90mmHg。现症见：头昏，视物昏花，心慌，焦虑，气短，神疲乏力，纳可，眠差，二便调。唇绀，舌暗，边有瘀点，苔黄腻。

辨证：肝肾亏虚夹痰瘀。

治法：滋补肝肾，活血化瘀，潜阳。

处方：生石决明（先煎）30g，生地30g，玉竹30g，益母草30g，黄柏15g，龙胆草5g，生、熟枣仁各30g，五味子6g，黑芝麻30g。10剂，水煎服，日1剂。

二诊：2009年8月1日。服药后，头昏、视物昏花、心慌、焦虑、神疲乏力、眠差较前明显改善，继以原方加远志10g，以助睡眠。10剂，水煎服，日1剂。后随访未诉头晕及其他不适。

（姚乃礼，贺兴东，翁维良，等．当代名老中医典型医案集．北京：人民卫生出版社，2014：26.）

【诠解】肝的疏泄功能正常，则气机调畅，气血和调，心情舒畅，情志活动正常；情志活动异常，多导致气机不调，"怒则气上"，患者情绪激动后，气机上逆则头昏、视物昏花；肝气横逆犯胃，胃失和降，则恶心欲呕；气机不利，心神失养，故心慌、焦虑、失眠、气短；脾气亏虚，气机阻滞，痰浊内生，阻滞经络，故神疲乏力；唇绀，舌暗，边有瘀点，苔黄腻，故此为肝肾亏虚夹痰瘀之证，治以补肝肾、活血、化瘀、潜阳为法。方中生石决明、龙胆草平肝潜阳；生地、玉竹清热养阴；益母草活血化瘀；黄柏清下焦湿热；生熟枣仁、五味子、黑芝麻养心安神。

徐贵成医案

（肝肾阴虚痰阻络，培补肝肾兼活血）

曹某，女，60岁。

初诊：2006年10月。患者4个月前无明显诱因突然出现头晕、耳鸣，于安贞医院心内科就诊，测血压160/100mmHg。之后多次于安贞医院、协和医院就诊，予扩张血管、控制血压等治疗，血压控制在120~135/70~80mmHg之间，但头晕仍反复发作，耳鸣逐渐加重，严重时伴视物旋转，自觉如坐舟车，恶心欲吐。刻下：头晕，耳鸣，时有视物旋转，恶心欲吐，腰膝酸软，四肢麻木，时有盗汗，纳差，夜寐欠安，二便调。舌质暗红，苔黄腻，脉弦细。

辨证：肝肾阴虚，痰瘀阻络。

治法：清热化痰，活血化瘀，兼以和胃。

处方：天麻10g，黄芩10g，清半夏9g，陈皮10g，茯苓15g，竹茹10g，胆南星6g，丹参15g，赤芍15g，僵蚕10g，地龙10g，蝉蜕6g，苏梗10g，焦山楂15g，焦神曲15g，焦麦芽15g，夜交藤15g，7剂。

二诊：患者诉服药后头晕、耳鸣有所减轻，仍觉腰膝酸软，时有盗汗，舌质暗红，苔薄白，脉细数。

处方：生地15g，熟地15g，山药20g，山萸肉10g，丹皮10g，茯苓15g，泽泻20g，僵蚕10g，地龙10g，蝉蜕10g，苏梗15g，7剂。

嘱服完后，服用六味地黄丸1个月，以巩固疗效。随访患者头晕、耳鸣未再发作。

［王吉元，徐贵成．徐贵成辨治眩晕经验撷英．辽宁中医杂志，2008，35（8）：1133-1134.］

【诠解】肝肾阴虚，耳目失养，虚火上扰，故头晕，耳鸣，视物旋转；阴虚则热，热迫津液外泄，故盗汗；心阴不足，热扰心神，故夜寐难安；"腰为肾之府"，肾主骨生髓，肾精亏虚，故腰膝酸软；阴血、津液亏虚，虚热灼津液，久则痰瘀内生，痰瘀阻滞经络，故四肢麻木；舌质暗红，苔黄腻，脉弦细，故此为肝肾阴虚、痰瘀阻络之证，治以清热化痰、活血化瘀为法。方中天麻平肝潜阳；黄芩、清半夏、陈皮、茯苓、竹茹、胆南星清热化痰；焦三仙、夜交藤和胃安神；丹参、赤芍性寒，凉血活血；僵蚕、地龙、蝉蜕化痰通络。二诊时患者症状有所好转，痰热之证减轻，于原方基础上减轻祛邪之力，酌加补肝肾之品以标本兼顾。三诊时患者症状明显好转，标实之证不显，而以本虚为主，治以培补肝肾，兼以活血，方用六味地黄丸，酌加活血通络之品。

李柏龄医案

（精髓不充肾阴虚，滋肾填精调心脉）

张某某，男，69岁，农民。

初诊：1992年12月8日。患高血压病3年，头晕耳鸣，听力减退，心悸健忘，腰酸乏力，手足心热，口干咽燥，舌红、苔薄黄，脉弦细数。血压165/90mmHg，心电图示房颤。

辨证：肾阴偏虚。

治法：滋肾填精，兼调心脉。

处方：左归丸、右归丸合生脉散加减。熟地20g，山萸肉15g，枸杞子15g，女贞子15g，黄精30g，怀牛膝18g，桑寄生20g，杜仲12g，太子参20g，麦冬15g，五味子12g，丹参15g。

服6剂后头晕、心悸、口干好转，仍乏力耳鸣，原方加黄芪30g，连服20

剂。头晕乏力诸症消失，心悸、耳鸣明显改善。舌淡红、苔薄黄，脉弦细。血压 150/90mmHg，心电图较前无明显异常。

（吴大真，刘学春，顾漫，等．现代名中医高血压中风治疗绝技．北京：科学技术文献出版社，2004．）

【诠解】肾藏精，主骨生髓，肾阴亏虚，精髓不充，故头晕耳鸣、听力减退、腰酸乏力；阴虚则津不上承，故口干咽燥；阴虚心神失养，故心悸健忘；阴虚则虚热上扰，故手足心热；舌红、苔薄黄，脉弦细数，故此为肾阴偏虚之证，治以滋肾填精、兼调心脉为法。方中熟地滋肾填精，大补真阴；山萸肉养肝滋肾；枸杞子、女贞子、黄精滋补肝肾之阴；怀牛膝、桑寄生、杜仲补肝肾，强筋骨；太子参、麦冬养阴生津；五味子益气生津，补肾宁心；丹参活血化瘀。

阳气亏虚证

蒲辅周医案

医案 1（肾阳衰弱水气逆，温阳镇水补脾肾脾）

马某，女，70岁。

初诊：1964年4月17日。头晕，头痛，耳鸣不聪，劳累则加重，形体日渐发胖，小便有时失禁，夜间尿频，痰多，怕冷，手足偏凉，饮水则腹胀，饮食喜温，不能吃生冷。舌淡苔滑，脉沉细，右部甚。血压230/118mmHg。既往有高血压病史3年。

辨证：阳虚水逆。

治法：温阳镇水，健脾化痰。

处方：茯苓6g，生白术6g，白芍6g，川附片6g，生姜4.5g，法半夏9g，生龙、牡（先煎）各12g。7剂，水煎服，日1剂。

二诊：1964年4月25日。头晕减轻，睡眠好转，舌脉同前，血压降至210/108mmHg。原方加五味子3g，龟甲（先煎）12g。

三诊：1964年5月7日。头晕、头痛已转轻微，精神好转，已能上班，小便正常，痰明显减少，舌正苔薄，脉沉细滑。原方加橘红4.5g，白芥子6g。药后，血压维持在200/100mmHg左右，自觉症状明显减轻。

（蒲辅周，蒲志兰，周文康．中国百年百名中医临床家丛书——蒲辅周．北京：中国中医药出版社，2004：12．）

【诠解】肾主一身之阳，对各脏腑组织器官起着温煦和生化作用。本案以肾阳虚衰为主，肾阳亏虚，温煦失职，不能化气利水，膀胱开阖失权，故小便失禁，尿频；阳虚则寒，故怕冷；阳气不能蒸腾津液，水湿内停故痰多，饮水则腹胀；阳虚水饮上逆，侵犯头目，故头晕、头痛；肾开窍于耳及二阴，肾精不足，故耳鸣不聪；舌淡苔滑，脉沉细，右部甚，故此为阳虚水逆、命门火衰之证，治以温阳镇水、健脾化痰为法。方中茯苓、生白术健脾化痰；白芍养血敛阴，平抑肝阳；川附片温肾助阳；生姜、法半夏利水，燥湿，化痰；生龙、牡平肝潜阳。

医案 2（脾肾阳虚湿偏胜，温阳益气除湿瘀）

陈某，女，48 岁。

初诊：1964 年 3 月 24 日。1960 年起经常有头晕，血压不稳定，波动在 140~190/90~120mmHg 之间。心慌，虚烦懊侬，胸膺有时发闷，形体逐渐发胖，四肢自觉发胀，腿软沉重。腰部酸痛，睡眠欠佳，入睡困难，多梦，小便频而短，大便正常。据某医院检查为：①高血压病；②冠状动脉粥样硬化性心脏病（冠状动脉供血不足）。脉沉迟，舌质正常，后根苔薄黄腻。血压 168/98mmHg。

辨证：阳虚湿盛。

治法：温阳利湿。

处方：党参 6g，白术 6g，茯苓 6g，白芍 6g，川熟附子（打）4.5g，桑寄生 9g，狗脊（炮）9g，杜仲 9g，龙骨（打）9g，牡蛎（打）12g。

二诊：1964 年 4 月 6 日。服药后腰已不痛，上午头晕已微，下午尚晕，晚间少腹隐痛，脉沉细迟，舌暗红无苔。虽阳虚湿胜，阴亦不足，治宜阴阳兼顾，温阳益阴法。

处方：党参 6g，连皮茯苓 9g，白芍 6g，川熟附子（先煎）18g，龙骨（打）9g，牡蛎（打）12g，熟地黄 6g，桑寄生 9g，狗脊 9g，杜仲 9g，川楝子（炮）4.5g，5 剂。

三诊：1964 年 4 月 14 日。服药后头晕又减，虚烦懊侬、脐下腹痛俱见好转，纳谷尚可，睡眠仍不佳，血压 118/78mmHg，脉弦缓，舌正常无苔，病势已减，仍宜温阳益阴。

处方：党参 6g，生白术 6g，连皮茯苓 9g，白芍 6g，川熟附子（先煎）4.5g，熟地黄 6g，枸杞子 6g，桑寄生 9g，杜仲 9g，川楝子（炮）4.5g，龙骨（打）9g，牡蛎 12g，5 剂。

四诊：1964 年 5 月 11 日。服上药后，头晕、心烦未作，血压稳定而正常，最近胸膺憋闷不舒，睡眠欠佳，有时因憋气而惊醒，饮食尚好，大便正常，小便次数多，脉左沉微弦滑，右沉迟，舌质正常无苔。服温阳益阴之剂，头晕心烦已解，而胸中阳气不足以致湿痰阻滞，心气不宁。治宜调心气，温化痰湿。

处方：茯苓 6g，法半夏 6g，炒枳实 3g，竹茹 3g，炙远志 3g，九节石菖蒲 3g，酸枣仁 9g，党参 4.5g，白术 4.5g，生姜 2 片，浮小麦 9g，大枣（擘）3 枚，5 剂（隔日）。随访诸症皆愈。

（蒲辅周，蒲志兰，周文康. 中国百年百名中医临床家丛书——蒲辅周. 北京：中国中医药出版社，2004：15-16.）

【诠解】本案患者虽有类似肝阳上亢之头晕之症，但患者脉沉迟、沉细，皆阳虚阴盛之象，舌质不红，形体发胖，四肢自觉发胀沉重，困倦乏力，小便频数。结合脉症患者为阳虚湿盛之证，治以温阳化湿为法。方中四君子汤健脾益气，白芍平抑肝阳，柔筋止痛；川熟附子温补肾阳；桑寄生、狗脊、杜仲补肝肾，强筋骨；龙骨、牡蛎平肝潜阳。二诊时患者症状好转，但下午尚晕，晚间少腹隐痛，脉沉细迟，舌暗红无苔，说明虽阳虚湿胜，阴亦不足，治宜阴阳兼顾，温阳益阴法。原方中加川楝子合白芍疏肝理气止痛，养阴柔肝；熟地黄滋补肝肾之精。三诊仍守二诊之原则，不赘述。四诊时因阳气不足致湿痰阻滞，心气不宁，治宜调心气，温化痰湿。方中茯苓、法半夏、炒枳实燥湿化痰；石菖蒲化痰开窍；远志、酸枣仁、浮小麦养心安神除烦；党参、白术、大枣健脾益气，养胃和中；生姜温胃止呕。

魏长春医案

医案 1（命门火衰气化失司，通阳利尿升清化浊）

王某，男，60 岁。

初诊：头晕痛，面色晦暗，体肿，口干，大便溏薄，小便短少，动则气促，舌淡苔白，脉象沉迟。血压 160/95mmHg。有慢性肾炎病史。

辨证：命门火衰，三焦气化失司。

治法：通阳利尿，升清化浊。

处方：瞿附通阳汤加味。瞿麦 9g，熟附子 9g，山药 12g，茯苓 12g，天花粉

9g，车前子 9g，路路通 9g，怀牛膝 24g，椒目 3g，生黄芪 15g。10 剂，水煎服，日 1 剂。

二诊：服上方后，体肿大减，余症也减轻，血压降为 145/90mmHg。嘱其守方继续服用。

三诊：再服上方 10 剂后，诸症大减，血压 136/86mmHg。继续服原方，以巩固疗效。

（单书健，陈子华．古今名医临证金鉴——头痛眩晕卷．北京：中国中医药出版社，1999：302．）

【诠解】肾主水，有主持和调节人体水液代谢的功能，水液的代谢主要靠肾阳做动力，肾阳是一身阳气之根，脾之运化，肺之宣降，三焦之决渎，无不依赖肾阳的温煦和动力作用，才能发挥正常的生理功能，肾气亏虚，气化功能失职，则肾关与膀胱的开阖失度，肺、肾、三焦等脏腑的功能亦受到影响，从而升清降浊功能紊乱，水液代谢障碍，故头晕痛，面色晦暗，体肿，口干，大便溏薄，小便短少；肺主气，司呼吸，水饮凌肺，故动则气促。故此证属命门火衰、三焦气化失司，治以通阳利尿、升清化浊为法。方中瞿麦、车前子、路路通利尿通经；熟附子补火助阳；山药、茯苓健脾利水；天花粉补虚安中；怀牛膝补肝肾，强筋骨；椒目利水消肿；生黄芪补气健脾，利尿消肿。

医案 2（脾胃阳虚水气上，暖肝温胃和降逆）

马某，女，70 岁。

初诊：头晕头痛，呕吐痰涎，胃脘不适，喜热恶凉，时泛酸水，四肢酸麻，舌质淡白，脉弦或沉紧，血压 150/94mmHg。有高血压病史 3 年。

辨证：脾胃阳虚，肝胃气化失调。

治法：暖肝温胃，和中降逆。

处方：吴茱萸汤加减。吴茱萸 6g，生姜 6g，党参 9g，大枣 6 枚，姜半夏 9g，怀牛膝 9g，决明子 9g。10 剂，水煎服，日 1 剂。

二诊：服上方后，诸症大减，血压 140/90mmHg，嘱其守方继续服用。

三诊：再服上方 10 剂后，诸症消失，血压恢复正常。

（单书健，陈子华．古今名医临证金鉴——头痛眩晕卷．北京：中国中医药出版社，1999：302.)

【诠解】本案患者肝气盛，横逆犯胃，而胃阳不足，胃失和降，故呕吐痰涎，胃脘不适，喜热恶凉，时泛酸水；肝气挟胃中水饮上犯头目，故头晕、头痛；舌质淡白，脉弦或沉紧，此为脾胃阳虚、肝胃气化失调之证，治以暖肝温胃、和中降逆为法。方中吴茱萸温胃暖肝祛寒，又能和胃降逆止呕；生姜温胃散寒，降逆止呕；党参补气健脾；大枣甘平合党参益脾气；姜半夏温胃止呕；怀牛膝补肝肾；决明子平抑肝阳。

盛国荣医案

（元气亏虚水湿停，重用参芪补气津）

韦某，男，57岁。

头晕目眩，胸闷气短，心悸心慌，寐差健忘，腰膝酸软，手足麻木欠温，大便溏，溲频数，舌淡胖苔白，脉细数。血压 170/108mmHg，心率 116 次 / 分钟。既往有高血压病史。

辨证：元气亏虚，胸阳不振，水湿内停，升降失调。

治法：益气通阳，调气化湿。

处方：党参 20g，炙黄芪 20g，炒酸枣仁 20g，丹参 20g，怀牛膝 10g，薤白 10g，杜仲 10g，葶苈子 8g，石菖蒲 8g，天麻 8g，龙骨（先煎）19g，牡蛎（先煎）10g。

服药半个月，血压 153/96mmHg，头晕、心悸等症减轻。于上方去葶苈子，加肉苁蓉 10g，继服半个月，血压降至正常，嘱以左归丸、右归丸交替服用，以巩固疗效。

［柯联才. 盛国荣利水降压法用药经验. 中医杂志，1994，35（1）：22-24.]

【诠解】本案患者元气亏虚，温煦、气化失职，致水湿内停，水饮上逆，侵犯上焦及头目，故头晕目眩，胸闷气短，心悸心慌，寐差健忘，手足麻木欠温；腰为肾之府，肾气亏虚，故腰膝酸软；肾阳不足，膀胱开阖失职，小肠不能分清泌浊，故大便溏，溲频数；舌淡胖苔白，脉细数，故为元气亏虚、胸阳不振、水湿内停、升降失调之证。方中党参、炙黄芪补气健脾；炒酸枣仁养心安神；丹参凉血活血；怀牛膝、杜仲补肝肾，强筋骨；薤白、葶苈子通阳利水，化痰行滞；石菖蒲开窍化痰；天麻、龙骨、牡蛎平肝潜阳，龙骨、牡蛎兼能重镇安神。

裘沛然医案

（少阴病水气上凌，温阳化气利水湿）

王某，男，58岁。

初诊：1981年12月11日。头脑眩晕3年，两目视物模糊，时有耳鸣，有时夜寐不宁，心中常有悸动，苔白腻，舌质淡而胖，脉沉细。素有高血压病，屡服凉血、平肝、潜阳之剂，迄无效验。

辨证：少阴病水气上凌。

处方：真武汤加味。熟附子12g，生白术15g，生白芍15g，茯苓15g，煅磁石（先煎）30g，牡蛎（先煎）30g，桂枝9g，车前子（包煎）9g，生姜6g。3剂，每日1剂，水煎服。

二诊：1981年12月14日。药后眩晕已减，心悸未痊，夜寐不宁。原方桂枝改15g，加酸枣仁12g，制半夏12g，2剂。

三诊：血压降至160/80mmHg，诸症好转，仍以前方续服5剂而愈。

［王庆其．裘沛然辨治少阴病的经验．中国中医药学报，1992，7（3）：35-36．］

【诠解】真武汤有温阳利水之功，主治阳虚水泛证。本案患者因病邪入少阳，损伤心肾之阳，脾肾阳虚，阻碍气化，水液停留于体内，水气上逆，停聚胸膈，致心阳不振，心神不宁，故夜寐不宁、心中常有悸动；上扰清阳，则眩晕；脉沉细、心悸、舌质淡胖，故为少阴病水气上凌之证。方中熟附子温肾助阳，以化气利水，兼暖脾土，以温运水湿；生白术健脾燥湿，佐以生姜之温散，既助附子温阳散寒，又合苓、术宣散水湿；生白芍利小便以行水湿，并可防附子燥热伤阴；煅磁石、牡蛎重镇安神；桂枝温通心阳；车前子利水宁心。

万友生医案

（阴盛阳虚浊阴逆，温肝降逆以息风）

万某，男，51 岁。

初诊：1963 年 2 月 19 日。头晕甚而巅顶重痛喜按，头皮麻木，切以指甲不知痛痒，两目迎风流泪，怯寒特甚，每当天寒风大即不敢外出，如受寒即胸胃隐痛，口淡出水，饮食喜热恶冷，时或噫气吐酸，大便时结时溏（溏时较多）而粪色淡黄，小便不利而尿色清白，面色晦暗浮肿，声音重浊，舌质暗淡润滑，脉弦动而迟。患原发性高血压久治少效。现血压高达 234/136mmHg。

辨证：肝经阳虚阴盛，阴风内动，浊阴上冲逆。

治法：温肝降逆以息风。

处方：吴茱萸汤加味。吴茱萸 15g，生姜 15g，大枣 15g，党参 15g，黑锡丹 3g。5 剂，水煎服，日 1 剂。

二诊：1963 年 2 月 25 日。服上方后，头晕稍减，血压稍降；再服 5 剂，头晕续减，巅顶痛除，头皮麻木和怯寒明显减退，精神渐好，口味渐佳，但血压仅降为 214/117mmHg。嘱其继续服用上方。

三诊：1963 年 3 月 6 日。诸症减轻，在原方的基础上加入青木香 15g，以期增强降压之力。继续服 5 剂后，血压降为 156/107mmHg，不料再服上方 5 剂后，头晕复增，血压复升为 175/117mmHg。因虑其久病阳损及阴，恐非纯阳方剂所能收其全效，乃改投阴阳兼顾的肾气丸方。

处方：熟附子 15g，肉桂 10g，熟地黄 15g，山茱萸 10g，山药 10g，茯苓 10g，牡丹皮 10g，泽泻 10g，牛膝 10g，车前子 10g。每日 1 剂，水煎 2 次，分早、晚温服。仅服 1 剂，即大感不适，头痛胸胃痛复作，怯寒复甚，饮食复减，便闭尿少，血压复升至 195/117mmHg，坐卧不宁，夜难入寐。可见阴未受损，阴药难投，仍属阴盛阳虚之候，仍应坚持前法。

四诊：1963 年 3 月 13 日。加大吴茱萸汤方剂的用量。

处方：吴茱萸 24g，生姜 30g，大枣 90g，党参 30g，旋覆花 30g，赭石 30g。水煎服，日 1 剂。服 1 剂后，即得安睡良久，醒来大便 1 次，先硬后溏，小便畅行 2 次，精神饮食又转佳，胸胃痛又减，但噫气、吐酸仍甚；再进 2 剂，血压降为 185/117mmHg，胸胃痛渐除，唯大便又闭。

五诊：1963 年 3 月 17 日。守四诊方继续服用外，另用二贤散（陈皮 15g，甘草 15g）泡汤代茶，又服用 2 剂后，大便通畅，面部浮肿渐消，精神饮食更佳。继续服用 4 剂后，面部浮肿更见消退，头晕渐除（晨起已不觉晕），寐安纳佳，大便成条，每日一行，血压降为 175/117mmHg。守方再服用 6 剂，头晕基本解除，已无沉重感，头皮麻木消失，面部气色好转，精神、睡眠、饮食、二便均正常，脉已不迟，弦象减退，唯血压未见续降。

六诊：1963 年 3 月 30 日。乃于四诊方中加重赭石为 60g，再服用 6 剂，血压降至 147/87mmHg；继续服并用 12 剂，血压稳定在 136/78mmHg。嘱其继续服至 4 月底，血压一直正常，诸症全除。

（单书健，陈子华．古今名医临证金鉴——头痛眩晕卷．北京：中国中医药出版社，1999：314-316．）

【诠解】肝经之脉挟胃属肝，上行与督脉会于头顶，胃中浊阴循肝经上扰于头，故见巅顶头痛。本案的辨证重点在于抓住首诊中头晕、巅顶痛、怯寒、受寒即胸胃隐痛，口淡出水，饮食喜热恶冷，时或噫气吐酸，大便时结时溏之症，舌质暗淡润滑、脉弦动而迟均为虚寒之象。本案为肝经阳虚阴盛、阴虚风动、浊阴上逆之证，这和《伤寒论》厥阴病篇所谓"干呕，吐涎沫，头痛者，吴茱萸汤主之"是完全符合的。治疗温肝降逆以息风，方中大剂吴茱萸味苦辛而性热，既能温胃暖肝祛寒，又可和胃降逆；加用大剂旋覆花和赭石以化浊平冲。生姜温胃散寒，降逆；大枣、党参益脾气；黑锡丹可升降阴阳。

朱良春医案

（肾阴肾阳俱虚损，随证培补不可偏）

张某某，男，58 岁。

初诊：血压偏高已 3 年余，迭治未瘥，今乃益剧。头眩胀，健忘，左目视物不清（检查确诊为中心性视网膜炎），神疲困倦，心悸失眠，腰酸早泄，怯冷便溏，苔薄质淡红而胖，脉虚弦而细数，两尺弱。血压 180/112mmHg。

辨证：肾阴阳俱虚。

治法：培补脾肾，调理阴阳。良以命火式微，火不生土，阳损及阴，阴不摄阳，而致诸症蜂起。治宜培补脾肾，燮理阴阳，徐图效机。

处方：潼沙苑 10g，生白芍 10g，菟丝子 10g，炒枣仁 18g，5 剂。

二诊：药后自觉颇舒，周身有温暖感，胸闷心悸较平，腰酸亦减，便溏转实，尺脉略起，此佳方也，进治之。上方去菟丝子、生白芍，加熟地黄 12g，玉竹 12g，5 剂。

三诊：血压显降，腰酸续减，唯头眩胀未已，视物如故，夜寐欠实，间或胸闷，苔薄质淡红，脉虚弦，右尺仍沉弱，左尺稍振，前法损益。血压 140/97mmHg。基本方加潼沙苑、夜明砂、密蒙花各 10g，炒枣仁 18g，15 剂。

四诊：血压下降在 115~120/75~85mmHg 之间，怯冷已除，腰酸、早泄见复。唯头眩胀，视物未清，口干，夜寐不熟，便难溲黄，苔白黄质红，脉弦。此肾阳渐振，而阴伤未复，以致阴阳失其平衡；兹当侧重滋水涵木，毓阴潜阳，而培补肾阳之品则不宜续予之也。

处方：大生地 15g，生白芍 12g，甘杞子 9g，鲜首乌 15g，女贞子 12g，元龟甲（先煎）18g，川石斛 9g，夏枯草 12g，炒决明子 12g，粉草 3g，5~10 剂。

（南通市中医院国医大师朱良春学术经验传承研究室．培补肾阳治疗慢性病．中国中医药报，2013-6-12．）

【诠解】患者在服药至 10 剂后，血压下降平稳，周身颇感舒适，然继服后出现头眩而胀、视物不清、眼燥、夜寐欠实、大便燥结、小溲色黄、舌质转红、脉弦有力等象，是由于阳衰已振，而阴损未复，以致阴虚益甚，水不涵木，故呈现一派阴虚阳亢之象，及时审证换方后侧重滋水涵木，育阴潜阳，服此以后，即趋平复，终获全功。从本案来看，尤显临证之际，细心体察，药随证变的重要性。

周次清医案

医案 1（肾气虚衰髓海空，补肾益阳抑肝阳）

孙某，女，78 岁。

初诊：1999 年 10 月 20 日。头晕头痛，耳鸣耳聋，记忆力减退，倦怠嗜睡，既不耐冷，又不耐热，发白发脱，牙齿浮动早脱，腰膝酸软，头重脚轻，尿频，夜尿多，舌淡，苔少，脉虚弱。血压 160/80mmHg。既往有高血压病 20 余年。

辨证：肾气虚衰。

治法：补肾益阳，调理阴阳。

处方：桑寄生 20g，炒杜仲 15g，淫羊藿 15g，黄芪 20g，黄精 20g，女贞子 15g，牛膝 15g，泽泻 15g，夏枯草 15g，炙甘草 6g。

服药 15 剂后，病人诉症状明显减轻，头晕症状缓解不明显。上方加天麻 12g，服药 15 剂后，症状基本消失，查血压 150/80mmHg。上方做丸药巩固治疗。1 年后随访，诉头晕未再发作，血压在 140/80mmHg 左右波动。

（方居正. 国家级名老中医高血压验案良方. 郑州：中原农民出版社，2010：121.）

【诠解】"齿为骨之余"，牙齿的生长和牢固依赖肾精的充养，肾精不足，则牙齿松动早脱，腰膝酸软；发的生机根于肾，故发为肾之外候，肾精足则血旺，血旺则毛发黑而润泽。本案患者年老体虚，脏腑功能虚衰，肾精不足，故发白发脱；肾精充足，脑髓充盈，肾精亏少，髓海不足，故头晕头痛，耳鸣耳聋，记忆力减退，倦怠嗜睡；肾阳亏虚，精不化气，浊阴不降，故头重脚轻；肾司二便，肾气不足，膀胱气化功能失权，开阖失度，故尿频，夜尿多；舌淡，苔少，脉虚弱，故为肾气虚衰之证。治以补肾益阳、调理阴阳为法。桑寄生、黄精、女贞子补肝益肾；牛膝、炒杜仲、淫羊藿补肾助阳；黄芪补气健脾；泽泻利水渗湿；夏枯草平抑肝阳。

医案 2（阴阳两虚阳虚重，补益肾气补阴阳）

王某，男，62 岁。

初诊：1981 年 11 月 23 日。头晕目眩，肢体麻木，面部潮红，失眠健忘，腰酸耳鸣，下肢时有轻度水肿，大便稀，每日 1~2 次，舌淡红苔白，脉沉弦。有原发性高血压史 20 余年，平时血压一般在 180/110mmHg 左右，经常服用复方降压片和硝苯地平等药物，血压不稳定。近 3 个月来服用中药治疗，辗转几家医院，求诊诸多医生，所服方药不外天麻钩藤饮、镇肝息风汤和杞菊地黄汤之类，效果不佳。血压 190/110mmHg，心电图示电轴左偏。

辨证：肾气亏虚。

治法：补益肾气。

处方：桑寄生30g，女贞子12g，牛膝30g，淫羊藿30g，炒杜仲12g，泽泻30g，炒酸枣仁30g，天麻12g。14剂，水煎服，日1剂。

二诊：1981年12月8日。服用上药14剂，感头晕肢麻、腰酸耳鸣减轻，仍失眠健忘，大便稀，晨起即便，舌脉同前，测血压170/100mmHg。考虑病人有五更泄之虞，以上方合四神丸，加补骨脂12g，吴茱萸5g，肉豆蔻12g，五味子6g。14服，水煎服，每1剂。

三诊：1981年12月24日。服用上方后，感觉良好，诸症明显减轻，五更泄痊愈，舌淡苔白，脉弦，血压140/85mmHg。嘱原方继服10剂，以巩固疗效。

（方居正. 国家级名老中医高血压验案良方. 郑州：中原农民出版社，2010.）

【诠解】肾所藏之精，称曰肾精，精能化气，故肾精所化之气为肾气。肾气分为肾阳、肾阴。肾阴对人体各脏腑器官起着濡润和滋养作用，为人体阴液之源，肾阳对各脏腑组织器官起着温煦和生化作用，为人体阳气之根。本案患者肾精不足，肾气生化乏源，肾阴虚则面部潮红，失眠健忘，腰酸耳鸣；肾阳亏虚，脾失温煦，运化失常，水湿不运而致大便溏泄，下肢浮肿；痰浊内生，阻遏清阳，故头晕目眩，舌淡红苔白，脉沉弦，故为肾气亏虚之证。方中桑寄生、女贞子滋补肝肾之阴；牛膝补肝肾，强筋骨；淫羊藿、炒杜仲补肾助阳；泽泻利水渗湿；炒酸枣仁养心安神；天麻平抑肝阳。合四神丸加减，加强温补之力，诸症痊愈，血压下降。

杜雨茂医案
（阴阳俱虚阳上浮，温阳益肾火归元）

苗某，女，51岁，教师。

初诊：1978年4月18日。头晕、目眩2月余。2个月前忽感头晕，视物昏花，呈发作性，届时伴有颜面烘热，自汗，心烦易怒，尤其在情绪激动及紧张时易发。患者平素体健，闭经4个月，血压160/105mmHg。眼底动脉变细，有交叉压迹。曾按更年期综合征及高血压给予对症西药治疗月余，疗效不显，转求中医治疗。察患者诸症如上，在询问病情时即感患者忽然颜面潮红，汗出淋漓，心烦急躁，约半小时才暂安。触其足胫欠温，舌淡红，苔薄白，脉弦略数弱。血压 160/100mmHg。

辨证：肾阴阳俱虚。

治法：温阳益肾，引火归元。

处方：八味肾气丸化裁。怀牛膝 12g，茯苓 12g，怀山药 12g，山萸肉 9g，粉丹皮 9g，泽泻 9g，肉桂 3g，制附片 6g，熟地 15g，龙骨（先煎）15g，牡蛎（先煎）15g。6 剂，水煎服，日 1 剂。

后又复诊 2 次，基本授上方。前后服药共 30 剂，诸症消退，血压降至 145/85mmHg，脉弦缓，尺脉亦不弱。嘱服八味肾气丸 1 个月，以巩固疗效。

（方居正. 国家级名老中医高血压验案良方. 郑州：中原农民出版社，2010：44-47.）

【诠解】患者年过五旬，肾气衰而天癸竭，肾中虚阳不安于本位，肾阴不足难以涵纳阳气，以致虚阳上浮而成上盛下虚之证。治当温补肾阳，兼补肾阴，阴阳互补。《金匮心典》曰："八味气丸补阴之虚，可以生气；助阳之弱，可以化水；乃补下治下之良剂也。"然滋阴之中配少量桂、附以温阳，达阴中求阳，有少火生气之意。

沈宝藩医案

（高年阳虚湿内滞，非投桂附效不佳）

张某，男，62 岁。

初诊：头晕目眩，步行不稳，腰酸肢冷，倦怠乏力，下肢沉重，大便不畅，脉沉而滑，苔滑腻，舌暗淡。血压 200/110mmHg。既往有高血压病 10 年余。

辨证：肾阳虚损，水湿内滞，湿浊上蒙，清阳不升。

治法：补肾温阳，化湿通络。

处方：制附子（先煎）10g，炒白术 10g，益母草 10g，肉桂 6g，防己 13g，牛膝 13g，桑椹 13g，枳实 9g，泽泻 15g，茯苓 15g，莱菔子 15g。7 剂，水煎服，日 1 剂。

二诊：服药后头晕明显减轻，大便通畅，苔转薄腻，患者测得血压 180/100mmHg。原方加珍珠母 30g，服用 14 剂后诸症消失，血压 150/90mmHg，患者要求停服汤药。嘱继服金匮肾气丸和原服用的降压药巩固疗效。随访血压稳定。

（王晓峰，王先敏，胡晓灵，等．沈宝藩临证经验集．北京：人民卫生出版社，2010：72-73.）

【诠解】老年患者体质肝肾亏虚者居多，故对老年高血压患者辨治应以本虚为主，但也不可忽视阳虚为患。本案患者眩晕伴形寒肢冷，身困乏力，腰膝酸软，苔白滑腻，脉濡，多由年老命火不足，水不制火，痰湿滋生，湿生风动所致。此时当投桂、附之类，方能奏效。

丁书文医案
（肾元亏虚命火衰，温补肾阳滋肾精）

某男，59 岁。

初诊：1998 年 4 月 27 日。头晕、头痛 5 年，甚则眩晕欲仆，每伴有失眠，畏寒肢冷，小便频数量多，余沥不尽，舌淡红、苔白厚腻，脉濡细。血压 200/100mmHg。平素口服硝苯地平、倍他乐克、卡托普利等药，血压虽降，但降而不稳，且眩晕、头痛不能缓解。

辨证：肾元亏虚，命门火衰。

治法：温补肾阳。

处方：二仙汤化裁。仙茅 15g，淫羊藿 30g，当归 12g，知母 10g，黄柏 12g，泽泻 30g，附子 9g，肉桂 6g。6 剂，水煎服，日 1 剂。

二诊：1988 年 5 月 3 日。眩晕减轻，血压下降至 162/95mmHg，但仍有畏寒肢冷，小便仍如前。故效不更方，继用上方再进 6 剂，眩晕解除，畏寒肢冷较前缓解，除仍有小便频、数量多外，无其他不适，血压基本稳定在 150/90mmHg 左右。遂嘱患者将上方做成丸剂长期服用，调理善后。

（方居正．国家级名老中医高血压验案良方．郑州：中原农民出版社，

2010.）

【诠解】本案当准确辨证，不应拘泥于高血压多阴虚证。肾为先天之本，为阳气之根，肾阳不足，失于温煦，则畏寒肢冷，下肢尤甚；肾阳虚弱，摄尿之力减退，故尿频清长；治以温肾阳，补肾精。方中仙茅、淫羊藿、巴戟天、附子、肉桂温肾阳，补肾精；黄柏、知母泻肾火、滋肾阴；当归温润养血。全方壮阳药与滋阴泻火药同用，治阴阳俱虚于下而又有虚火上炎的证候。

何炎燊医案

（肾阳虚衰阴风萌，大量术附止虚眩）

黄某，女，50岁。

初诊：1954年。突然头重昏沉，眩晕欲倒，脑中鸣响，两眼发黑，汗出淋漓，沾衣透襦，大渴须啜热饮，若汤水稍温即呕，而食不知味，心中空荡无主。舌质暗淡，苔薄白，脉缓大而革，如按鼓皮。血压240/118mmHg。其人体态虚胖，干活之后，即挥汗如雨，又渴喜热饮，汗出更多。血压一向偏高，徘徊于180/100mmHg左右而无所苦。近年经绝之后，血压更升至190~200/100~110mmHg。

辨证：肾阳虚衰。

治法：温阳暖肌，补中，益精气。

处方：白术60g，附子18g，炙甘草9g，煨透生姜15g，大枣6枚，天麻15g，半夏15g。为慎重起见，令其少量多次乘热服之。

翌日晨，患者已能自行来诊，谓服药后汗渐收，渴渐止，倦极而睡，一宿颇安。今晨眩晕、头痛大减，饮食知味矣。血压下降至190/102mmHg，乃减姜、附之量，令再服2剂。

第4日即出勤如常。余为立一培土荣木之简便方：常用炒糯米、大枣、煨姜煎水代茶，并吞服六君丸。从此血压平稳170~180/95~100mmHg，精神日增，偶尔多啖瓜果，或操劳过度，眩晕将作，服术附汤1剂即安。

（何炎燊. 何炎燊医案选集. 广州：广东高等教育出版社，2002：230-232.）

【诠解】本案患者下元虚冷、中阳素馁、土虚不能荣木，以致阴风萌动，乘巅为痛、为晕，戕胃为呕、为恶食。且卫疏汗泄，又是阳气式微之征。古有"近效术附汤"，治风虚头重眩、苦极、不知食味者，乃暖土御风之良法，对此病最为合拍。方中用大量白术，配合附、姜辛热之药治高血压病头痛眩晕，若以西套中，则附子升压，断不能用。老师考虑良久，以原方加天麻祛风，半夏降逆治之，效果颇显。此虽是变局而非正局，然病万变，药亦万变，充分体现医者辨证当随机应变，不能固守一方一法也。

陈宝贵医案
（阴阳两虚肝阳亢，并补阴阳佐安神）

张某，女，36岁。

头晕目眩，耳鸣，失眠，时有心慌、气短、汗出，面色苍白。血压160/100mmHg。自述高血压由妊娠时所得，产后血压不降，劳累后心慌气短、耳鸣加重，时有腰酸膝软，肢寒怕冷，舌淡胖，苔薄白，脉弦细。

辨证：阴阳两虚。

治法：阴阳、气血并补，佐以安神。

处方：方选二至丸合二仙汤加减。女贞子15g，旱莲草15g，熟地15g，枸杞子15g，黄芪15g，当归10g，阿胶（烊化）10g，淫羊藿30g，五味子5g，仙茅10g，牛膝15g，石菖蒲15g，甘草10g。7剂，水煎服，日1剂。

服药后血压降为150/95mmHg，面有光泽，四肢渐温，腰酸、气短诸症均减轻，唯时有泛酸。加砂仁10g，陈皮10g，再服7剂。

如此加减调理1个月，血压降为130/80mmHg，面色红润，步履有力，基本恢复正常。

（方居正. 国家级名老中医高血压验案良方. 郑州：中原农民出版社，2010：88-89.）

【诠解】冲脉为"十二经之海"，又有"血海"之称，任脉"主胞胎"，总任诸阴。患者素体肝肾不足，妊娠又耗损其气血阴阳，肝肾阴虚，气血不足，阴亏于下，阳浮于上，故见耳鸣、眩晕、腰膝酸软；气血虚弱不能养心，故劳累后心慌气短，见阴阳并虚之证，治以阴阳气血并补，佐以安神。方中女贞子、旱莲草、熟地、枸杞子滋补肝肾；黄芪益气健脾；当归、阿胶养血和血；淫羊藿、仙茅补肾壮阳；五味子、石菖蒲补肾宁心；牛膝补肝肾，强筋骨。二诊时因患者胃中泛酸，故加砂仁、陈皮化湿行气。

沈舒文医案
（阴阳两虚风痰阻，滋阴补阳清风痰）

杨某某，男，54岁。

初诊：1998年5月11日。患高血压病3年，经常头昏目眩，间断服用降压胶囊、卡托普利、心痛定等药物，半月前劳累后头昏、头痛加重，视物模糊，心慌，失眠多梦，耳鸣如蝉。平素腰膝酸软，怕冷，偶有手麻，小便频数，性功能减弱。舌淡苔白，脉沉细。测血压172/100mmHg，查心电图示窦性心律，左室肥厚。查眼底示动脉硬化Ⅱ度。

临床诊断：原发性高血压Ⅱ期。

辨证：阴阳两虚，风痰阻络。

治法：滋阴补阳，清风化痰。

处方：熟地30g，山萸肉12g，肉苁蓉10g，巴戟天10g，肉桂6g，五味子10g，石菖蒲10g，白蒺藜12g，天麻10g，川牛膝15g，地龙6g，磁石（先煎）40g。6剂，水煎，早、晚服。

二诊：5月18日。头晕、耳鸣减轻，视物欠清、心慌、失眠好转，仍感腰酸，四肢不温，手指麻木，夜尿减少，舌淡苔白，脉沉细。测血压165/97mmHg。阴阳仍虚，风痰阻络，治疗继续滋阴补阳，化痰通络。方作调整：熟地20g，山萸肉12g，肉苁蓉10g，巴戟天10g，枸杞子10g，菊花15g，五味子10g，石菖蒲10g，天麻10g，川牛膝15g，豨莶草20g，益母草20g，地龙8g。7剂，水煎，早、晚服。

三诊：5月25日。头昏明显减轻，头痛消失，视物较前清晰，偶尔心悸，烦热多梦，腰酸好转，手麻局限左手外侧两指，颜面潮红，舌红苔少，脉沉细弦。测血压150/86mmHg。证转为肝肾不足、瘀血阻络。治法：滋肾平肝，化痰通络。

处方：龟甲（先煎）20g，山萸肉 10g，枸杞子 10g，桑寄生 15g，白蒺藜 12g，菊花 12g，天麻 10g，熟地 20g，豨莶草 15g，鸡血藤 20g，益母草 20g，丹参 20g，地龙 8g。6 剂，水煎，早、晚服。

四诊：6 月 2 日。头昏消失，偶有心悸，视物欠清，测血压 142/86mmHg，舌淡红，苔薄白，守法治疗。上方去熟地，加决明子 15g。10 剂，水煎，早、晚服。

12 月 20 日随访，偶有头昏，视物清楚，手麻消失，常测血压波动在 120~135/75~82mmHg 左右。

（沈舒文. 内科难治病辩证思路. 北京：人民卫生出版社，2002：77-78.）

【诠解】本案患者因肝肾阴精亏损日久，阴损及阳，转为阴阳两虚。肝肾之阴亏虚，故视物模糊，耳鸣如蝉；心神失养，故心慌，失眠多梦；阴不制阳，肝阳上亢，化风上旋；肾阳虚不能蒸动阴精化肾气，脏腑失于温煦，故腰膝酸软，怕冷；肾气不蒸化津液，津凝成痰，痰与风阳互结，流窜经络，阻滞脉络，流斥脑髓，故头昏头痛；风痰流注于肢体，故手麻；肾阳亏虚，不能固涩，故小便频数；肾主生殖，肾阳亏虚，阴精化生乏力，故性功能减弱；舌淡苔白，脉沉细，故为阴阳两虚、风痰阻络之证，治以滋阴补阳、清风化痰为法。方中熟地、山萸肉、肉苁蓉滋阴养血；巴戟天、肉桂补肾助阳；五味子补肾宁心；石菖蒲化痰开窍；白蒺藜、天麻、地龙、磁石平肝潜阳；川牛膝利水通经。二诊时患者肝肾亏虚之证缓解，故效不更方。三诊时患者心悸，烦热多梦，腰酸好转，手麻局限左手外侧两指，颜面潮红，舌红苔少，脉沉细弦。说明证转为肝肾不足、瘀血阻络，故以平补肝肾、活血通络为法。四诊视物不清，故加决明子清肝明目。

路军章医案

（肾阳不足虚火炎，升清化浊补肾阳）

患者，男，45 岁，干部。

初诊：1994 年 6 月 10 日。主诉头晕，头痛，耳鸣，眼花。患者发现高血压已 3 年多，经常头痛，头晕，耳鸣，眼花，甚则昏倒。近半年来，血压较前又有升高，曾服多种降压物，效果不佳。查体：脉搏 66 次 / 分钟，血压 180/110mmHg。心律规整，主动脉瓣区第二心音亢进。X 线检查未见异常。眼底视网膜细动脉有轻度动脉硬化。化验：总胆固醇 7.92mmol/L，甘油三酯 3.4mmol/L。刻下：头晕，心悸，夜寐不宁，食欲不振，两腿酸软无力，行走不稳，大便正常，小便清利，口疮舌痛。舌淡嫩无苔，脉弦虚而迟。

辨证：肾阳不足，虚火上炎。

治法：温补肾阳，升清化浊。

处方：右归饮加减。熟地 15g，山药 12g，枸杞子 15g，炒杜仲 10g，肉桂6g，制附片 12g，川牛膝 15g，五加皮 12g，细辛 4g，肉苁蓉 18g，麦冬 20g，炒枣仁 10g，远志 10g。6 剂，每日 1 剂，水煎分 2 次服。

二诊：1994 年 6 月 16 日。上方服 6 剂，大便稀溏带黏沫，日行 4 次，但头晕、心悸减轻，睡眠较前好转，舌痛、口疮见轻，血压 140/86mmHg，仍肢软无力，行走不稳。

处方：前方去肉苁蓉，加炒白术 15g。6 剂，每日 1 剂，水煎分 2 次服。

三诊：1994 年 6 月 22 日。上方服 6 剂，大便已正常，日 1 次，成形，头晕已不明显，血压 160/86mmHg，寐已正常，食欲增进，口疮、舌痛已除，仍有心悸，脉弦缓。再拟温肾、利水、宁心之法。

处方：熟地 15g，炒山药 12g，枸杞子 15g，茯苓 12g，泽泻 12g，丹皮 20g，制附片 12g，肉桂 6g，牛膝 15g，五加皮 12g，炒枣仁 10g，远志 10g。6 剂，每日 1 剂，水煎分 2 次服。

四诊：1994 年 6 月 27 日。上方服 6 剂，药后精神大有好转，心悸、头晕均消失，饮食、睡眠均佳，二便正常，下肢稍感无力，行步已稳。血压130/90mmHg，化验总胆固醇 6.1mmol/L，甘油三酯 1.9mmol/L。

处方：熟地 15g，山药 12g，枸杞 15g，肉桂 6g，制附片 12g，牛膝 15g，五加皮 12g，党参 20g。

（杨明会 . 中医病案分析 . 北京：科学出版社，2003：18.）

【诠解】肾为水脏，主司水液代谢。本案患者肾阳亏虚，肾的气化功能失职，则肾关与膀胱的开阖失度，肺、肾、三焦等脏腑的功能亦受到影响，从而升清降浊功能紊乱，故小便清利；水饮凌心，故头晕，心悸，夜寐不宁；肾阳为元阳，主司一身之阳气，气虚则推动乏力，故食欲不振、两腿酸软无力；心肾不交，虚火上炎，则口疮舌痛。舌淡嫩无苔，脉弦虚而迟，故为肾阳不足、虚火上炎之证，治以温补肾阳、升清化浊为法。因阴阳互根互用，故方中取"善补阳者必与阴中求阳"之意，以熟地、山药、枸杞子滋阴养血；炒杜仲、肉桂、制附片温肾助阳，引火归元；肉苁蓉补肾助阳，润肠通便；川牛膝、五加皮加杜仲补肝肾，强筋骨；细辛温肺化饮，止痛；麦冬养阴润肺，清心除烦；炒枣仁、远志养心安神，另外枣仁合肉桂润肠通便。二诊时患者大便稀溏带黏沫，日行4次，仍肢软无力，余症均减轻；因原方中肉苁蓉有润肠通便之功，故去之，加炒白术健脾益气，燥湿利水。三诊患者前症均除，唯心悸、脉弦缓，说明仍有水饮为患，故以温肾、利水、宁心为法，原方加丹皮、泽泻利水凉血化瘀，并去细辛、肉苁蓉。四诊症状均好转，故继续予以温阳益气之方药巩固疗效。

痰湿中阻证

张大曦医案
（湿郁上泛挟浊痰，疏化湿痰参清泄）

眩晕多年，每发于湿蒸之令。今年初夏，潮湿过重，发亦频频。诊脉濡细，舌苔腻白。考古法眩晕一证，概从《内经》"诸风掉眩，皆属于肝"之论。大旨不外乎风阳上旋，更辨别挟火、挟痰以治之。今按脉症，乃湿郁上泛、挟浊痰腻膈所致。因前人未经论及，而临证亦罕见也。拟辛香运中，以化湿、化痰主之。

处方：制厚朴一钱，煨草果四分，炒苏子一钱五分，旋覆花一钱五分，茅术一钱，制半夏一钱五分，陈皮一钱，白芥子七分，椒目五分，赤苓三钱。

诒按：所论病机极合。方中尚宜参如清泄肝阳之品，如白芍、蒺藜之类方稳，苏子似不必用。

又按：黄坤载《四圣心源》中，论此等证最详。每以木燥土湿为言，勿谓前人未及也。

再诊：眩晕不复作，舌白依然，脉濡便溏，脘中较爽。系体肥多湿，嗜酒多湿，卧于地坑之上亦感湿，好饮冷茶亦停湿。倘泥于古法而投滋降，不亦远乎。再拟昨方加减，仍守太阴、阳明主治。

处方：茅术一钱，煨草果五分，制半夏一钱五分，土炒白术一钱五分，佩兰叶一钱五分，制厚朴一钱，旋覆花一钱五分，藿梗一钱五分，陈皮一钱，通草一钱。

（尤在泾. 柳选四家医案. 北京：人民卫生出版社，1997：282-283.）

【诠解】本案患者眩晕多年，每发于湿蒸之令。此次因潮湿过重，眩晕发作频频。脉濡细，舌苔腻白，由此可知患者眩晕因湿郁上扰挟痰腻膈、阻遏清阳所致，舌象及脉象均为痰湿内盛之象。方中半夏、陈皮、赤苓、厚朴、茅术（即南苍术）、草果燥湿健脾，下气消痰，利水渗湿；白芥子温肺化痰，利气通络；苏子（即紫苏）可行气宽中；旋覆花消痰行水；椒目利水降气。

陆观虎医案

医案 1（风湿热蕴结上蒸，散风清热兼化湿）

刘某某，男，54 岁。

头晕作响，纳少，便燥，腰背膀酸痛。脉细弦。舌质红、苔白。

辨证：风湿热邪蕴结上蒸。

治法：散风，清热，化湿。

处方：白蒺藜 9g，丝瓜络 6g，猪、赤苓各 9g，杭甘菊 9g，石决明 12g，泽泻 6g，焦稻芽 15g，焦薏米 12g，全瓜蒌 18g，秦艽 6g，防己 6g，防风 6g。

（纪民裕．陆观虎医案．天津：天津科学技术出版社，1986：428-429．）

【诠解】脾喜燥恶湿，湿热困脾，脾气不能运化，故纳少；津液不化，肠道燥结，故便干；湿邪易阻滞经络，故腰背膀酸痛；风邪挟湿热上扰头目，故头晕作响，脉细弦，舌质红、苔白，故为风湿热邪蕴结上蒸之证，治以散风、清热、化湿为法。方中白蒺藜、石决明、菊花平肝清热定眩；丝瓜络、瓜蒌清热化痰通络；猪苓、赤茯苓、泽泻泄热利水化痰；焦稻芽、焦薏米健脾和胃；秦艽、防己、防风祛风除湿，通络止痛。

医案 2（湿痰蕴蒸阻气机，散风清热渗痰湿）

郭某某，男，58 岁。

头晕有痰，脉细数。舌质红，苔黄腻。

辨证：湿痰蕴蒸。

治法：散风清热，渗湿化痰。

处方：白蒺藜 9g，大贝母 6g，猪、赤苓各 6g，杭甘菊 6g，炒赤芍 9g，黛蛤散（包）9g，云茯苓 6g，石决明（先煎）15g，炒栀子 6g，焦薏米 12g，川通草 3g。

（纪民裕．陆观虎医案．天津：天津科学技术出版社，1986：422．）

【诠解】痰湿蕴结最易阻遏气机，清阳不升，浊气挟痰上扰头目，故头晕；痰浊壅肺，肺失宣降，故咳嗽咯痰；蕴结生热，故成湿热蕴蒸之证，舌质红、苔黄腻说明内有湿热，治以清热利湿、化痰止咳为法。方中炒栀子、通草清热利尿；白蒺藜、石决明、菊花平抑肝阳，清利头目；贝母清热化痰止咳；黛蛤散清热利肺，降逆除烦；猪苓、赤茯苓、云茯苓、薏米健脾渗湿，利水宁心。

黄一峰医案

（心肾两虚湿痰阻，宁心益肾化痰湿）

张某，男，63岁。

初诊：1972年。眩晕欲仆，曾昏倒多次，心悸心烦，夜难成寐，舌白厚腻，脉弦滑，时有歇止。既往于外地某医院确诊为"高血压""心脏病""动脉硬化"。

辨证：心肾两虚，痰湿内阻。

治法：平肝化痰，宁心益肾。

处方：肥玉竹20g，丹参15g，珍珠母（先煎）30g，炙紫菀5g，陈皮6g，制半夏9g，白芍15g，杭菊花9g，茯苓12g，煅牡蛎（先煎）30g，煅龙骨（先煎）30g，煅龙齿（先煎）30g，干石菖蒲3g，远志肉9g。5剂，水煎服，每日1剂。

服上药后心悸减轻，偶有歇止脉，夜寐渐安。续服10剂，诸症均减，歇止脉已不复现。仍依上法用丸剂调治，1年多来病情基本稳定。

（高新彦. 高血压病中医诊疗经验集. 西安：西安交通大学出版社，2011：135.）

【诠解】本案患者肝阳亢于上，故眩晕欲仆；痰湿内阻于下，心火不降，肾气不化，心肾不交，故心悸心烦，夜难成寐；舌白厚腻，脉弦滑，时有歇止，故为心肾两虚、痰湿内阻之证，治以平肝化痰、宁心益肾为法。方中菊花、牡蛎、龙骨、煅龙齿、珍珠母平肝潜阳，重镇安神；石菖蒲、远志豁痰开窍，养心安神；陈皮、半夏、白芍、茯苓健脾燥湿；丹参活血化瘀；玉竹养阴生津；炙紫菀质润有余，虽曰苦辛而温，非燥烈可比，可化痰降逆。

刘渡舟医案

（风湿痰浊扰清窍，祛风燥湿化痰逆）

男，51 岁。

患者休格肥盛，患高血压病已多年，血压 140/97mmHg。近日来恶心，胸脘痞闷，偶尔作痛，呕吐频作，且头昏眩晕，视物摇坠，心慌心悸，周身困重，脉沉，舌苔白腻。

辨证：风湿痰浊上扰。

治法：祛风燥湿，化痰降逆。

处方：小半夏汤加味。茯苓 30g，半夏 12g，生姜 12g，枳壳 10g，陈皮 10g，泽泻 10g。

[刘渡舟. 不可胶执法重镇三草汤方守病机. 中国社区医师，2001（9）：38.]

【诠解】本案患者痰湿困阻中焦，气机升降失调，故恶心，心慌心悸，周身困重，胸脘痞闷，呕吐频作；风痰上扰，故头昏眩晕，视物摇坠；脉沉，舌苔白腻，故为痰浊之证，治以祛风燥湿、化痰降逆为法。方中茯苓、半夏、陈皮健脾燥湿化痰；生姜温中止呕；枳壳行气开胸，宽中除胀；泽泻利水渗湿。

汪履秋医案

（风阳痰火瘀阻窍，降逆下气理气机）

范某，60 岁。

患高血压多年，用降压、扩血管药不尽如人意。临诊测血压 195/113mmHg，头昏头痛，耳胀耳鸣，心烦少寐，颜面阵觉烘热，口干苦，间见肢麻，胸中闷塞，苔黄，脉数。

辨证：风阳痰火瘀阻窍络，气机不调。

治法：平肝潜阳，息风化痰通络。

处方：镇肝息风汤、龙胆泻肝汤、天麻钩藤饮三方化裁。代赭石 30g，煅龙齿（先煎）15g，生石决明（先煎）15g，川楝子 10g，龙胆草 5g，焦山栀 10g，钩藤（后下）15g，僵蚕 10g，川牛膝 10g，红花 10g，小蓟 15g，天麻 10g。7 剂，水煎服，日 1 剂，并加用羚羊角粉（冲服）0.3g，早、晚分服。

首诊 7 天后，病者即感症状减轻，血压也稍有下降。而后在原方基础上，根据症情变化，在镇逆、平肝、息风、化痰、活血等法的用药上略作调整，前后约诊治 2 个月，病情基本稳定。

（方居正. 国家级名老中医高血压验案良方. 郑州：中原农民出版社，2010：49.）

【诠解】肝体阴而用阳，肝火上炎，扰乱心神，故心烦少寐；气机不利，故胸中闷塞；肝阳化风上扰头目，故头昏头痛。肝与胆相表里，胆经循行，即从耳后入耳中，出走耳前，故肝胆郁热，则耳胀耳鸣、口干口苦。"阳常有余，阴常不足"，肝阳上亢，则肝阴不足，故颜面阵觉烘热；木旺土虚，脾气亏虚，则痰浊内生，痰浊流注于肢体，故肢体麻；苔黄，脉数，故为风阳痰火瘀阻窍络、气机不调之证，治以平肝潜阳、息风化痰通络为法。方中代赭石、煅龙齿、生石决明、羚羊角、钩藤、天麻、僵蚕平肝潜阳，息风通络；川楝子、龙胆草、焦山栀清肝泻火，行气解郁；川牛膝、红花、小蓟凉血活血，清热化瘀，川牛膝可引诸邪热下行。

路志正医案

（木郁乘土浊气逆，疏肝解郁理脾肾）

李某某，女，27 岁，未婚。

初诊：1975 年 6 月 6 日。头晕、目眩 8 个月余，诊断为高血压病，血压波动在 160~170/90~100mmHg 左右，服多种中西药，疗效不佳。刻下：头晕目眩，抑郁寡欢，性情急躁，夜寐不安，两胁作痛，经前乳房发胀，恶心呕吐，厌食油腻，纳谷不馨，时有心悸，腰痛，足跟痛，舌体胖质红，苔薄白润，脉虚弱无力。

辨证：木郁乘土，浊气上逆。

治法：疏肝解郁，和胃降逆。

处方：仿小柴胡汤与温胆汤化裁。柴胡 6g，黄芩 9g，清半夏 9g，竹茹 12g，香橼皮 9g，云茯苓 12g，薏苡仁 18g，谷、麦芽各 12g，地肤子 9g，通草 3g。6剂，每日 1 剂，水煎服。

二诊：1975 年 6 月 12 日。药后头晕减轻，纳谷稍增，诸症有所改善，血压140/88mmHg，舌脉同前，原方再进。上方去通草，加娑罗子以疏肝理气，调畅气机。

三诊：1975 年 6 月 18 日。进药 12 剂后，头晕大减，夜寐得安，精神见振，饮食增加，余症亦见轻缓。唯足跟痛，时而泛酸，血压 130/80mmHg，脉来弦细，舌胖质红苔少，为肝郁得疏、气机调畅之佳兆。然肝气郁久，郁而化热伤阴，且腰痛、足跟痛，为子病及母之候，肝肾同源，益肾助肝，故拟养血柔肝、理脾益肾为治。

处方：逍遥散加谷、麦芽各 12g，香橼皮 9g，桑寄生 15g，菟丝子 9g。每日1 剂，水煎服。

四诊：1975 年 6 月 30 日。药后头晕未作，血压基本正常，足跟痛症状消失，心情愉快，嘱再付逍遥散 5 袋，以资巩固。

（贺兴东，翁维良，姚乃礼．当代名老中医典型医案集——内科分册．北京：人民卫生出版社，2009：1182-1188．）

【诠解】肝喜条达而恶抑郁，肝疏泄功能不及，致肝气郁结，故抑郁寡欢，两胁作痛，经前乳房发胀；肝能疏泄胆汁以助脾胃的运化，肝的疏泄功能失常，则胆汁的分泌与排泄受阻，故出现厌食油腻、纳谷不馨之症；肝郁化火，热扰心神，故心悸、夜寐不安，上扰头目，故头晕目眩；木郁乘土，胃失和降，故恶心呕吐；肝气郁久，郁而化热伤阴，子病及母，故腰痛、足跟痛；舌体胖质红，苔薄白润，脉虚弱无力，故为木郁乘土、浊气上逆之证，治以疏肝解郁、和胃降逆为法。方中柴胡苦平，入肝胆经，透解邪热，疏达经气；黄芩清泄邪热；清半夏和胃降逆；竹茹、云茯苓、薏苡仁健脾化痰；香橼皮疏肝理气解郁；谷麦芽消食和胃；地肤子、通草清热利湿，使湿热之邪从小便而去。二诊诸症均减，加娑罗子以疏肝理气，调畅气机。三诊唯足跟痛，时而泛酸，说明肝气郁结之象未解，且肾阴亏虚，故以养血柔肝、理脾益肾为法，用逍遥散疏肝理脾；谷、麦芽消食和胃；香橼皮疏肝解郁，理气和中；桑寄生、菟丝子补肝肾，益精养血。

焦树德医案

（脾虚湿盛痰浊扰，泄湿浊精润于身）

周某某，女，67 岁。

初诊：1993 年 3 月 2 日。头晕 1 周余。患者于 1 周以前始头晕而沉，昏而不爽，心悸阵阵，腰膝酸软，乏力明显，双足如踏棉絮，洗澡后周身痒，纳谷欠馨，口黏不爽，舌苔白，脉滑。有高血压病史 3 年，平素血压 160~180/95~110mmHg。

辨证：脾虚湿盛，痰浊上扰清空。

治法：化痰，健脾，利湿，平肝。

处方：泽泻 30g，炒白术 6g，桑寄生 30g，山萸肉 10g，生地 20g，茯苓 18g，生石决明（先下）30g，酒大黄 5g，生白芍 10g，炒黄芩 10g，制香附 10g，菊花 10g，钩藤（后下）30g。7 剂，水煎服，日 1 剂。

二诊：1993 年 3 月 12 日。服上药后，头晕减轻，然大便日行 2~3 次，双足仍似踏棉絮，脉弦滑，苔白厚、微黄，症情减轻，守方加减。处方 1993 年 3 月 2 日方，加苍术 10g、陈皮 12g，改茯苓 20g，改大黄 3g。7 剂，水煎服，日 1 剂。

追访：1993 年 11 月 9 日。服上药后。头晕已愈，大便日行 1 次，成形便，双膝行走有力如常。

（阎小萍．焦树德临证百案按．北京：北京科学技术出版社，2006：51-52.）

【诠解】本案患者脾虚不能运化水谷精微，痰湿停滞，脾气不升，胃气不降，故纳食差；湿滞胃脘，故口中黏腻不爽；痰湿中阻，清阳不升，故头晕而沉；痰湿凌心，故心悸阵阵；湿浊阻遏阳气，使心火不能下移以温肾水，故腰膝酸软，双足如踏棉絮；舌苔白，脉滑，故为脾虚湿盛、痰浊上扰清空之证。方中泽泻、茯苓、炒白术健脾利湿；桑寄生、山萸肉补肝肾；生地、生白芍柔肝养阴生津；炒黄芩、酒大黄清利湿热，使痰湿热浊从二阴而去；生石决明、菊花、钩藤平肝潜阳；制香附疏肝解郁，理气调中。二诊时患者头晕减轻，然大便日行 2~3 次，双足仍似踏棉絮，脉弦滑，苔白厚，微黄，说明痰湿内阻少有郁热。故用苍术、陈皮、茯苓加大燥湿化痰之力；针对大便次数较多的情况，减少大黄用量。

任继学医案

（清阳不升痰浊阻，化痰理气兼化瘀）

徐某，女，62岁。

初诊：2004年10月9日。头晕、头胀近半月。现症：头晕、头胀、失眠、易怒烦躁、颜面烘热，饮食尚可，舌淡体大苔白滑，脉动。有高血压病史16年，常服中药治疗，近日因情绪波动症状加重，血压190/110mmHg，服用西药降压无效。

辨证：痰浊中阻，清阳不升。

治法：燥脾降浊，化痰通络。

处方：清半夏10g，莱菔子（包煎）25g，苍术40g，升麻5g，沉香5g，九香虫10g。

服药6剂，症状明显改善，但偶有恶心。二诊守上方加入僵蚕20g，山药50g，继服6剂。恶心感消失，血压137/90mmHg。为巩固疗效，继服10剂，诸症均除。

[常立萍，盖国忠．从痰论治高血压病治验举隅．长春中医学院学报，2006，22（1）：15．]

【诠解】本案患者情绪波动，致肝疏泄失常，肝气上逆则烦躁易怒；肝气横逆犯脾，脾湿健运，痰湿内蕴，阻遏清阳气，故头晕、头胀；"气有余便是火"，火扰心神，故失眠；火灼阴津，肝阴不足，故颜面烘热；舌淡体大苔白滑，脉动为痰浊中阻之象。治以燥脾降浊、化痰通络为法。方中清半夏、苍术燥湿化痰利浊；莱菔子降气化痰；升麻引脾胃清阳之气上升；沉香温而不燥，行而不泄，扶脾而运行不倦，有降气之功，无破气之害；九香虫行气止痛。

二诊时患者症状均已改善，但偶有恶心，说明仍有痰浊内扰中焦，使胃失和降。故守上方加入僵蚕化痰散结；山药补脾益气，以恢复脾气运化水湿之功。

陈克忠医案

（脾气亏虚痰浊扰，健脾化湿充脑髓）

赵某，女，60岁，农民。

初诊：1993年3月9日。有高血压史4年。近10天来，头晕头重，胸闷多痰，伴纳呆食少，体困乏力，口苦咽干。体丰，舌淡、苔白腻，脉滑。血压165/98mmHg。

辨证：脾气亏虚，痰浊上扰。

治法：健脾化湿，佐以息风止眩。

处方：党参12g，黄芪15g，白术15g，陈皮10g，半夏12g，茯苓15g，胆南星10g，天麻12g，决明子30g，黄芪15g。6剂，水煎服，日1剂。

二诊：头晕好转，仍纳差食少。上方加白蔻仁12g，生山楂20g，麦芽15g，谷芽15g。连服24剂，诸症悉平，舌淡红、苔薄白，脉缓，血压143/90mmHg。

（方居正. 国家级名老中医高血压验案良方. 郑州：中原农民出版社，2010：85.）

【诠解】本案患者体丰，嗜食肥甘厚腻，损伤脾胃，致脾失健运，或为原本脾失健运，水谷不化，聚而生痰，痰浊中阻，上扰心胸，故头晕头重，胸闷多痰，伴纳呆食少；脾主肌肉四肢，脾失健运，清阳不能实四肢，阴精不能养肌肉，故体困乏力；中焦气机不利，肝疏泄失常，胆汁不能正常排泄，津液不能上承，故口苦咽干。舌淡，苔白腻，脉滑，故为脾气亏虚、痰浊上扰之证。方中党参、黄芪、白术补气健脾；陈皮、半夏、茯苓、胆南星燥湿化痰开窍；天麻、决明子平肝清热。

陈治恒医案

（湿热痰浊滞中焦，斡旋中气为治要）

赵某，女，50岁。

初诊：1991年5月3日。头晕头痛，目眩，口苦心烦，心下痞闷，纳谷不香，腹微胀满，大便不爽，小便黄，舌质红、苔浊腻略黄、中心板结，右脉沉弦细而有力、左脉隐匿不见。有高血压病史，血压波动在 180~210/130~160mmHg 之间。

辨证：湿热、痰浊、食滞阻碍中焦，脾胃升降失常，致使上下不交。

治法：涤痰消滞，苦辛开泄，佐以健中渗湿。

处方：石菖蒲 6g，郁金 12g，浙贝母 12g，半夏 12g，枳实 12g，陈皮 10g，焦栀子 12g，连翘 12g，白豆蔻仁（打烂后下）6g，神曲 12g，茵陈 20g，通草 6g，滑石 20g。水煎服，日 1 剂。

二诊：1991 年 5 月 6 日。头痛略减，舌苔黄较前为甚，余症无明显变化。仍于原方去滑石、连翘，易为玄明粉 6g，厚朴 12g，以荡涤湿热、痰浊、宿滞。

三诊：1991 年 5 月 17 日。服上方 10 剂后，果然泻下黏腻浊物甚多，心烦大减，腹胀、黄腻苔亦除，已思饮食，血压降为 140/90mmHg。经继续治疗，血压很快恢复正常。后又以宣痹通络、活血化瘀、调理气血、补益脾胃之品为丸，以巩固疗效。约 1 年余，诸症消失，基本康复，恢复工作。

（单书健，陈子华．古今名医临证金鉴——头痛眩晕卷．北京：中国中医药出版社，1999：426-427．）

【诠解】本案患者因痰湿浊食阻滞于中焦，致使脾胃升降失常，清阳不升，浊阴不降，滞而化腐生热，故头晕头痛，目眩，口苦心烦，心下痞闷，纳谷不香，腹微胀满；湿性重浊黏腻，湿热停于下焦，则大便不爽，小便黄；舌质红、苔浊腻略黄、中心板结，右脉沉弦细而有力、左脉隐匿不见，故此为湿热痰浊食滞于中焦、气机升降失常之证。方中石菖蒲、郁金、浙贝母、半夏、枳实、陈皮、焦栀子、连翘清热燥湿，化痰开窍；白豆蔻仁化湿清热；神曲消食和胃；茵陈、通草、滑石清热利尿。

沈宝藩医案
（脾虚肺阻痰瘀结，痰瘀同治通补兼施）

战某，男，76 岁。

初诊：2006 年 4 月 12 日。头晕间作 3 年余，伴咳嗽、咳痰 1 个月，加重 1 日。曾确诊为原发性高血压，服氯沙坦 - 氢氯噻嗪、氨氯地平等降压药物，近来服用卡维地洛片，每日 6.25mg，血压控制尚平稳。近 1 个月来感外寒而致咳嗽，咳白色泡沫样痰，虽自服阿莫西林胶囊、银翘片等治疗，并未明显好转。现症：餐后感头晕加重，且稍伴房屋旋转感，无黑蒙晕厥、恶心呕吐等症，饮食、睡眠尚可，二便尚调，舌暗红、体胖大边有齿痕、苔薄白腻，脉弦滑。

辨证：痰瘀互阻。

治法：化痰祛瘀，活血通络，止咳降气平喘。

处方：半夏白术天麻汤合四物汤、止咳散加减。天麻 10g，白术 10g，法半夏 9g，瓜蒌 15g，郁金 9g，陈皮 6g，浙贝母 9g，远志 9g，枳实 10g，莱菔子 10g，当归 10g，桃仁 13g，川芎 9g，牛膝 10g，丝瓜络 6g。4 剂，水煎服，日 1 剂。

二诊：服药后，眩晕、胸闷、气短、喘促等症药后减轻，仅感夜尿频数，气急烦躁，时而阵作，效不更方。方药略有增改：全瓜蒌易瓜蒌皮清热除烦，加乌药理气行滞，温煦脾肾，以敛夜尿。合原方共奏化痰祛瘀、活血通络之功。

（贺兴东，翁维良，姚乃礼．当代名老中医典型医案集——内科分册．北京：人民卫生出版社，2009：243-244．）

【诠解】本案患者年老体衰，脏腑功能衰弱，脾失健运生痰生湿，脾气虚无力推动，使血行瘀滞，痰瘀互结，故症见眩晕时作；加之感受寒邪后，肺失宣降，故症见咳嗽、咳痰量多色白；治以化痰祛瘀、活血通络、止咳降气平喘为法。方中半夏白术天麻汤燥湿化痰；四物汤活血化瘀；止嗽散宣肺疏风，止咳化痰。二诊时加乌药，既能理气行滞，又能温煦命门之火，以温补脾肾之阳。

曹玉山医案

（痰瘀互结肾精不足，健脾化痰活血补肾）

寇某，男，76 岁。

初诊：2004 年 9 月 11 日。反复头晕 6 年，胸闷气短 2 年。患者 6 年前无明显诱因出现头晕，当时血压 130/100mmHg，此后反复测血压均高，最高达 160/110mmHg，服用寿比山、倍他乐克、舒降之等药。2 年前发生发作性胸闷气短，动则尤甚，咳嗽咳痰，痰白黏腻易咳，晨起咳甚，口干，心悸，心烦，腰酸困，尿频，夜尿多，少寐健忘，足肿，体胖，面色晦暗无华，唇色紫暗，舌质紫暗，苔白厚，舌底脉络迂曲紫暗，脉弦滑。有冠心病病史。

辨证：痰瘀互结，肾精不足。

治法：健脾化痰，活血补肾。

处方：半夏白术天麻汤加减。半夏 12g，白术 15g，天麻 12g，夏枯草 20g，瓜蒌 15g，薤白 15g，苏梗 12g，桑白皮 12g，泽兰 12g，丹参 12g，葛根 30g，杜仲 12g，泽泻 20g，茯苓 15g，甘草 12g，车前子（包煎）15g。3 剂，水煎服。配合西药卡托普利 12.5mg，3 次 / 日，倍他乐克 12.5mg，2 次 / 日，阿托伐他汀钙片 10mg，1 次 / 日，阿司匹林 100mg，1 次 / 日。

二诊：2004 年 9 月 15 日。仍头晕、头昏，晨起症状明显，胸闷、气短发作减少，足肿消退，咳嗽咳痰，腰困疲乏，少寐，唇紫，舌质紫暗、舌苔白厚、舌底脉络迂曲紫暗，脉弦滑。血压 140/85mmHg。

处方：夏枯草 20g，豨莶草 20g，葛根 20g，杜仲 12g，川芎 12g，瓜蒌 15g，葶苈子 15g，苏梗 12g，何首乌 20g，草决明 15g，红花 12g，酸枣仁 15g，柏子仁 12g，远志 12g，夜交藤 15g，甘草 9g。6 剂，水煎服，日 1 剂。其他治疗不变。

三诊：2004 年 9 月 22 日。头晕、头昏明显缓解，但胸闷、气短仍有发作，持续 1 分钟左右自行缓解，咳嗽减少，痰白易咳，腰困疲乏，少寐，唇紫，舌暗苔白脉弦。血压 130/85mmHg。

处方：夏枯草 20g，豨莶草 20g，葛根 20g，杜仲 12g，川芎 12g，瓜蒌 15g，薤白 15g，苏梗 10g，何首乌 20g，草决明 15g，红花 12g，酸枣仁 15g，远志 12g，桂枝 10g，茯苓 15g，白术 10g，夜交藤 15g，甘草 9g。6 剂，水煎服，日 1 剂。其他治疗不变。

（姚乃礼，贺兴东，翁维良，等 . 当代名老中医典型医案集 · 第二辑——内科分册 . 北京：人民卫生出版社，2014：99-101.）

【诠解】本案患者体胖，肥人多痰，痰浊中阻，阻遏气机，故胸闷气短；痰湿下注，故足肿；肺失宣降，故咳嗽咳痰，痰白黏腻易咳；津液不化，故口干；肾精不足，故少寐健忘、腰酸困；心肾不交，故心悸、心烦；久病则肾气虚不能化气，膀胱失约，故尿频、夜尿多；痰气交阻血脉，流通不畅，滞而成瘀，痰瘀交阻，使气血津液不能上承，故面色晦暗无华，唇色紫暗；舌质紫暗、苔白厚、舌底脉络迂曲紫暗，脉弦滑，故为痰瘀互结、肾精不足之证，治以健脾化痰、活血补肾为法。方中半夏、白术、茯苓、甘草健脾益气，燥湿化痰；瓜蒌、薤白、葛根、桑白皮豁痰开胸，清热生津；天麻、夏枯草平肝潜阳；泽兰、丹参活血化瘀；苏梗理气宽中止痛；车前子、泽泻泄热利水；杜仲补肝肾，强筋骨。二诊时由于患者夜休差，仍头昏，痰湿中阻之象明显减轻，故在平肝潜阳、宽胸理气化痰基础上加养心安神及清肺止咳之品。

刘正才医案

（痰热久郁挟血瘀，祛痰清热化瘀逆）

吴某，男，65 岁。

初诊：1985 年 10 月 8 日。头昏脑胀 10 余年，加重 2 年。其人身体肥胖，大腹便便。医院检查诊断为高脂血症、动脉粥样硬化、高血压、冠心病。常服降血脂、降血压的西药。胆固醇可降至正常，但甘油三酯总在高水平；收缩压可降到 140mmHg，但舒张压降至 110mmHg 就不再下降。一天不服降压西药，血压就升至 190/130mmHg。其人上重下轻，步履不稳，且出现频繁期前收缩。诊查面红而略显浮肿，舌质红，舌苔黄厚而腻，脉象弦滑，时有歇止。

辨证：痰热久郁，挟瘀上冲。

治法：祛痰清热，化瘀降逆。

处方：陈皮 10g，法半夏 12g，茯苓 15g，茵陈 12g，泽泻 15g，莱菔子 20g，赤芍 12g，丹皮 12g，夏枯草 30g，车前子 15g，川牛膝 12g，3 剂。

二诊：1985 年 10 月 11 日。服药 3 剂，病情稳定，因未停降压西药，难以判定疗效，但舌苔变薄，上重下轻感好转。

处方：上方加生山楂 15g。嘱停服降血脂西药，但降压药暂不停。连服 1 周后再诊。

三诊：1985 年 10 月 18 日。上方 1 日 1 剂，服到第 5 剂后血压降至 145/95mmHg。患者十分高兴，因为舒张压从未降到 95mmHg。考虑此病短期难以告愈，便嘱患者将上方代茶饮，并节肥甘厚味。降压西药由 1 日 3 次减为早、午各 1 次，坚持 3 个月。

四诊：1986年1月20日。患者因怕中风，老老实实按医嘱，节肥甘厚味，天天将中药当茶饮，3个月来从未间断。服中药2个月后，因血压一直稳定在140/90mmHg，便自行只早上服降压西药1次。查血脂甘油三酯也降至正常范围内，体重也由90kg降到75kg。自觉一身轻快，头不昏胀了，也无上重下轻之感。舌苔薄而不腻，脉略弦而歇止消失。嘱西药仍每天早上吃1次，中药只用泽泻、生山楂、夏枯草各15g，共为粗末泡茶饮，以巩固疗效。肥甘厚味仍需节制。

随访：2001年4月16日。其人已年逾古稀，精神矍铄。由于他尝到中药的甜头，积极参加老年大学中医养生班学习。他说这些年来他的血压一直稳定在135~140/85~90mmHg，丢掉西药已3年了，每天只饮生山楂茶，血脂也维持在正常水平，体重还略有下降，全身无任何不适。

（王永炎，陶广正. 中国现代名中医医案精粹·第6集. 北京：人民卫生出版社，2010：468-469.）

【诠解】脾为生痰之源，脾失健运，水谷不化，聚而生湿，湿聚为痰，痰浊中阻，气机不利，清阳不升，浊阴不降，痰浊上蒙清窍，故头昏、头胀，自觉头重脚轻；阳明经为多气多血之经，最易化火，痰浊受中焦之热煎灼而生瘀血，故脉时有歇止；痰热挟瘀上扰，故面红而略显浮肿；舌质红，舌苔黄厚而腻，脉象弦滑，均为痰热久郁之象，治以祛痰清热、化瘀降逆为法。方中陈皮、半夏、茯苓健脾燥湿；莱菔子降气化痰；茵陈、赤芍、丹皮清热利湿，活血化瘀；夏枯草清热泻火；车前子、泽泻利水泄热；川牛膝引血下行。二诊时患者病情平稳，舌苔变薄，上重下轻感好转。原方加生山楂行气散瘀，且现代药理学研究表明生山楂可降低血脂，故嘱其停用西医降血脂药物。

夏翔医案

（痰热中阻风阳扰，升清潜阳祛痰瘀）

患者，女，51岁。

初诊：2003年6月6日。反复头晕、头胀2年。2年来晨起头晕、头胀，神疲乏力，烦热便秘，夜寐不安，自服北京降压0号，测血压仍为145/100mmHg。舌质稍淡，苔薄腻，脉细。

辨证：痰热中阻，风阳上扰。

治法：益气升清，息风潜阳，祛痰化瘀，养血安神，润肠通便。

处方：生地15g，党参12g，白术15g，葛根30g，藁本12g，制胆南星12g，丹参12g，天麻9g，白芷9g，钩藤（后下）15g，枸杞子12g，石菖蒲15g，酸枣仁12g，夜交藤30g，合欢皮15g，生何首乌15g，望江南15g，生石决明（先煎）30g，腊梅花12g。7剂，水煎服，日1剂。

二诊：2003年6月14日。服药后头晕减轻，为连续发作，测血压126/92mmHg，上方加玉竹15g，天竺黄12g。

三诊：2003年6月27日。头晕基本消失，大便通畅，咽中梗阻感明显减轻，舌质稍淡，苔薄白，脉细，测血压120/80mmHg。再进上方14剂，眩晕基本消失。

[张春燕. 夏翔治疗老年期高血压经验. 山东中医杂志，2005，24（5）：306-307.]

【诠解】 痰浊中阻，水谷精微不能布散，气机运行不畅，故神疲乏力；痰郁化热，故烦躁便秘，夜寐不安；肝气疏泄不利，化热生风，上扰头目，故头晕，舌质淡、苔薄腻，脉细，故为痰热中阻、风阳上扰之证，治以益气升清、息风潜阳、祛痰化瘀、养血安神、润肠通便为法。方中生黄芪、党参、白术、葛根、白芷、藁本益气升清；天麻、钩藤、石决明平肝潜阳；石菖蒲、制胆南星、腊梅花、丹参祛痰化瘀开窍；枸杞子、酸枣仁、夜交藤、合欢皮养血安神；生何首乌润肠通便；望江南为豆科决明属植物，可清肝明目，泄热通便。二诊时患者头晕减轻，但仍连续发作，故加天竺黄、玉竹清热化痰，养阴润燥，二药相合，热而不燥，祛痰而不伤津。

伊达伟医案

（肝胃不和痰浊生，疏肝和胃涤痰邪）

殷某，48岁，干部。

初诊：1999年8月15日。头晕头痛，胸闷恶心1日。病人昨日因家务事心情不爽，随后头晕头痛、胸闷恶心，晚饭未食，夜卧不安。舌淡苔白，脉弦滑，血压185/136mmHg。

辨证：肝胃不和，脾虚生痰。

治法：疏肝和胃，健脾涤痰。

处方：逍遥散加味。柴胡10g，当归20g，白芍15g，白术10g，茯苓10g，川芎9g，栀子10g，半夏9g，香附15g，白芷10g，牛膝10g，郁金10g，麦芽15g，甘草3g。5剂，水煎服，日1剂。

二诊：1999年8月20日。服上方后，病人症状消失，血压恢复为122/83mmHg。嘱其将汤药改为丸药继续服用，以巩固疗效。

（吴大真，刘学春，顾漫，等．现代名中医高血压中风治疗绝技．北京：科学技术文献出版社，2004：242-244.）

【诠解】本案患者因心情不爽致肝气不疏，肝胃失和，运化失司，导致痰浊中阻，气机不利而致使头晕头痛、胸闷恶心；痰浊扰心，故夜卧不安，舌淡苔白，脉弦滑，故为肝胃不和、脾虚生痰之证，方用逍遥散加味。方中柴胡、郁金、香附疏肝解郁；当归、白芍养血柔肝；白术、茯苓、甘草、麦芽健脾养心，安胃和中；栀子、牛膝清肝热，导热下行；川芎、白芷行气止痛；半夏合茯苓燥湿化痰。

沈绍功医案

医案1（痰瘀互结毒损络，祛痰化瘀通心络）

曹某，男，30岁。

2个月来头晕口干，血压升高，在150~180/100~110mmHg之间波动，心烦且悸，性躁易怒，颜面潮红，形体肥胖，纳谷不佳，胃脘胀满，大便干燥，数日一行，睡眠尚可，舌质红、有瘀斑、苔黄腻，舌下静脉显露，脉沉细、寸小滑。血压160/100mmHg，心率66次/分钟，律齐，心音低钝。

辨证：痰瘀互结，毒损心络。

治法：祛痰化瘀，清肝通络。

处方：钩藤（后下）15g，泽泻10g，川芎10g，莱菔子10g，竹茹10g，枳壳10g，茯苓10g，陈皮10g，海藻10g，当归10g，白菊花10g，赤芍10g，夏枯草10g，珍珠母（先煎）30g。7剂，水煎服，日1剂。

服药后，腑行已畅，口干已除，胃胀、心烦、头晕显减，食纳增加，血压降为 130/90mmHg。唯觉颈部发紧，黏痰增多，舌质暗红、苔薄黄腻，脉仍沉细。此因瘀热渐消，痰浊仍显，故增强祛痰之力。上方去当归、菊花、赤芍、珍珠母、夏枯草 5 味，加葛根、葶苈子、生牡蛎、生龙骨 4 味。

再进 7 剂，已无明显不适，血压 120/80mmHg，舌质淡红、苔薄黄，脉沉细，痰瘀热毒已退。嘱上方改为每晚服 1 剂。

连服 1 个月后复诊，纳便通调，无头晕心烦、口干背痛，血压 120/80mmHg，苔薄黄，舌下静脉未见显露，脉象沉细。半年后病人随诊，称其血压一直正常。

（韩学杰，李成卫. 沈绍功验案精选. 北京：学苑出版社，2006：39-40.）

【诠解】本案患者形体肥胖，纳谷不佳，胃脘胀满，为脾失健运，水谷不化；性躁易怒说明患者肝火较旺，肝火灼津，故口干、大便干燥；血液受热煎熬，运行不畅，留于体内，故舌有瘀斑，舌下脉络显露；热扰心神，故心烦且悸；肝火旺则肝阴亏虚，故颜面潮红；肝阳化风，故头晕；舌质红、苔黄腻，脉沉细、寸小滑，故为痰瘀互结、毒损心络之证。治以祛痰化瘀、清肝通络为法。方中钩藤、夏枯草、珍珠母、菊花平肝潜阳，清肝定眩；茯苓、陈皮健脾燥湿；竹茹、枳壳清热化痰，宽胸理气；泽泻利水渗湿，海藻消痰利水，此二药助茯苓化痰之功；川芎、赤芍、当归行气化瘀，养血活血；莱菔子下气降痰。

医案 2（痰湿中阻蒙清窍，祛痰化湿和胃透窍）

梁某，男，47 岁。

病人头重、眩晕 8 年，胸闷恶心，未予治疗，其后自感眩晕、恶心加重，检查发现血压 160/110mmHg，诊断为原发性高血压，服用北京降压 0 号等药，虽有好转，但血压不能稳定。现症：头目眩晕，头晕昏蒙，胸闷恶心，呕吐痰涎，食少多寐。

辨证：痰湿中阻，蒙蔽清窍。

治法：理气祛痰，和胃透窍。

处方：茵陈（后下）15g，泽泻 10g，竹茹 10g，枳壳 10g，茯苓 10g，陈皮 10g，石菖蒲 10g，郁金 10g，莱菔子 10g，白芍 10g，生龙骨（先煎）30g，生牡蛎（先煎）30g，海蛤壳（先煎）30g，丹参30g，柴胡5g。

上方连服1个月后，眩晕症状明显减轻，胸闷恶心、呕吐痰涎除，食纳转佳，多寐好转，舌苔薄白，脉象沉细，血压130/95mmHg，唯大便略稀，自停两药。痰浊虽然减轻，脾运未健显露。治宜健运脾胃，以截生痰之源。上方去茵陈、泽泻、生龙骨、生牡蛎、海蛤壳，加木香、生黄芪、白术、砂仁、煨葛根，以健脾利湿。

再服1个月，复诊血压降为120/80mmHg，舌淡红、苔薄白。嘱上方再服14剂，改为每日晚服1剂。半年后随诊，其血压一直正常。

（韩学杰，李成卫. 沈绍功验案精选. 北京：学苑出版社，2006：39-40.）

【诠解】本案脾失健运，水谷不化，故食少；痰湿内生，气机失和，故胸闷恶心；胃气上逆，故呕吐痰涎；痰浊蒙窍，故多寐、头晕昏蒙；肝阳化风，则头目眩晕；治以理气祛痰、和胃透窍为法。方中茵陈、白芍、柴胡、枳壳疏肝理脾；陈皮、泽泻、竹茹、茯苓祛痰化湿，健脾和胃；石菖蒲、郁金、海蛤壳清肺化痰开窍；莱菔子下气降痰；生龙骨、生牡蛎镇静安神，平肝潜阳；丹参凉血活血。

梅国强医案

医案 1（痰热蕴结扰清窍，化痰息风和少阳）

李某，女，42岁。

初诊：2004年12月4日。眩晕发作1周。患者1周来无明显诱因出现眩晕，头部作胀，左侧肢体发麻，乍热乍汗，睡眠不安，曾在医院检查血压150/100mmHg。纳可，二便正常。精神可，形体偏胖。舌苔白略厚，脉弦。

辨证：痰热蕴结，上扰清窍。

治法：清热化痰，息风止眩。

处方：陈皮10g，法半夏10g，茯苓30g，竹茹10g，枳实15g，石菖蒲10g，远志10g，柴胡10g，黄芩10g，桂枝10g，白芍10g，生龙、牡各10g，磁石（先煎）10g，钩藤（后下）30g，茺蔚子20g。7剂，水煎服。

二诊：2004年12月22日。头晕明显减轻，头胀，偶有肢体发麻，失眠多梦。舌苔白腻，脉弦。按原方加地龙 10g，7 剂，水煎服，日 1 剂。

三诊：2004 年 12 月 29 日。头晕、头痛不明显，乍热乍汗现象消失，多梦，舌苔白略厚，脉弦缓。按 12 月 22 日方，7 剂，水煎服，日 1 剂。

四诊：2005 年 1 月 21 日。头不晕，不痛，不胀，肢体不麻，无乍热乍汗现象，睡眠改善。舌苔白略厚，脉缓。按 12 月 22 日方加合欢花 10g，夜交藤 30g。7 剂，日 1 剂，水煎服。

（姚乃礼，贺兴东，翁维良，等．当代名老中医典型医案集·第二辑——内科分册．北京：人民卫生出版社，2014：101-102．）

【诠解】水湿痰饮为有形的病理产物，一旦形成可阻滞气机，流注经络，阻遏气血运行，故出现肢体麻木；湿性重浊黏腻，故痰湿流注于肢体经络，痰与热结，营卫不和时自觉乍重乍热乍汗；水湿痰饮易扰乱神明，故睡眠不安；痰热化风上扰清窍，故头晕、头胀。治以清热化痰、息风止眩为法。方中龙骨、牡蛎、磁石、钩藤平肝潜阳，镇静安神；陈皮、半夏、茯苓、枳实健脾燥湿化痰；竹茹、石菖蒲、远志清热化痰，开窍安神；柴胡、黄芩清热疏肝；桂枝、白芍调和营卫；茺蔚子合白芍活血养阴。二诊时仍有肢体麻木，余症均缓解，故守原方加地龙息风通络。三诊、四诊时仍睡眠多梦，故加夜交藤、合欢皮养心安神。

医案 2（胆胃不和痰浊扰，和胃利胆化痰浊）

杨某，女，56 岁。

初诊：2008 年 11 月 26 日。头晕、胸闷、心慌 10 余年，近日加重。10 年前无明显诱因出现头晕、胸闷、心慌，在就诊前反复发作，治疗后好转，但停药后复发。刻下：头晕，呕吐，胸闷，心慌，双下肢乏力，纳可，二便调，苔白厚，脉弦数。血压 150/90mmHg。

辨证：胆胃不和，痰浊上扰。

治法：理气化痰。

处方：温胆汤加减。法半夏 10g，陈皮 10g，茯苓 30g，竹茹 10g，枳实 10g，全瓜蒌 10g，黄连 10g，钩藤（后下）30g，茺蔚子 20g，地龙 10g，当归 10g，川芎 10g，土鳖虫 10g，红花 10g，全蝎 10g。7 剂，水煎服，日 1 剂。

二诊：2008 年 12 月 10 日。头昏、胸闷、心慌好转，全身汗出，仍觉头晕，苔白略厚，脉弦数。血压 140/90mmHg。守上方，加蜈蚣 2 条。7 剂，水煎服，日 1 剂。

三诊：2008 年 12 月 31 日。头昏减轻，面部乍赤乍热，纳可，二便调。苔白略厚、质绛，脉弦数。守 11 月 26 日方加丹参 30g。7 剂，水煎服，日 1 剂。

（姚乃礼，贺兴东，翁维良，等. 当代名老中医典型医案集·第二辑——内科分册. 北京：人民卫生出版社，2014：102-103.）

【诠解】肝木为心火之母，肝胆相表里，肝失疏泄，影响胆汁的正常排泄，以致脾失健运，痰湿内生；胃失和降，胃气上逆，故呕吐；肝郁化火，挟痰上扰，故胸闷、心慌；清阳不能上达，故头昏；水谷精微不化，痰湿阻滞，故双下肢乏力。方用温胆汤理气化痰，和胃利胆。患者痰热扰胸，引起胸闷、心慌，故加瓜蒌、黄连合半夏，取小陷胸汤清热化痰、宽胸散结之意；另加茺蔚子、当归、川芎、红花、土鳖虫行气养血，破血逐瘀；钩藤、地龙、全蝎平肝清热，息风通络。二诊时仍觉头晕，余症缓解，脉弦数，故守原方加蜈蚣，增强搜风通络、息风定眩之力。三诊患者头昏减轻，但觉面部乍赤乍热，舌绛，脉弦数，说明内有瘀热，故加丹参凉血祛瘀。

袁海波医案
（肝郁脾虚痰瘀阻，平肝健脾化痰湿）

姜某，男，55 岁。

初诊：2008 年 10 月 22 日。发作性头晕、心慌 5 年余，胸痛胸闷 10 天。患者 5 年前因伏案工作，思虑劳累，生气郁闷，始发头晕心慌。经郑州市第四人民医院检查，血压 180/105mmHg，诊断为高血压病，经服用尼莫地平、倍他乐克有所好转。此后常因劳累及精神刺激，病情时轻时重。3 个月前血压为 170/96mmHg（已服药）。

辨证：肝郁脾虚，痰瘀内阻。

治法：平肝健脾，化痰祛湿。

处方：夏枯草 20g，潼蒺藜 15g，川芎 15g，川杜仲 20g，枳实 15g，佛手 15g，丹参 20g，檀香 10g，炒葶苈子 12g，生麦芽 20g，郁金 12g，延胡索 12g，清半夏9g，云苓20g，白术15g，炙甘草6g。7剂，水煎服。

（姚乃礼，贺兴东，翁维良，等．当代名老中医典型医案集·第二辑——内科分册．北京：人民卫生出版社，2014：70-72．）

【诠解】过思则伤脾，脾不运化，内生痰湿；肝气郁结，肝失疏泄；痰气交阻生瘀热；痰瘀壅塞上焦，故胸闷、胸痛；木郁土虚，肝脾不调，肝郁化火，上扰头目则头晕；扰乱心神，故心慌；治以平肝健脾、化痰祛湿为法。方中夏枯草、潼蒺藜平肝泄热；川芎、丹参行气活血止痛；枳实破气化痰；炒葶苈子泄肺化痰；郁金、延胡索、檀香、佛手疏肝解郁，理气止痛；清半夏、云苓、白术、生麦芽健脾燥湿和胃；川杜仲补肝肾，强筋骨。

石海澄医案

（脾虚痰盛气血滞，健脾益气化痰瘀）

张某某，女，61岁。

初诊：1998年10月9日。患高血压病20年，头晕、头痛反复发作，加重3月，胸脘满闷，神疲乏力。先后经中西医诊治，未见明显效果，血压180/142mmHg。舌胖、苔白腻、舌底脉络紫暗迂曲，脉弦。

辨证：脾虚痰盛，气滞血瘀。

治法：健脾益气，化痰活血。

处方：半夏白术天麻汤加减。黄芪30g，丹参15g，山楂15g，鸡内金15g，白术10g，天麻10g，陈皮10g，荷叶10g，地龙10g，大黄12g，蔓荆子8g，甘草5g，5剂，水煎服。

症有减轻，血压150/120mmHg。守方加减，续进30剂，症状平复，血压150/90mmHg。

[石凯歌，刘绪银，黄笃高，等．石海澄老中医高血压病辨治经验．湖南中医杂志，2001，17（2）：39-40．]

【诠解】本案脾虚健运失职，则水湿停滞，聚而成痰；痰停胃脘，胃气不降，则胸脘满闷；气滞痰阻而生瘀血，痰瘀阻络，故头痛、头晕；脾气不足，生化乏源，肢体失养，则神疲乏力；舌胖、苔白腻、舌底脉络紫暗迂曲，脉弦，故为脾虚痰盛、气滞血瘀之证。治以健脾益气、化痰活血为法。方中黄芪、白术补气健脾；丹参、山楂活血化瘀；鸡内金消食化积；陈皮、荷叶醒脾化湿；天麻、地龙平肝泄热利水；大黄导热下行；蔓荆子清利头目，祛风止痛。

程志清医案
（气火上逆痰瘀阻，泄热涤痰宽胸痹）

谢某，男，42岁。

初诊：2003年3月1日。头晕、头胀伴胸闷、胸痛反复不愈2年。近月加剧，伴口苦、身重、善太息、大便黏滞气秽，有原发性高血压家族病史，发病2年。诊查：面色晦暗，形体肥胖，舌红、苔黄腻干、舌下瘀紫，脉弦细，体重87kg，身高1.80m，体重指数26.9，血压160/110mmHg，平时服用开博通。

辨证：气火上逆，痰瘀痹阻。

治法：清肝泄热，涤痰化瘀，宽胸舒痹。

处方：夏枯草15g，炒黄芩12g，龙胆草5g，焦山栀12g，柴胡10g，薤白9g，郁金12g，瓜蒌皮12g，竹沥半夏12g，丹参30g，赤芍12g，川芎6g，炒枳壳12g，天麻（先煎）12g，钩藤（后下）15g，7剂。

二诊：2003年3月15日。血压165/105mmHg，头晕、头胀、大便黏滞气秽显著好转，尚感胸闷、心悸、口苦，舌红、苔中薄边黄腻，舌下瘀紫好转，脉弦。生化全套均在正常范围内，心电图未见明显异常。治拟原法。

处方：龙胆草5g，柴胡10g，焦山栀12g，泽泻15g，生蒲黄12g，炒决明子15g，夏枯草15g，炒黄芩12g，薤白9g，郁金12g，瓜蒌皮12g，竹沥半夏12g，丹参30g，赤芍12g，川芎6g，炒枳壳10g，天麻（先煎）12g，钩藤（后下）15g，7剂。

三诊：2003年3月22日。血压140/90mmHg，头晕、头胀、胸闷、胸痛好转，咽痒、咳嗽显减，口腻，舌红、中薄边黄腻，脉弦。治拟原法，3月22日方加制天虫12g，车前子12g，5剂。

四诊：2003年3月29日。血压145/90mmHg，迭进清肝涤痰、宽胸舒痹之剂，血压下降，头晕、头胀、胸闷、胸痛显减，咽痒、咳嗽未已，厚腻苔转薄，舌红，脉弦细沉。拟原法化裁。

处方：夏枯草 15g，炒黄芩 12g，龙胆草 5g，焦山栀 12g，柴胡 10g，薤白 9g，郁金 12g，瓜蒌皮 12g，竹沥半夏 12g，丹参 30g，赤芍 12g，川芎 6g，炒枳壳 12g，天麻（先煎）12g，双钩藤（后下）15g，野荞麦根 30g，生地 15g，7 剂。

五诊：2003 年 4 月 3 日。血压 135/90mmHg，头晕、头胀、耳鸣、胸闷、胸痛显减，唯咽痒作咳，舌红、苔边黄腻中薄。治拟原法（清金平木）。用 3 月 29 日方去生地、制天虫，加玄参 12g，牛蒡子 10g，桑白皮 12g，7 剂。

（王永炎，陶广正．中国现代名中医医案精粹·第 6 集．北京：人民卫生出版社，2010：387-388.）

【诠解】本案患者形肥身重，痰湿素盛，痰浊蒙窍，故头晕、头胀；痰浊阻滞气机，故胸闷、胸痛；肝气不疏，故善太息；肝郁化火，故口苦；湿热蕴结大肠，故大便黏滞气秽，痰气交阻日久而生瘀，故面色晦暗；舌红，苔黄腻，舌下瘀紫，脉弦细，故为气火上逆、痰瘀痹阻之证；治以清肝泄热、涤痰化瘀、宽胸舒痹为法。方中夏枯草清热降火；炒柴胡、黄芩、龙胆草清热燥湿，泻肝火；焦山栀清泻三焦，三焦为水谷运行之通道，通三焦给热邪以出路；天麻、钩藤平抑肝阳；半夏、薤白、瓜蒌皮、竹沥、枳壳清热祛痰，宽胸理气；郁金行气解郁；丹参、赤芍、川芎行气活血化瘀。二诊时患者症状好转，仍胸闷、心悸、口苦，舌红、苔中薄边黄腻，舌下瘀紫好转，脉弦，说明仍有瘀热之象，故在原方基础加蒲黄化瘀利尿。三诊时患者主症减轻，但感口腻，故在原方基础上加车前子利尿清热，制天虫即僵蚕入胃经，味辛行散可化痰。四诊患者头晕、头胀、胸闷、胸痛显减，咽痒、咳嗽未已，厚腻苔转薄，舌红，脉弦细沉，故效不更方。五诊患者唯咽痒作咳，舌红、苔边黄腻中薄。生地清热凉血力较大，故去；制天虫味辛咸善化痰散结、息风止痉，故去；加玄参、牛蒡子、桑白皮清热泻火，解毒利咽。

宋兴医案

（升降失调痰热阻，开郁豁痰宣肺气）

刘某，女，73 岁，成都市人。

初诊：1993 年 12 月 19 日。因头昏不能自持，经西医诊断为高血压住院治疗（190/110mmHg）。素来身体强健，很少做西医理化检查，不知有无高血压病史。此次发病因偶感风寒，始则胸闷咳嗽，尚能勉强支撑，生活自理，自服止咳消炎类成品中西药物无效，渐渐胸痛气紧，头晕欲倒，无力支撑。住院旬日，经西药抗感染及降血压治疗，胸痛、头晕均有所改善，但未根除。咳嗽、气紧反日益加重。诊查：大便溏薄不爽，小便滞涩不利，背热膝冷，暮则烦热汗出，夜则胸闷难眠。望诊：形体略瘦，精神尚可而略显烦躁，呼吸气促，说话加重，舌绛红而胀大如肿，光剥无苔、无津。切诊：六脉沉伏似无，细审数疾。

辨证：痰热闭阻，升降失调。

治法：清宣肺卫，开郁豁痰。

处方：冬瓜仁 30g，莱菔子 20g，鲜竹沥（兑服）20ml，枳实 10g，胆南星 10g，桔梗 20g，杏仁 20g，全瓜蒌 20g，鱼腥草 20g。

上方水煎服，暂服 1 剂，以观进退。建议停服其他一切中西药物。是夜，咳吐黄稠黏痰 500ml 以上，次晨二便畅解，量为平日 2 倍以上，顿时热退汗止，胸宽气畅，背热足冷改善，眩晕亦衰其大半。

二诊：精神安静，呼吸调匀，舌体胀消退过半，仍显胖大，红而不绛，苔尚未出，而隐隐有湿润之象，两手脉出弦滑，血压降至 140/80mmHg。所积痰热之邪大势已去，然余邪未尽，仍循前法，守其方而轻其量。各药减半，再服 1 剂。仍有少许黄痰不断咳出，渐出而黏稠渐减，黄色渐退，背热膝冷尽除。

三诊：神安、气平、脉静而略显乏力，大便未解，小便正常，舌色已转正常，舌体略显胖大，血压与二诊时相同。高龄老人，元气已衰，方药虽非攻伐，但总体偏于寒凉导泄，治疗仍不可过剂。改投三仁汤化裁善其后。杏仁 10g，白豆蔻 5g，薏苡仁 10g，厚朴 5g，法半夏 5g，通草 5g，淡竹叶 10g，生谷芽 20g，莲米 20g，怀山药 10g，人参 5g，桔梗 5g。

（王永炎，陶广正. 中国现代名中医医案精粹·第 6 集. 北京：人民卫生出版社，2010：35-36.）

【诠解】本案患者感风寒后，肺气不能宣发肃降，郁闭于上焦，故胸闷咳嗽，因所服用药物未对证，故出现气机阻滞之胸痛气紧症及肝阳化风之头晕欲倒状；西医抗感染药及降压药为苦寒镇敛之品，故用后反增其滞，咳嗽气紧日益加重。凡此种种造成痰浊郁闭上焦，中焦胃气不能上达，气机升降失常，阳闭于上，阴阻于下，故背热而膝冷，便滞而尿涩，脉沉伏而数疾；水谷不化，下走肠间，故大便溏薄不爽；夜为阴，气机本已不畅，加之阴气守而不走，故胸闷难眠；暮时阳气与蕴结之痰热搏结，迫使津液外泄，故烦热汗出；二便滞涩，是气机郁闭之根据；舌绛红而胀大如肿，光剥无苔、无津，六脉沉伏似无。细审数疾，此案为痰热内闭、津气不能上承之证。方中全瓜蒌、鱼腥草、鲜竹沥、胆南星清热豁痰；冬瓜仁清肺化痰利湿；莱菔子降气化痰；枳实破气化痰；桔梗宣开肺气，杏仁苦降肺气，二药相配一宣一降，恢复肺气宣发肃降之功。二诊时余邪未尽，仍循前法。三诊时患者神安、气平、脉静而略显乏力，大便未解，小便正常，舌色已转正常，舌体略显胖大。说明邪气将尽，正气亏虚，故以三仁汤加减，健脾化湿，宣肺祛痰，温补脾肾之气。

周端医案

（脾虚肝旺痰瘀结，健脾平肝化痰瘀）

成某，男，66 岁。

初诊：2001 年 10 月 29 日。头晕、胸闷、呕恶 11 天。患者有高血压病史 15 年，糖尿病病史 1 年，素嗜烟酒，近来服用硝苯地平 30mg，1 次 / 日；美迪康 300mg，3 次 / 日，血压维持在 150/96mmHg 左右，空腹血糖为 7.2mmol/L 左右。现症：头晕胸闷，恶心欲呕，头身困重，嗜睡痰多，纳呆，大便稀薄，小便清，口唇发紫，面色晦暗，舌质紫暗，舌体胖大有齿印，舌下系带迂曲肿胀，苔厚腻，脉弦滑细。血压 105/92mmHg，血脂升高，肾功能正常，心电图示左心室肥厚。

辨证：脾虚肝旺，痰瘀互结。

治法：健脾平肝，活血化痰。

处方：半夏白术天麻汤合活血潜阳方加减。法半夏 12g，白术 12g，茯苓 15g，生山药 15g，天麻 10g，丹参 15g，潼蒺藜 12g，白蒺藜 12g，砂仁（后下）6g，泽泻 9g，葛根 10g。7 剂，水煎服，日 1 剂，水煎，原西药继服。

二诊：2001 年 11 月 5 日。患者诸症悉减，血压 138/88mmHg，血糖（空腹）6.8mmol/L，守上方继服。随访 1 年，患者血压平稳，血糖正常，血脂下降。

（林殷. 心系病证医家临证精华——高血压病. 北京：人民军医出版社，2008：447.）

【诠解】本案患者脾气亏虚，土虚木乘，故头晕胸闷，恶心欲呕，头身困重，嗜睡痰多，纳呆；清阳下陷，故大便稀薄，小便清；脾胃受损，土壅木郁，郁而成瘀，故口唇发紫，面色晦暗，舌质紫暗，舌体胖大有齿印，舌下系带迂曲肿胀，苔厚腻，脉弦滑细，故为脾虚肝旺、痰瘀互结之证。方中法半夏、白术、茯苓、生山药燥湿健脾化痰；砂仁化湿醒脾，行气温中；丹参活血化瘀；天麻、潼蒺藜、白蒺藜平抑肝阳；泽泻泄肾经之虚火，淡渗利水；葛根升阳止泻。

杨明会医案
（清阳不升痰瘀阻，化痰活血兼平肝）

患者，女，56 岁，已婚，汉族，干部。

初诊：1998 年 2 月 23 日。主诉间断头晕、血压升高 3 年半，于 1998 年 2 月 23 日入院。患者于 1994 年秋季无诱因常感头晕，多在劳累、紧张后出现，休息后消失，未引起注意。1995 年 4 月查体时发现血压高，为 160/100mmHg，即引起了重视，此后多次测血压，均在 160/100mmHg 左右，最高时达 180/105mmHg，经常头晕，尤其在劳累、紧张后更为明显。1995 年 5 月起，在解放军总医院就诊，诊断为原发性高血压，给予硝苯地平 10mg，3 次 / 日治疗，因用药后出现明显头痛而停药，又改为依那普利 2.5mg，2 次 / 日。用药后血压很快控制在正常范围内，头晕症状亦缓解，用上药 1 年后血压稳定，减为每日 2.5mg，1 次 / 日。维持约半年后自行停药，停药 1 月后血压又逐渐增高，头晕症状随之出现，给予倍他乐克 6.125mg，2 次 / 日治疗，血压下降。用药 5 月余，血压维持在 120/80mmHg，于 1998 年 1 月份因 ECG 示房室传导延迟而停药，停药后血压又逐渐增高，多在 150/90mmHg 左右，并出现头晕，偶有耳鸣、一过性视物黑蒙现象，无头痛、恶心、呕吐及意识障碍，无尿量改变及双下肢浮肿，无心前区疼痛及活动后心慌气短，为求中医治疗而入院。患者查体发现高脂血症、脂肪肝3年，经服多烯康、苯扎贝特及中药治疗血脂下降至正常水平。刻下症见头晕，头重，耳鸣，偶有视物昏花。形体肥胖，面色晦暗，睡眠欠佳，饮食尚可，大便干，小便调，血压150/90mmHg，舌质暗，苔薄黄，脉沉细。

辨证：痰瘀互阻，清阳不升。

治法：化痰活血，平肝降压。

处方：半夏白术天麻汤加减。法半夏15g，天麻10g，白术15g，茯苓15g，陈皮10g，钩藤（后下）10g，川芎10g，丹参30g，赤芍10g，葛根15g，泽泻15g，夏枯草15g，红花10g，当归10g。6剂，每日1剂，水煎分2次服。

二诊：1998年3月2日。服上方7剂，无明显效果，诸症同前，血压仍为150/90mmHg，舌质淡暗，苔白腻，脉沉细。再仔细推敲，患者肥胖，"胖人多湿"，头晕而重，舌苔腻，脉沉细。

辨证：脾虚湿阻，清阳不升。

治法：益气健脾，活血利水。

处方：参苓白术散合五苓散加减。党参12g，茯苓30g，白术12g，生苡米30g，山药15g，陈皮10g，猪苓20g，桂枝10g，泽泻15g，车前子20g，地骨皮15g，夏枯草15g，益母草15g，丹参20g，红花10g，茜草10g，泽兰10g。6剂，每日1剂，水煎，分2次服。

三诊：1998年3月9日。服上药后小便明显增多，头晕、头重明显减轻，血压逐渐下降至130/85mmHg左右，舌苔由白腻转为薄白。疗效满意，继服上方7剂，病情平稳，血压保持稳定，于1998年3月16日出院。出院后门诊继服中药约半年余，血压控制理想。

（杨明会. 中医病案分析. 北京：科学出版社，2003：15-17.）

【诠解】本案患者高血压病史多年，形体肥胖多为痰湿体质，痰湿阻遏清阳，故头晕，头重；痰湿蕴结，使气血生化乏源，肝肾精亏，故耳鸣、偶有视物昏花；肝阴不足，阴虚阳亢，肝阳化风，故有一过性视物黑蒙症状；痰湿阻遏气血久而生瘀；面色晦暗，睡眠欠佳，大便干，小便调，故为痰瘀互阻、清阳不升之证。初诊时以化痰活血、平肝降压为法，即以化痰平肝为主，但考虑到患者肥胖，"胖人多湿"，所以效果不佳。二诊时以健脾益气、活血利水为法，用参苓白术散合五苓散加减。方中党参、茯苓、白术、生苡米、山药健脾益气；陈皮合茯苓燥湿健脾化痰；猪苓、泽泻、车前子清热利水；桂枝温阳通脉；地骨皮清热生津；夏枯草清热泻火；益母草、丹参、红花、茜草、泽兰活血化瘀利水。诸药合用，使脾气健，痰湿除，诸症减。

盖国忠医案

（清阳不升痰浊阻，升清降浊燥脾湿）

徐某，女，62岁。

初诊：2004年10月9日。有高血压病史16年，常服中药治疗。近日因情绪波动症状加重，血压190/110mmHg，服用西药降压无效。现症：头晕、头胀、失眠、易怒烦躁、颜面烘热，饮食尚可，舌淡体大、苔白滑，脉动。

辨证：痰浊中阻，清阳不升。

治法：燥脾降浊，化痰通络。

处方：清半夏10g，莱菔子（包煎）25g，苍术40g，升麻5g，沉香5g，九香虫10g，6剂。

服上方后，症状明显改善，但偶有恶心。二诊守上方加入僵蚕20g，山药50g，继服6剂。恶心感消失，血压137/90mmHg。为巩固疗效，继服10剂，诸症均除。

[常立萍，盖国忠. 从痰论治高血压病治验举隅. 长春中医学院学报，2006，22（1）：15.]

【诠解】本案患者因情绪波动致肝气上逆，故烦躁易怒，颜面烘热；肝木克土，中焦运化失司，水谷不化，聚而成痰，痰浊中阻，郁遏清阳，故头晕、头胀；肝气上逆，扰乱心神，故失眠；舌淡体大、苔白滑，故为痰湿中阻、清阳不升之证。方中清半夏、苍术燥湿健脾化痰；莱菔子降气化痰；升麻入脾胃经，善引脾胃清阳之气上升；沉香温而不燥，行而不泄，扶脾而无运行不倦，达肾而引火归元，有降气之功，无破气之害；一升一降，升阳气，降浊气，使中焦气运恢复正常；九香虫行气止痛，温中助阳。

旦付贵医案

（瘀热互结肝气郁，清热凉血化肝瘀）

齐某，女，52岁。

初诊：2005年6月。头晕头痛，胸闷心悸，心烦少寐，手足发麻，溲黄便干，有热上冲感，面色晦暗，唇紫，脉弦数，舌质暗红、苔黄，舌下静脉曲张。患高血压2年余，曾先后服降压药及滋阴潜阳中药，但血压仍在180~200/100~110mmHg。

辨证：瘀热互结。

治法：化瘀清热。

处方：柴胡10g，葛根15g，丹参10g，菊花12g，桑枝12g，丹皮12g，赤芍10g，红花10g，地龙10g，薄荷6g。30剂，每日1剂，水煎服。

血压正常，临床症状消失。

[旦付贵. 化瘀清散汤治疗高血压病40例. 河南中医学院学报，2007，22（5）：57-58.]

【诠解】吴又可《瘟疫论》蓄血篇中指出："邪热久羁，无由以泄，血为热搏，留于经络，败为紫血，其血必凝。"说明热与血互结是形成瘀热的病理基础。肝气郁结，久郁成火，肝火上炎，故有热上冲感、头晕头痛；热扰心神，故心烦少寐；热灼津液，使瘀血内生，脉络失养，故胸闷心悸，手足发麻；肠道津亏，故溲黄便干；面色晦暗、唇紫、舌质暗红、舌下静脉曲张为瘀血阻络之症；脉弦数、苔黄为肝火内盛之征。方中丹参、丹皮、赤芍、红花凉血活血；柴胡疏肝解郁；葛根清热生津；菊花平抑肝阳兼清热；桑枝通经络，利关节；地龙清热结，利水道；薄荷疏肝健脾。

耿栓柱医案

（脾虚肝乘水湿停，扶土抑木燥湿邪）

高某，女，65岁。

初诊：2000年9月17日。头昏头胀，视物旋转，上楼气喘，心烦易怒，脘腹胀满，纳少口淡，便溏溲短，舌淡胖苔白滑，脉濡。有高血压病史 20 余年，间断服用中西药治疗，血压波动在 150~180/90~105mmHg。

辨证：脾虚肝乘，水湿内停。

治法：健脾，平肝，降压。

处方：潞党参 12g，炒白术 15g，云茯苓 25g，车前子（包煎）10g，净地龙 10g，夏枯草 15g，天麻 10g，双钩藤（后下）15g，白菊花 10g，广陈皮 10g，清半夏 12g。7 剂，每日 1 剂。

服药后，上述症状明显减轻。舌苔转薄白，脉缓，血压 145/95mmHg。效不更方，守方 3 周。3 周后，临床症状消失，血压正常，无不适。

[耿栓柱．应用扶土抑木法治疗高血压病．北京中医杂志，2003,（3）：38.]

【诠解】脾主运化，脾气亏虚，运化乏力，使水湿内生，水凌心肺，故气喘；心与小肠相表里，心阳被遏，郁而生热，热下移小肠，使小肠泌别清浊之功能失权，故便溏溲赤；脾虚不能升清降浊，故脘腹胀满；水湿内停，阻滞气机，使气机升降失常，导致肝之疏泄失职，肝气上逆，故头昏头胀，心烦易怒。方中四君子汤健脾益气；夏枯草、天麻、双钩藤、白菊花平肝潜阳；车前子利小便以实大便；地龙性寒而下行，故可清热息风，利尿通络；陈皮、清半夏与茯苓相伍，燥湿健脾，消痞散结。

气机郁滞证

黄文东医案
（肝郁气滞肝阳升，理气解郁潜肝阳）

肖某，女，50岁。

初诊：1965年11月15日。头晕心跳，夜寐不安，筋惕肉瞤，右侧胁背及下肢酸痛，纳少，神疲，口干不欲饮，大便干结，月经未绝，行期无定。舌质红，脉小弦。血压180/98mmHg。

辨证：阴血亏耗，肝郁气滞，肝阳上升，冲任不调。

治法：平肝潜阳，疏肝理气。

处方：石决明（先煎）四钱，蒺藜三钱，杭菊花三钱，赤芍四钱，杜仲四钱，制香附三钱，青、陈皮各一钱半，茺蔚子二钱，夏枯草三钱。水煎服，2剂。

二诊：1965年11月18日。头晕、心跳如前，夜寐已安。舌质红，脉小弦。仍守原法。

处方：石决明（先煎）四钱，磁石（先煎）五钱，牡蛎（先煎）五钱，杭菊花三钱，白蒺藜三钱，赤芍五钱，杜仲四钱，川黄柏三钱，决明子三钱。水煎服，3剂。

三诊：1965年11月21日。头晕已减，夜寐亦安，精神较振，但右少腹觉痛。前方去石决明，加制香附三钱。

（林殿. 心系病证医家临证精华——高血压病. 北京：人民军医出版社，2008：399.）

【诠解】本案患者肝气郁结，气机不畅，故胁肋及下肢疼痛；阴血暗耗，使阴血亏虚，不能养心，故心悸，夜寐不安；肝阴不足，阴不制阳，故头晕；阴虚风动，故筋惕肉瞤；木克土，故纳少，神疲；气滞致瘀血内生，故口干不欲饮；阴精亏虚，故大便干结；肝气上逆，疏泄功能失调致冲任失调，故月经行期无定。治以平肝潜阳、疏肝理气为法。方中石决明、夏枯草、蒺藜、菊花平肝潜阳；赤芍、茺蔚子活血凉血，调理冲任；杜仲补肝肾，强筋骨；香附、青皮、陈皮疏肝健脾理气。二诊时患者头晕、心跳如前，夜寐已安。故增加平肝潜阳之力，加磁石、牡蛎平肝潜阳，镇静安神；川黄柏清泻下焦之火，使亢阳有路可去。三诊头晕减，夜寐安，但右少腹觉痛，前方去石决明，加制香附疏肝解郁，理气调中。

盛国荣医案

（腑气不通湿浊壅，通腑降浊益脾气）

黄某，男，62岁。

头晕目眩，视物昏花，心烦寐差，胸闷心悸，上楼气喘，颜面及双下肢浮肿，纳少腹胀，大便秘结，2~3日1行，小便黄少，舌质红暗、体胖有齿痕、苔白厚，脉沉细弦，血压186/105mmHg，血清胆固醇4.7mmol/L，甘油三酯1.8mmol/L，血糖8.3mmol/L。既往有高血压、高脂血症、冠心病、糖尿病。

辨证：中土气虚，湿浊壅滞，腑气不通，升降失常。

治法：健脾益气，通腑降浊。

处方：黄芪30g，带皮茯苓30g，赤小豆30g，决明子30g，生地黄20g，车前子20g，郁李仁10g，火麻仁10g，猪苓10g，泽泻10g，大黄（后下）6g。

服6剂，便通溲畅，浮肿明显消退，血压降为160/92mmHg，余症亦减。于上方去郁李仁、大黄、生地黄、决明子，加白术10g，陈皮10g。另嘱以决明子研末，每日冲服15g。

连服半个月，血压正常，小便清长，大便通畅，浮肿消退，纳增神旺，头晕、心悸等症均减。嘱以决明子研末，每次冲服1.5g，每日1次。继服1个月，血压平稳，血脂、血糖均下降，诸症均失。

[柯联才.盛国荣利水降压法用药经验.中医杂志，1994，35（1）：22-24.]

【诠解】本案患者中焦脾胃气虚，使运化失司，故纳少腹胀；水谷精微不达全身，滞而生痰湿，痰浊中阻，故胸闷、心悸、气喘；痰湿蕴结，阻滞气机，清阳不升，故头晕、目眩；气血不生不能濡养，故视物昏花、心烦寐差；气虚不能化水，使湿邪泛滥，故颜面及双下肢浮肿；腑气不通，故大便秘结；痰湿内蕴生热，故小便黄少；舌质红暗、体胖有齿痕、苔白厚，脉沉细弦，均为中土气虚、湿浊壅滞、升降失常之象。方中黄芪补气健脾；带皮茯苓燥湿健脾，利水消肿；赤小豆、车前子、猪苓、泽泻清热利水；决明子平肝潜阳；生地黄凉血清热，滋阴补肾；郁李仁、火麻仁润肠通便，利水消肿；大黄泄热通便。

瘀血阻窍证

王乐善医案

（血络失和阴阳失衡，清泻肝火和血脉）

范某，男，50岁。

初诊：1989年9月21日。眩晕、耳鸣2年，加重3日。眩晕耳鸣，头痛且胀，每因情绪波动、心情不舒、恼怒而上症加剧，面时潮红，性格急躁，舌质红，苔黄，脉象弦数。血压160/90mmHg。

辨证：血络失和，阴阳失衡。

治法：调和阴阳，降压清眩。

处方：自拟调络饮加减。桑寄生15g，生地黄15g，牡丹皮15g，白芍15g，黄芩15g，菊花15g，夏枯草30g，杜仲15g，牛膝15g，桑枝15g，桂枝15g，生石决明（先煎）30g，甘草15g。

服上方6剂，头胀痛消失，稍感眩晕、耳鸣。经上方稍加减出入，调治2个月，诸症消失。随访1年，未复发。

（张丰强．首批国家级名老中医效验秘方精选．北京：国际文化出版公司，1996：147-148．）

【诠解】本案患者性格急躁，每因情绪波动、心情不舒、恼怒，便眩晕耳鸣、头胀痛加剧，可知其为肝郁化火，火热挟气血上冲；火热耗灼阴津，阴虚不能制阳，故面时潮红；舌质红、苔黄，脉象弦数均为血络失和、阴阳失衡之象。方中桑寄生、杜仲、生地黄滋补肝肾，取滋水涵木之意；牡丹皮、黄芩凉血清热；白芍柔肝和血；菊花、夏枯草、生石决明平肝定眩；牛膝益肝肾，强筋骨，引血下行；桑枝、桂枝、甘草温阳通络利水。诸药合用使阴平阳秘，气血归宗。

邓铁涛医案

（痰瘀阻滞肝阳盛，化痰活血潜肝阳）

宋某某，男，59 岁，干部。

因头晕、心悸、胸闷，高血压 8 年，于 1976 年 3 月 20 日入院。

8 年前开始觉头晕眼花，并发现高血压。血压波动在 170~230/110~130mmHg，伴心悸、胸闷、气短，四肢麻木，视物模糊，全身乏力。近 2 周来症状加重而入院。3 年前患者在某医院普查心电图、二极梯双倍运动试验阳性，诊为高血压冠心病。入院时检查：神清，体形肥胖高大，血压 230/136mmHg，心律规则，舌嫩红稍暗、苔腻，脉弦滑。X 线胸部透视：主动脉段增宽伸长纤曲。心电图检查：心肌劳损，左室电压稍高，二级梯双倍运动试验阳性。眼底动脉硬化Ⅱ级。诊为高血压病。

辨证：心气不足，痰瘀阻滞，肝阳偏盛。

治法：化痰，活血通络，平肝潜阳。

处方：党参 18g，云苓 18g，枳壳 5g，橘红 5g，竹茹 12g，赤芍 15g，代赭石（先煎）30g，牛膝 15g，草决明 30g，粟米须 30g，全瓜蒌 30g。

入院后经用上方随证加减治疗（血压过高时曾配合用复方降压素），患者头晕眼花、气短等症状大为减轻，胸闷消失，血压稳定维持在 150/110mmHg。复查心电图为慢性冠状动脉供血不足二级，梯运动试验阴性，症状改善。于 1976 年 3 月 27 日出院，共住院 8 天。出院后继续门诊治疗，病情稳定。

[邓铁涛. 高血压病辨证论治的体会. 新中医，1980,（2）: 10-12.]

【诠解】本案患者头晕眼花，伴心悸胸闷气短，四肢麻木，视物模糊，全身乏力。体形肥胖高大，舌嫩红稍暗、苔腻，脉弦滑。从其体形可知，患者痰湿内盛而阻遏气机，故心悸、胸闷、气短；心阳不足，故舌嫩红；心气虚，则全身乏力；血液运行乏力使瘀血内生，故舌质暗，四肢麻木；肝开窍于目，目得肝血濡养才能精明视物，瘀血阻络，脉道空虚，肝之阴血不足，故视物模糊；肝阴不足，阴不制阳，肝阳上亢，故头晕眼花。方中党参补中益气；云苓、橘红燥湿化痰；枳壳、全瓜蒌、竹茹豁痰开胸理气；赤芍活血止痛；代赭石、草决明平肝潜阳；牛膝引血下行；粟米须即玉米须，可平肝利胆，泄热利水。

邵章祥医案

（瘀毒损络精血亏，化瘀通络填精血）

王某，男。

初诊：1994年3月20日。眩晕，头痛，心悸，乏力，眼花恍惚，腰膝酸软，五心烦热，舌暗红，少苔，脉弦细。查血压155/100mmHg。有高血压病史。

辨证：瘀毒损伤肾络，精血不足。

治法：补血填精，化瘀通络。

处方：黄芪20g，枸杞20g，杜仲15g，三七（冲）3g，莱菔子30g，野菊花15g，葛根15g，川芎15g，黄精15g，炙甘草6g。

上方服15剂后，主症减轻，时感五心烦热，失眠。上方加炒枣仁30g，熟地15g。

服15剂后，三诊症状基本消失，查血压140/90mmHg，上方丸服用，巩固疗效。半年后随访，患者症状未再复发，血压保持在135/85mmHg左右。

（方居正. 国家级名老中医高血压验案良方. 郑州：中原农民出版社，2010：97.）

【诠解】本案患者眩晕，头痛，心悸，乏力，眼花恍惚，腰膝酸软，五心烦热，舌暗红，少苔，脉弦细。究其病因，概由各种原因致瘀毒内生，瘀血阻滞脉络，使心气不能外达，故心悸；肾精不能充养，肾精不足，故眼花恍惚，腰膝酸软；头目失于濡养，故眩晕头痛；阴虚不能制阳，故五心烦热；舌暗红、少苔，脉弦细均为瘀毒内生、肾精不足之象。因气能生血，能行血，故方中重用黄芪补气升气，使胸中蕴结之气血外达，以推动全身气血运行；川芎为血中之气药，上行头目，中开郁结，可入血分，调一切气，与黄芪、葛根相配共同升阳通络，行气活血；枸杞、黄精滋补肝肾；杜仲补肝肾，强筋骨；莱菔子化痰消脂，三七活血化瘀；野菊花清热解毒。服用上方后，患者主症减轻，时感五心烦热，失眠，说明阴血亏虚，心神失养，故加炒枣仁养心安神，熟地补血养阴，填精益髓。

头痛篇

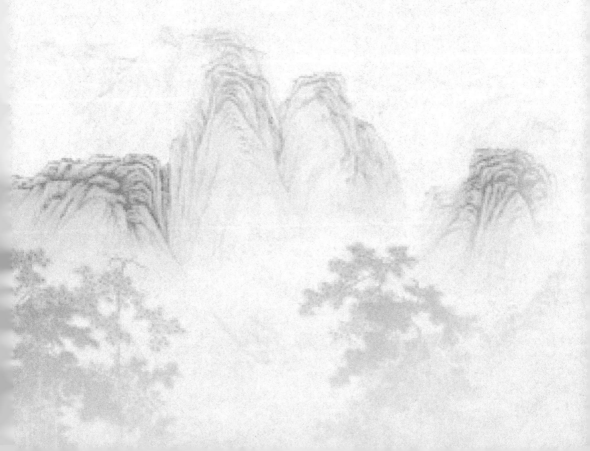

阳热火实、肝火上炎证

严苍山医案

（肝郁化火气上逆，平肝泻火求本源）

吴某，男，56 岁。

初诊：头胀痛而眩，胸闷胁痛，心悸，虚烦不寐，口干尿赤，舌红少苔，脉弦数。血压 170/110mmHg。

辨证：肝火上炎。

治法：平肝泻火。

处方：黄芩泻火汤加减。黄芩 9g，生白芍 9g，生甘草 3g，龙胆 3g，焦栀子 10g，钩藤（后下）9g，怀牛膝 15g。每日 1 剂，水煎 2 次，分早、晚温服。

二诊：服上方 6 剂后，诸症大减，血压降为 150/100mmHg。在上方的基础上加生龙骨 12g，生牡蛎 12g。继续服用。

三诊：再服上方 10 剂后，诸症消失，血压恢复正常。

（严苍山.上海老中医经验选编.上海：上海科学技术出版社，1990.）

【诠解】方中君药黄芩，味苦性寒，泻实火，除湿热；臣药白芍，性凉味苦酸，平抑肝阳，柔肝止痛；龙胆性寒味苦，入肝胆经，泄肝经实热；焦栀子苦寒降泄，凉血清心热，除烦宁心；钩藤归肝、心包经，平肝风，除心热，治疗头晕目眩；各臣药共助君药泻肝经实火；牛膝性平，引诸药下行，平潜上亢之肝阳；怀牛膝又较川牛膝通经之力强，全方共奏平肝泻火之效。现代药理学研究表明黄芩、龙胆、栀子、钩藤、牛膝提取物均有不同程度的降压作用。

胡希恕医案

（阳明实热肝阳升，三黄泻心捣病本）

赵某，男，53岁。

初诊：1965年4月2日。发现高血压已20多年，常头痛、头晕、失眠，前医以平肝潜阳、活血益气、滋阴养心等法治疗半年，未见明显变化。近1个月常头痛、头晕、失眠、烦躁、易怒、心慌、鼻衄、大便干，左半身麻木，舌苔黄、舌质红，脉弦数。血压170/130mmHg。

辨证：阳明里热。

治法：清泄里热。

处方：泻心汤加生地炭。大黄9g，黄连6g，黄芩9g，生地炭9g。

上药服3剂，大便通畅，心烦、鼻衄已，睡眠好转，时有胸闷，改服大柴胡汤合桂枝茯苓丸加生石膏。服1月，头晕、头痛等诸症皆已。血压波动在150~160/100~110mmHg。

（林殷．心系病证医家临证精华——高血压病．北京：人民军医出版社，2008：397．）

【诠解】高血压肝阳上亢，病因有虚、实之分。其虚有阴虚、血虚，因血与阴均属于阴，阴不制阳致肝阳上亢；其实有因火、因热，因火与热均为阳邪，阳热有余，其性炎上，亦致肝阳上亢。故其治疗不仅仅局限于养阴、平肝、潜阳，临证需四诊合参，辨证施治。本案患者烦躁、易怒、鼻衄、大便干，舌红苔黄，脉弦滑均为阳明里实、郁久化热之实热证。治用泻心汤，妙在以芩、连之苦寒泻心之邪热，即所以补心之不足；大黄之通，止其血，而不使其稍停余瘀；加用生地炭增强止血功效。复诊以大柴胡汤合桂枝茯苓丸加石膏和解少阳，泄热活血，化瘀消癥，标本兼治。

魏长春医案

（痰火相挟兼咳逆，清肃痰火治喘逆）

艾某，女，43岁。

初诊：头痛眩晕，胸闷作呕，呕吐痰涎，喘咳气急，咳痰黄白厚黏，眼睛高突，舌红苔黄白厚黏，脉象滑大。血压170/100mmHg。既往有高血压病史。

辨证：痰火上逆清窍。

治法：清降痰火。

处方：雪羹汤加味。陈海蜇（洗净）60g，鲜荸荠（洗去泥）7只，海藻9g，昆布9g，决明子9g，黛蛤散12g，桑枝30g，桑白皮9g，马兜铃9g，黄芩6g。6剂，水煎服，日1剂。

二诊：服上药后，诸症大减，血压150/95mmHg。嘱其守方继续服用。

三诊：再服上方10剂后，血压恢复正常，诸症消失。

（单书健，陈子华．古今名医临证金鉴——头痛眩晕卷．北京：中国中医药出版社，1999：302-303．）

【诠解】湿与痰关系密切，湿滞过甚可化为浊饮，而浊饮又可化为顽痰。本案患者苔白黄厚腻，脉滑大，认为同时存在痰、热、湿邪，故用雪羹汤清热化痰。方中海蜇味甘咸，性平，入肝肾，清热，化痰，消积，润肠。现代药理学研究表明，将海蜇头洗净，加微热使之溶成1g/1ml的原液，可扩张血管，缩小肾容积。荸荠味甘性寒，入脾、肾、肺、胃经，清热生津，化痰消积；海蜇与荸荠同用可治疗各期高血压。肺主气，痰火相兼，气机上逆，肺失宣降，桑白皮、黄芩、马兜铃善化痰火，清肺降压，以平咳喘。决明子、桑枝平肝息风，再合用黛蛤散消痰火，治喘逆。全方共奏清消痰火、清肃肺气之功，使肺气下降，痰火自消，血压自然下降。

刘星元医案

（血热上行肝风动，清热凉血息肝风）

姚某某，女，48岁，教师。

初诊：1975年4月4日。头痛剧烈，尤其左侧后脑及两太阳穴处更为疼痛。目胀，左鼻孔和左眼有发酸感觉。左手麻木，左足发抽，面部红肿，两颧处出现大片血丝。右脉沉小而数，左手沉伏。有高血压病史，波动在160~200/110~120mmHg之间，眼底动脉硬化，失眠多梦，月经每月2次，量多。

治法：清热凉血，息风止痛。

处方：白薇四物汤加减。白薇9g，川芎9g，生石膏15g，荆芥9g，钩藤9g，薄荷3g，防风9g，菊花9g，生地12g，杭芍9g，远志9g，茯苓9g，侧柏叶9g，旋覆花9g，代赭石9g，炒地龙9g，龙骨12g，牡蛎12g，僵蚕9g，天麻6g，全蝎3g，黄芩9g，3剂。

二诊：1975年4月12日。服药后，面部红肿大消，两颧部大片血丝变少变淡。睡眠好转，头痛、目胀减轻，左手脉气稍缓。右手脉沉小。4月4日原方3剂，隔日1剂。

三诊：1975年5月18日。患者经过1个月时间治疗，睡眠较好，头部不痛，左手足发麻发抽消失。每隔1~2日就把原先的方子服1剂，已能正式上班。复查时，脉象沉缓，舌尖稍红。仍服4月4日处方5剂，隔1~2日服1剂。

（王森，刘语高，王小凤，等．刘星元医案医论．北京：学苑出版社，2006：24-25．）

【诠解】本案患者头痛剧烈，后脑及两太阳穴处更甚。目胀，左鼻孔和左眼有发酸感觉。左手麻木，左足发抽，面部红肿，两颧处出现大片血丝。右脉沉小而数，左手沉伏。此证辨为血热上行，肝风内动。治以清热凉血，息风止痛。方中白薇入胃经，为冲、任两经要药，配石膏、黄芩清火除热；四物汤为"治风先治血，血行风自灭"之意；荆芥、防风、菊花、钩藤、薄荷清头明目止痛；旋覆花、代赭石、龙骨、牡蛎降逆镇惊；僵蚕、天麻、全蝎平肝息风解痉；远志、茯苓、侧柏叶宁心益智安神。

郭士魁医案

（肝热上冲扰心神，清热降火平肝阳）

刘某，男，40岁。

初诊：1978年12月12日。头胀痛，口干苦，大便秘结，2~3天一行，欲冷饮，烦躁易怒，睡眠欠佳。近来测血压偏高，已服用降压药治疗。舌质红，苔薄黄，脉弦数，血压170/110mmHg。

辨证：肝热上冲。

治法：清热降压，平肝潜阳。

处方：川芎25g，葛根25g，夏枯草10g，黄芩12g，栀子10g，草决明30g，茺蔚子30g，赤芍15g，牛膝15g，珍珠母30g，地龙10g，生大黄6g。降压药物继服。

二诊：1978年12月19日。头痛缓解，大便通畅，烦躁减轻，睡眠进步。舌质红苔薄黄，脉弦，血压140/90mmHg。上方加生地15g，继服。

三诊：1978年12月26日。自觉头痛缓解，情绪好转，大便通畅，睡眠可，无其他不适，舌质略红苔薄白，脉弦，血压130/85mmHg。继服上方6~12剂。

（邓小英. 古今名医临证实录丛书——高血压. 北京：中国医药科技出版社，2013：115-116.）

【诠解】《类证治裁·头痛》："内风扰巅者，筋惕，肝阳上冒，震动髓海。"症见头脑及巅顶掣痛，眩晕，烦躁易怒，睡眠不宁，脉弦。此系肝经热盛，肝火扰心，心神不宁所致。肝为风木之脏，肝阳上亢，肝火上炎，肝风上扰清空，是头痛的重要病机。治宜平肝潜阳，清热降火。故用天麻钩藤饮、珍珠母丸等加减。方中除用黄芩、栀子、大黄清热降火；夏枯草、草决明、茺蔚子、地龙清热平肝，活血通络；更用川芎、葛根、赤芍、牛膝活血通络，解肌降逆。

赵绍琴医案

（木郁生火气机滞，清肝解郁畅气机）

韩某，男，39岁。

初诊：1992年8月14日。头痛目眩，心烦急躁，失眠多梦，大便干结，舌红苔白，脉弦滑且数。既往有高血压病史半年，一直服用复方降压片、硝苯地平等，血压仍180~195/100~130mmHg。

辨证：肝经郁热，气机阻滞。

治法：清泻肝经郁热，调畅气机。

处方：蝉蜕6g，片姜黄6g，白芷6g，防风6g，僵蚕10g，苦丁茶10g，晚蚕沙10g，炒槐花10g，大黄2g。7剂，水煎服，日1剂。

二诊：1992年8月21日。诸症减轻，血压135/100mmHg。停用西药，原方加川楝子 6g。

三诊：1992 年 8 月 28 日。服药后血压正常，又以上方加减，每周 3 剂，连服 3 周，以巩固疗效。于 1993 年 2 月 12 日复诊，血压稳定在正常范围，未再升高。

（赵绍琴．赵绍琴临床经验辑要．北京：中国医药科技出版社，2001：411-412．）

【诠解】头痛病因有内伤与外感。本案患者无明显外感病史，且为高血压患者，血压控制不佳，故此头痛为内伤头痛。肝属木，喜条达恶抑郁，肝气郁结日久而生热，上扰轻窍，故头痛目眩；五行中木生火，肝经郁热，热扰心神，心神不安，故失眠多梦；热灼津亏，故大便干结。脉弦滑数，结合脉症，本病证属肝经郁热，气机不畅；治以清肝解郁调气机为法。方中蝉蜕甘寒，能疏散肝经风热，《本草纲目》中载蝉蜕"治头风眩晕"；片姜黄破血行气，通络止痛，配蝉蜕宣通火郁，导火下行，一开宣，一降泄，升清降浊，开阳散火；配白芷增加止痛之功；蚕沙燥湿祛风、活血定痛，现代中药学研究表明蚕沙可明目降压；少量大黄荡涤肠胃，推陈致新，通利水谷，安和五脏；槐花性寒味苦，入肝、大肠经，入血敛降，体轻微散，可凉血止血，清泻肝火。诸药合用方奏清肝理气、通达三焦之功。

印会河医案
（肝火上炎血上菀，清肝泻火除湿热）

王某，男，56 岁。

初诊：1988 年 9 月 2 日。头痛头胀，眩晕耳鸣，心烦，胸闷半年，每服复方降压片而好转，停药后血压即上升。诊时血压 200/120mmHg，面赤心烦，大便秘结，舌淡，苔黄腻，脉弦数。

辨证：肝火上炎，血菀于上。

治法：清肝泻火。

处方：龙胆泻肝汤加味。龙胆草 10g，生山栀子 10g，黄芩 10g，车前子（包煎）10g，木通 10g，苦丁茶 10g，柴胡 10g，夏枯草 15g，青葙子 15g，大黄 6g，泽泻 30g，白术 12g，珍珠母 60g。7 剂，水煎服，日 1 剂。

二诊：1988 年 9 月 10 日。血压 140/90mmHg，唯头痛不减、食欲不振。加白蒺藜、川芎各 15g，钩丁 30g，减龙胆草为 2g，大黄为 1g。再进 10 剂，诸症消失。10 个月后随访，血压正常。

（方居正. 国家级名老中医高血压验案良方. 郑州：中原农民出版社，2010：27-28.）

【诠解】本案为肝胆实火上炎之证。肝经绕阴器，布胁肋，连目系，入巅顶，胆经起于目眦，布耳前后入耳中，肝胆之火循经上冲，则头痛头胀，眩晕耳鸣；肝气郁滞于胸膈，故胸闷；郁而化热，故面赤心烦；热灼津亏，故大便秘结。患者舌淡、苔黄腻，脉弦数，结合舌脉，本病为肝胆实火、湿热内蕴之证；治以清泻肝胆实火、清利肝经湿热为法，方选龙胆泻肝汤加减。方中龙胆草大苦大寒，既能泻肝胆实火，又能利肝胆湿热，泻火除湿，两擅其功；栀子、黄芩、大黄苦寒泻火，燥湿清热，泻火通便；夏枯草、青葙子清肝明目；湿热的主要出路是从利导下行，从膀胱渗湿，故加泽泻、木通、车前子导湿热从水道而去；珍珠母镇心安神；为防方中苦寒抑制肝条达之气，故加柴胡，疏畅肝胆之气，并能引诸药达肝胆之经。

柴浩然医案
（过于清肝用苦寒，有悖肝之条达性）

原某，女，50 岁，农民。

初诊：1993 年 3 月 9 日。6 月前头痛，头晕，烦躁，失眠，烘热，出汗，胸闷胁胀，时欲太息，经查血压 160/120mmHg，诊为高血压、更年期综合征。初用更年康、谷维素、心痛定，血压降至 110/70mmHg，停药后血压升高，服用上药，实则需加大剂量方能维持，后改用龙胆泻肝汤加减。初用血压正常，10 余剂后上症未除，又增胃脘不适，食后顶胀，大便溏薄，血压忽高忽低，波动在 120~160/70~110mmHg。舌暗红、苔薄白，脉弦细略数。

辨证：肝郁化火，苦寒伤脾。

治法：疏肝解郁，健脾泄热。

处方：逍遥散加味。当归 9g，炒白芍 9g，柴胡 6g，炒白术 9g，茯苓 9g，白蒺藜 9g，钩藤 12g，夏枯草 12g，菊花 9g，荷叶 9g，炙甘草 6g。

3 剂后，上症明显减轻，停服心痛定等，血压 120/80mmHg。继用上方稍事化裁 10 余剂，血压稳定在 110~120/70~80mmHg。2 月后随访未复发。

（吴大真，刘学春，顾漫，等．现代名中医高血压中风治疗绝技．北京：科学技术文献出版社，2004：151-157.）

【诠解】本案患者因肝气郁结而致胸闷胁胀、时欲叹息；肝郁化火，瘀血内生，上扰头目，故头痛，头晕，烦躁，失眠；肝肾阴虚，故烘热，出汗；舌暗红、苔薄白，脉弦细略数。故为肝郁血虚脾弱证，治以疏肝解郁、健脾泄热为法，方选逍遥散加味。方中柴胡疏肝解郁；当归甘辛苦温，养血活血；白芍养血敛阴，柔肝缓解；木郁不达致脾虚不运，故以白术、茯苓、炙甘草健脾益气；白蒺藜、钩藤、夏枯草、菊花平肝潜阳，清热泻火。

丁书文医案

（肝火亢盛气郁结，清肝泻火疏肝郁）

某女，39 岁。

初诊：1996 年 7 月 9 日。间歇性头痛、头胀 2 年，近日加重，伴心烦易怒、口干口苦、噩梦纷扰。每次临经乳房胀痛，经量多色红，舌红，苔薄黄，脉弦数。就诊时血压 200/115mmHg。

辨证：肝火亢盛，肝气郁结。

治法：清肝泻火，疏肝解郁。

处方：龙胆草 12g，栀子 12g，黄芩 12g，柴胡 12g，合欢皮 12g，菊花 10g，木通 6g。6 剂，水煎服，日 1 剂。

血压降至 145/100mmHg。再予 10 剂，诸症悉平，血压恢复正常。并嘱其平素常服牛黄降压丸，调理善后。

（方居正．国家级名老中医高血压验案良方．郑州：中原农民出版社，2010.）

【诠解】头为"诸阳之会""清阳之府"，又为髓海之所在，居于人体之最高位，五脏精华之血，六腑清阳之气皆上注于头，使头目充养，则为正常。如若肝阳偏亢，疏泄功能失常，就会气郁而化火，故高血压患者易伴心烦易怒、临经乳房胀痛等肝气不疏的症状，治疗上当"顺肝之用""火郁发之"，故清肝泻火，同时加用柴胡、合欢皮以疏达肝气。

石海澄医案

（肝郁化火气病及血，疏肝理气和血定志）

李某某，男，54岁，干部。

初诊：1997年3月10日。头痛、头晕反复发作15年，加重25天。常因工作紧张、情绪激动而加重，经西医诊断为高血压病（Ⅱ期），先后服降压胶囊、天麻钩藤饮、镇肝息风汤，血压有所下降，但症状未见减轻，伴失眠多梦，胸闷，口苦口干，舌暗、苔薄黄，脉弦数。血压180/135mmHg。

辨证：肝郁化火，气病及血。

治法：疏肝理气，和血解痉，安神定志。

处方：柴胡疏肝散加味。柴胡10g，陈皮10g，枳壳10g，香附10g，川芎10g，薄荷10g，黄芩10g，当归10g，丹参15g，地龙8g，酸枣仁12g，甘草5g。5剂，水煎服。

症状减轻，血压150/105mmHg。守方加减续进20剂，症状平复，血压135/90mmHg。

[石凯歌，刘绪银，黄笃高，等. 石海澄老中医高血压病辨治经验. 湖南中医杂志，2001，17（2）：39-40.]

【诠解】朱丹溪有"五志烦劳，皆属于火"之说。本案患者情志过急，水不足以濡，肝胆之火旺，肝伤则木失条达，气血失和，脑失所养，故烦劳或恼怒后，头痛、头晕症状加重。组方以柴胡疏肝散加减疏肝理气，安神定志；"一味丹参饮，功同四物汤"，配合丹参以活血凉血，除烦安神；川芎乃"血中之气药"，加上陈皮、枳壳、香附以疏肝理气；酸枣仁安神定志。

沈舒文医案

（肝阳偏亢风火上旋，主用辛凉疏散风火）

赵某某，女，63岁。

初诊：1998年3月12日。反复头痛、头昏5年，加重1周。5年前，开始出现头痛、头昏，多次测血压160~180/90~115mmHg，诊断为原发性高血压。间断服用降压药，常因生气、劳累情绪不畅而头昏加重。1周前，因家庭琐事生气，头痛头昏，眩晕目胀，面部烘热，烦躁易怒，失眠多梦，口干口苦，大便秘结，舌红苔黄，脉弦数。测血压165/105mmHg，查心电图示窦性心律，心电轴左偏，左室肥厚。检查眼底见动脉硬化Ⅰ度。临床诊断为原发性高血压。

辨证：肝阳偏亢，风火上旋。

治法：平肝潜阳，清化风火。

处方：天麻10g，钩藤15g，石决明（先煎）30g，栀子8g，川牛膝12g，杜仲10g，益母草15g，桑寄生12g，夏枯草15g，菊花10g，罗布麻10g，白芍20g，地龙6g。6剂，水煎，早、晚服。

二诊：1998年3月31日。头痛、目胀消失，头目昏晕减轻，面部潮红，烦躁易怒，睡眠仍差，多梦，口苦减轻，大便秘结，舌红苔薄黄，脉弦数。查血压150/101mmHg。此证风火以潜，肝阳仍亢，治疗转为平肝潜阳，育阴柔肝。

处方：天麻10g，钩藤15g，石决明（先煎）30g，川牛膝12g，杜仲10g，桑寄生12g，益母草15g，夏枯草15g，夜交藤15g，白芍30g，龟甲（先煎）20g，生地15g。6剂，水煎，早、晚服。

三诊：1998年4月7日。头昏减轻，偶发耳鸣，睡眠好转，心悸，多梦，腰酸困，颜面烘热，舌红少苔，脉细弦而数。测血压146/97mmHg。

辨证：肝肾阴亏，风阳内动。

治法：滋阴潜阳，平肝息风。

处方：龟甲（先煎）20g，山茱萸12g，白芍20g，枸杞子12g，女贞子12g，磁石（先煎）40g，川牛膝12g，白蒺藜12g，决明子15g，益母草20g，桑寄生12g，罗布麻12g，炒麦芽10g。6剂，水煎，早、晚服。

四诊：1998年4月14日。眩晕、耳鸣消失，头脑清醒，睡眠稍好，夜梦减少，偶发心悸，舌淡红苔薄，脉弦细，测血压 135/90mmHg。法药对证，效不更法，上方去磁石、罗布麻。6 剂，巩固疗效。

（沈舒文．内科难治病辨治思路．北京：人民卫生出版社，2002：80-81．）

【诠解】肝为风木之脏，喜条达而恶抑郁。本案患者长期情绪不畅，致肝气郁结，故而头昏加重。生气后长期郁结之肝气上冲头目，致头痛头昏，眩晕目胀，面部烘热，烦躁易怒，失眠多梦，口干口苦，大便秘结，舌红苔黄，脉弦数。辨证为肝阳偏亢、风火上旋，治以平肝潜阳、清化风火为法，方用天麻钩藤汤加减。天麻、钩藤平肝息风；石决明质重咸寒，既能平肝潜阳，又能除热明目；栀子清肝泻火，以折其亢阳；川牛膝引血下行，合益母草活血利水；杜仲、桑寄生补益肝肾；白芍柔肝疏肝，顺应肝性。沈舒文老师遵照《知医必辨·论肝气》："人之五脏，唯肝易动而难静。"因七情过极，五脏火气激发肝阳风火升动，风旋火焰上窜于巅，治疗主用辛凉疏散风火，少用重镇潜降肝阳。

张崇泉医案

（肝火上亢，清肝泻火）

肖某，女，61 岁。

初诊：2003 年 9 月 13 日。头痛反复 3 年，再发 2 天。3 年前无明显诱因出现头痛，诊断为高血压。2 天前因与人争吵后，血压升高。现头痛、头胀，右侧头部更甚，颈项胀，眼睛充血，胸闷，烦躁易怒，出汗，口苦，尿黄，舌质暗红、苔薄黄，脉细弦数。血压 160/90mmHg。

辨证：肝火上亢。

治法：清肝泻火。

处方：自拟夏栀泻肝汤加减。夏枯草 10g，白蒺藜 15g，焦山栀 6g，葛根 20g，杭菊（后下）10g，黄芩 6g，生白芍 20g，生地 15g，煅牡蛎（先煎）30g，浮小麦 20g，羚羊角粉（冲兑）2g，泽泻 10g，甘草 5g。7 剂，水煎服，每日 1 剂。

服药 1 周后复诊：头痛明显缓解，颈胀、烦躁、胸闷减轻，汗出止，小便转清，仍口苦，膝关节疼痛、乏力，舌脉同前，血压 130/84mmHg。仍以滋阴清肝潜阳法。前方去羚羊角、焦山栀、浮小麦，加怀牛膝 10g，秦艽 15g，杜仲

15g。再服 10 剂，诸症均缓解，血压稳定。

（方居正. 国家级名老中医高血压验案良方. 郑州：中原农民出版社，2010：77-78. ）

【诠解】本案患者头痛、颈项胀、眼睛充血、烦躁易怒、口苦、尿黄，均为肝火上炎之症。热扰心胸，煎灼津液，故胸闷、出汗，治以清肝泻火为法。方中夏枯草、焦山栀、黄芩清肝泻火；生白芍、生地滋阴柔肝；白蒺藜、菊花清降肝火；泽泻、甘草利湿调中；羚羊角平肝息风镇痛；葛根生津解痉；煅牡蛎、浮小麦镇静止汗。复诊时患者头痛明显缓解，颈胀、烦躁、胸闷减轻，汗出止，小便转清，仍口苦，说明肝火已清大半，故去羚羊角、焦山栀、浮小麦；出现膝关节疼痛、乏力是因为邪去正虚，故加怀牛膝、秦艽、杜仲补肝肾，强筋骨。

肝肾阴虚、肝阳上亢证

冉雪峰医案

（阴液亏虚肝阳亢，育阴潜阳清心火）

苏联外宾某女士。

初诊：头痛，不安寐，耳鸣，甲状腺肿大，血压 150/94mmHg，脉微带劲数。

治法：清脑清心，益阴敛阳。

处方：软白薇 9g，苦百合 9g，鲜生地 24g，云茯苓 12g，酸枣仁 9g，石决明（先煎）15g，青龙齿（先煎）9g，炒山栀 7.5g，青木香 9g，宣木瓜 9g，甘草 3g。随病症出入加减。

二诊：2 个星期小效，血压 137/94mmHg，4 个星期效著，血压降至 130/88mmHg，病机减缓。偶加外感，头晕、肢倦、咳逆，愠愠不舒。

处方：软白薇 9g，竹柴胡 4.5g，全瓜蒌 12g，大浙贝母 9g，云茯神 12g，酸枣仁 9g，青龙齿（先煎）9g，左牡蛎（先煎）9g，小青皮 4.5g，甘草 3g。

三诊：1 周外邪方去，2 周外邪方净。兼外邪时，血压略高，外邪净时，仍复原状。因病者不惯汤药，时或呕吐，改用丸剂。

处方：杞菊地黄丸 12g，2 次/日，朱砂安神丸 6g，1 次/日。约 1 个月血压降至 130/88mmHg，头痛渐减，已能安寐，血压接近正常，脉象平缓，拟用丸剂收功。知柏地黄丸 500g，有余热则用；归脾丸 500g，愈后调养用。

（冉雪峰. 冉雪峰医案. 北京：人民卫生出版社，1962：33-34.）

【诠解】本案患者初诊时头痛、不安寐、耳鸣、脉劲数，均为阴虚阳亢之象，给予酸枣仁汤合百合地黄汤化裁以滋阴清热除烦。1 个月获显效，症状缓解，血压平稳。考虑患者为阴虚体质，故症状改善后给予"补方之正鹄"之地黄丸类方滋补肝肾。现代药理学研究表明地黄汤煎剂可以直接或间接地改善肾血流，并通过肾代谢而促进肾小管的分泌功能，从而降低血压。

彭崇让医案

（肝肾阴虚肝阳亢，育阴潜阳平肝阳）

胡某，男，61岁。

初诊：头痛眩晕，行走欲倒，头痛以前额两侧尤甚，且牵及后脑掣痛。面赤心烦，胸闷腰痛，动则气喘，夜间口渴，饮食尚可，二便如常，皮肤起小疙瘩，瘙痒难受，眼底检查有动脉硬化，舌体胖嫩、震颤，苔净，脉左沉取细数、右沉取弦数。血压150/100mmHg。有高血压病史。

辨证：肝肾阴虚，肝阳上亢。

治法：育阴潜阳。

处方：三甲复脉汤加减。生地黄12g，阿胶12g，白芍9g，炙甘草6g，麦冬9g，火麻仁9g，黑芝麻15g，牡蛎15g，龟甲9g，女贞子9g，墨旱莲9g。10剂，水煎服，日1剂。

二诊：头额疼痛渐减，面色赤渐转佳，皮肤瘙痒、疙瘩消失，舌脉如前。原方去女贞子、墨旱莲，加菊花5g，枸杞子9g。10剂，水煎服，日1剂。

三诊：上述症状均有改善，血压130~140/80~90mmHg。治疗滋养肾阴，以善其后。

处方：金樱子120g，生地黄30g，菟丝子120g，桑叶60g，何首乌500g，怀牛膝60g，杜仲60g，豨莶草120g，忍冬藤30g，女贞子60g，墨旱莲120g，黑芝麻120g，桑椹子120g。配1料，其研细末过筛，炼蜜为丸，早、晚各服15g。

（湖南省中医药研究所.湖南省老中医医案选.长沙：湖南科学技术出版社，1981：74-75.）

【诠解】肝肾亏虚可因先天禀赋不足，肝肾素亏，或老年精血亏损，或久病失于调理，或劳倦过度，或情志内伤耗损肝肾之阴，或肝阴先虚久及肾，使肾阴亦虚，或肾水先亏，水不涵木致肝阴亦亏。肝肾阴虚，阴不制阳，肝阳上亢，即发头痛。治当育阴潜阳，滋水涵木，平肝息风。其本在阴虚，故重用生地黄、阿胶、麦冬、火麻仁、黑芝麻、白芍、金樱子、菟丝子、何首乌、女贞子、桑椹子、墨旱莲滋补阴血以养心；牡蛎、龟甲镇肝息风潜阳。

潘养之医案

（素有亏虚阳上亢，镇肝息风降血逆）

王某，男，65 岁。

初诊：1979 年 6 月 17 日。病人头痛、头晕已数年，近因情绪波动，突然头痛头晕加剧，心烦，口苦，卧则如倒立舟车之上，眼前发黑，面赤如醉，渐觉手足活动失灵，突然昏厥，经检查诊断为原发性高血压，舌红苔薄黄，脉弦长有力。

辨证：阴虚阳亢，肝风内动，气血上逆。

治法：镇肝息风。

处方：牛膝 15g，赭石（先煎）15g，生龙骨（先煎）12g，生龟甲（先煎）12g，生白芍 9g，天冬 6g，生地黄 10g，川楝子 6g，生麦芽 6g，青蒿 4g，甘草 3g，菊花 10g。4 剂，水煎服，日 1 剂。

二诊：1979 年 6 月 25 日。服上方后，头痛、头晕稍减，手足活动较前灵活，脉弦数有力。仍以镇肝息风为治，服原方 3 剂。

三诊：1979 年 6 月 30 日。头痛、头晕均减轻，手足活动自如，心烦、口苦消失，血压 150/100mmHg，脉弦数。前药稍有增减，再进 3 剂。

四诊：1979 年 7 月 10 日。诸症消失，唯时觉头晕。仍服上方 4 剂而痊愈。以后来门诊检查，血压正常。

（潘养之 . 中医医案医话集锦 . 兰州：甘肃人民出版社，1981：193-194.）

【诠解】本案主要在于平素气血亏虚，心、肝、肾三脏阴阳失调，加之忧思恼怒，以致气血运行受阻，阴亏于下，肝阳上亢，阳化风动，血随气逆，挟痰挟火，横窜经络，蒙闭清窍，形成阴阳互不维系之证。正如《素问》云："诸风掉眩，皆属于肝，……如肝气升发太过，则脏腑气血而随之上逆，血随气逆，并走于上，则发为中风。"方中怀牛膝归肝肾经，入血分，性善下行，故重用以引血下行，并有补益肝肾之效，为君药。代赭石质重沉降，镇肝降逆，合牛膝以引气血下行，急治其标；龙骨、龟甲、白芍益阴潜阳，镇肝息风，共为臣药。天冬下走肾经，滋阴清热，合龟甲、白芍滋水以涵木，滋阴以柔肝；肝为刚脏，性喜条达而恶抑郁，过用重镇之品，势必影响其条达之性，故又以茵陈、川楝子、生麦芽、菊花清泄肝热，疏肝理气，以遂其性，以上俱为佐药。与上案相比，治疗重在镇肝息风，引血下行、降上逆之气为主，佐以滋阴潜阳之药而奏效。

李仲守医案

（阴虚阳亢肝木旺，育阴潜阳兼消导）

王某，男，64 岁。

初诊：1982 年 4 月 5 日。常觉头痛、面红、短气、心悸，近 2 个月来，胃脘胀痛加重，胸闷，食纳一般，大便溏，夜尿 2~3 次，舌苔黄微腻，脉弦细。血压 180/110mmHg，胆固醇为 11mmol/L。有高血压 10 年余，曾用复方降压片、利血平等多种降压药治疗，然血压一直未能控制正常。

辨证：阴虚阳亢，肝郁脾虚。

治法：育阴潜阳，佐以健脾消导。

处方：桑寄生 20g，党参 20g，何首乌 20g，珍珠母 30g，鸡血藤 30g，甘菊花 12g，白蒺藜 12g，桑白皮 15g，山楂 15g，茯苓 15g，枳实 10g。7 剂，水煎服，日 1 剂。

二诊：1982 年 4 月 12 日。服上方后，头晕痛明显减轻，胃脘微胀痛，大便稍溏，舌苔转薄黄，脉弦细，血压 110/90mmHg。药切病机，上方去桑皮，加川厚朴 10g，嘱其继续服用。

三诊：1982 年 4 月 19 日。服上方后，头晕、胃脘胀痛消失，大便成形，夜尿 1~2 次，舌脉同前，血压降为 140/80mmHg。守上方去甘菊花、川厚朴，加干葛根 30g，杜仲 15g，再进 7 剂。此后以本方为基础加减，嘱病人间服，以巩固疗效。

（单书健，陈子华．古今名医临证金鉴——头痛眩晕卷．北京：中国中医药出版社，1999：269.）

【诠解】本案患者头痛、面红、短气、心悸，以阴虚阳亢之证为主，而兼有胃脘胀痛、胸闷、食纳一般、大便溏等脾虚之象。治疗用桑寄生、何首乌、珍珠母、鸡血藤、甘菊花、白蒺藜、桑白皮平肝息风，育阴潜阳；用党参、山楂、茯苓、枳实等消导药调理脾胃。

郭士魁医案

医案 1（久郁必损气阴虚，活血平肝益气阴）

黄某，男，65 岁。

初诊：1978 年 12 月 5 日。头痛项强，胸闷痛，每日发作 2~3 次，工作紧张时睡眠差，大便干，舌胖暗苔白，脉沉弦。血压 210/110mmHg。有高血压病史 10 年余，心绞痛病史 3 年，服硝酸甘油可缓解。

辨证：阴虚阳亢，气滞血瘀。

治法：活血平肝，益气养阴。

处方：川芎 15g，葛根 20g，丹参 30g，北沙参 20g，太子参 15g，赤芍 15g，威灵仙 20g，草决明 25g，茺蔚子 30g，香附 15g，红花 10g，当归 12g，青木香 15g，泽泻 20g，元胡粉 2g，冰片粉 0.5g（后二味分 2 次冲服）。继服原降压药。

二诊：1978 年 12 月 29 日。2 周来未发生心绞痛，无明显头痛、头晕，劳累后仍有项强肩痛，睡眠可，二便调，舌胖暗苔薄白，脉沉弦。血压 170/90mmHg。继用上方加生地 20g，牛膝 15g，去太子参、当归。

三诊：1979 年 1 月 12 日。未发生胸闷及心绞痛，无头痛、头晕，精神好转，睡眠可，劳累后有项强，背酸，二便调。近来检查血脂较前下降。舌胖暗苔薄白、脉沉弦细。血压 140/80mmHg，心电图 ST—T 改变较前有好转。继用：川芎 15g，葛根 20g，北沙参 20g，太子参 15g，生地 20g，赤芍 15g，草决明 25g，茺蔚子 30g，青木香 15g，香附 20g，红花 10g，牛膝 15g，桑寄生 15g，威灵仙 20g，元胡 6g。

（邓小英．古今名医临证实录丛书——高血压．北京：中国医药科技出版社，2013：114-115.）

【诠解】本案患者属于早期高血压病。由于长期工作紧张，劳累、七情妄动伤肝，或饮食失节，肠胃热盛伤肝，均可引起阳亢。如果肝阳上亢，郁久化热，必损阴液，阴虚阳亢。病程久阴损及阳，则成气阴两虚，气虚肝郁易发生气滞，形成血瘀，血脉瘀阻，不通则痛，可出现气胸痹、怔忡等症状。故治疗在平肝活血的同时，佐养阴益气之品，兼顾肝郁气滞、血瘀阴虚，以获良效。

医案2（阴虚阳亢气血瘀，活血通络潜肝阳）

郭某，男，63岁。

初诊：1978年11月27日。自觉头痛、头晕、手抖、有时胸闷气短，或有心前区压痛感。舌胖质暗苔白，脉沉细弦，血压170/120mmHg。高血压病史10余年，现服降压药物治疗，血压不稳定。

辨证：阴虚阳亢，气滞血瘀。

治法：平肝潜阳，活血通络。

处方：川芎15g，葛根20g，羌活15g，钩藤20g，丹参20g，威灵仙20g，菊花15g，生地15g，草决明25g，青木香15g，郁金20g，牛膝20g，珍珠母30g。继服降压药。

二诊：1978年12月5日。服药后，胸闷痛减轻，发作次数减少，头痛减轻，午后仍有轻度头痛、手抖。舌质暗胖苔薄白，脉沉细弦，血压150/100mmHg。上方加全蝎粉2g，分冲继服。

三诊：1978年12月12日。服药后，头痛、头晕缓解，未发生胸闷、胸痛，手抖减轻，睡眠好，二便调。舌质暗苔薄白，脉沉细弦，血压140/90mmHg。上方继服6~12剂。

（邓小英.古今名医临证实录丛书——高血压.北京：中国医药科技出版社，2013：116.）

【诠解】本案患者既有肝阳上亢之标，又有病程日久、年老体虚之本。头痛、头晕、手抖的同时，有时胸闷气短或有心前区压痛感，舌胖质暗，脉沉细弦，此为肝阳上亢，兼有血瘀风动之象。治以平肝潜阳、活血通络息风之剂。方中钩藤、羌活、全蝎、菊花、茺蔚子、草决明、青木香清热息风，平肝潜阳；川芎、葛根、丹参、威灵仙活血祛瘀，通经活络。二诊时患者诸症减轻，仍时有头痛、手抖之象，效不更方，原方加全蝎息风镇痉，通络止痛。全蝎，咸辛平，有毒，其能治风者，盖亦以善于走窜之故，则风淫可去，而湿痹可利。若内动之风，宜静不宜动，似非此大毒之虫所可妄试。现代药理学研究表明全蝎提取物具有降压作用。

医案 3（阴虚阳亢头眩痛，清热潜阳降肝逆）

姚某，女，54 岁。

初诊：1975 年 11 月 10 日。近 1 周头痛，头眩加重，面部及手足心热，烦躁易怒，口干欲饮，思睡多梦，下肢凹陷性浮肿，舌暗红，苔薄黄，脉弦。血压 200/120mmHg。患者原有高血压病 15 年，间断服用降压药。经常头痛、眩晕，曾多次昏倒。

辨证：阴虚阳亢，肝阳头痛。

治法：清热平肝潜阳。

处方：天麻 9g，钩藤 9g，草决明 15g，黄芩 9g，牛膝 15g，茺蔚子 15g，菊花 9g，桑寄生 15g，茯神 12g，杜仲 9g，丹参 15g，郁金 12g，葛根 18g，鸡血藤 15g。继服降压药。

二诊：1975 年 11 月 17 日。服药后头痛减轻，自觉头顶、枕部及右侧头部仍有疼痛，双下肢无力，便干。舌质暗红，苔薄黄，脉弦细。血压 170/100mmHg。上方加川芎 15g，全蝎 3g。继服。

三诊：1975 年 11 月 24 日。无头痛，手足灼热感、心烦减轻。下肢水肿消失，舌质暗边略红，苔薄白，脉弦，血压 140/90mmHg，继服上方。

四诊：1975 年 12 月 1 日。无明显自觉不适，精神较好。舌质略暗，苔薄白，脉弦，血压 140/90mmHg。上方继服 6 剂。

（邓小英. 古今名医临证实录丛书——高血压. 北京：中国医药科技出版社，2013：117-118.）

【诠解】凡五脏精华之血，六腑清阳之气皆上注于头，故内伤之疾皆能导致头痛。若由阴虚阳亢而起，故须除烦劳，安躁心。本病病变，首当责之于肝。肝为刚脏，其体阴而用阳，须得肾水滋养，方能柔和。若肾水有亏，不能涵木，则风阳未动者必痛，已动者必剧。治当清热祛风，平肝潜阳。方中不仅用天麻、钩藤、草决明、黄芩、葛根、全蝎祛风清热平肝；丹参、茺蔚子、川芎、鸡血藤活血通络；更有桑寄生、杜仲、牛膝之类补肾降逆，标本兼顾。

医案4（阴虚阳亢兼血瘀，养阴活血宽胸阳）

邓某，男，65岁。

初诊：1975年9月25日。头胀痛、项强、口干、腿软乏力；舌质暗红、中心龟裂、苔白，脉弦细，左脉寸弱，血压170/100mmHg。有高血压病、冠心病史。近来自觉轻度胸闷，但无明显心绞痛。

辨证：阴虚阳亢兼血瘀。

治法：养阴清热，活血宽胸。

处方：川芎15g，葛根24g，黄芩15g，瓜蒌18g，薤白18g，荜茇12g，郁金18g，菖蒲12g，茺蔚子30g，红花9g，草决明24g，鸡血藤24g，生地15g，珍珠母30g。

二诊：1975年10月15日。本方服用18剂，胸闷、项强、头胀痛完全缓解，未发生心绞痛，睡眠、精神状态较前好转。舌质暗中心龟裂、苔薄白，脉弦细，血压130/84mmHg。

（邓小英．古今名医临证实录丛书——高血压．北京：中国医药科技出版社，2013：117．）

【诠解】本例患者头胀痛、项强、口干、腿软乏力，舌质暗红、中心龟裂，脉弦细、左脉寸弱，有高血压病、冠心病史。此为阴血及阴精亏损所致的阴虚头痛。《景岳全书·杂证谟》："阴虚头痛，即血虚之属也，凡久病者多有之。"治宜滋阴降火，活血宽胸。方中用黄芩、草决明、珍珠母清泻肝火，镇静宁心；川芎、葛根、茺蔚子、红花、鸡血藤、瓜蒌、薤白活血通脉，宽胸通心阳；荜茇芳香温通。

俞慎初医案

（阴虚火旺头晕痛，泻南补北填真阴）

马某，女，54岁。

初诊：1981年8月10日。头痛伴有眩晕、咽痛、口干、耳鸣、尿赤已3年。

症状逐渐加剧，经市医院检查，血压 206/112mmHg，诊断为高血压、冠心病。

诊查：患者来诊之时，面红而光，腰酸而痛。舌绛苔少，脉象细数。

辨证：阴虚火旺。

治法：泻南补北。

处方：太子参 15g，麦门冬 15g，五味子 3g，当归身 6g，干地黄 15g，杭白芍 12g，京丹参 15g，夏枯草 15g，条黄芩 6g，珍珠母（先煎）30g，生牡蛎（先煎）30g。另用明天麻 12g，向日葵 12g，鸡蛋 1 个炖服。日 1 次，连服 7 次。另取毛冬青片，每次 2 片，日 3 次，饭后服，可长期服用。

二诊：1981 年 8 月 16 日。服前药 7 剂，症情明显好转，纳食亦佳，血压降至 160/80mmHg。仍照前方加减，再服 6 剂。

三诊：1981 年 8 月 23 日。前方药服 6 剂后，症趋向愈，理当守法，进参麦杞菊六味地黄汤，固其气阴。

处方：太子参 15g，麦门冬 15g，枸杞子 12g，白菊花 6g，怀山药 15g，山萸肉 10g，白茯苓 10g，干地黄 12g，粉丹皮 10g，建泽泻 10g，10 剂。

四诊：1981 年 8 月 30 日。前方药服 10 剂后，诸症消失，血压恒定。易汤剂为杞菊地黄丸，早、晚各服 10g，空心服，并配合毛冬青片常服。至今年余无恙。

（董建华．中国现代名中医医案精粹．北京：北京出版社，2010：346．）

【诠解】泻南补北法又称泻火补水法，适用于肾阴不足、心火偏旺、水火不济、心肾不交之证。心主火，火属南方；肾主水，水属北方。此法根据五行生克关系，提出对肝实肺虚而脾土无恙的病症，要用泻心火、补肾水的方法来治疗。泻南补北法之意在于治病求本，根据五行相生相克关系，辨明脏腑之间的生、克、乘、侮，从而达到损其有余，补其不足，调整阴阳平衡的治疗目的。方中重用太子参、麦门冬、五味子、当归身、干地黄、杭白芍补阴填精；京丹参、夏枯草、条黄芩、珍珠母、生牡蛎清肝潜阳。

李介鸣医案

（肝火上炎肝阳亢，清肝泻火和肝络）

慕某，男，56岁。

初诊：1991年3月12日。头痛、头胀10年余，加重3月。患者于1980年初因头痛、头胀于当地医院检查，测血压180/110mmHg，经口服复方降压片，症状缓解，但未到医院进一步诊治，未监测血压而自行停药。此后，每遇劳累及情绪波动而出现上述症状，自行间断服复方降压片。近3个月来，头痛、头胀症状加重，并伴阵发性心悸、胸闷、头晕，遂于当地医院诊治，测血压210/120mmHg，经服硝苯地平、尼群地平、卡托普利、阿替洛尔、速尿等治疗，血压仍控制不满意，前来我院请李氏诊治。刻下：头痛头晕，耳鸣目眩，心烦易怒，口苦咽干，胸闷憋气。舌质红，苔薄黄，脉弦。血压180/110mmHg。

辨证：肝火上炎，肝阳上亢。

治法：清肝泻火，平肝和络。

处方：生龙、牡（先煎）各24g，生石决明（先煎）24g，龙胆草9g，黄芩12g，蒺藜15g，菊花12g，夏枯草10g，钩藤15g，天麻12g，牛膝12g，地龙12g，丹参15g，赤芍15g。7剂，水煎服，日1剂。

二诊：1991年3月27日。服药后头痛减轻，仍觉头晕，血压波动在160~180/90~100mmHg之间，眠差，舌脉同前。上方加磁石（先煎）18g，佛手12g。7剂，水煎服，日1剂。

三诊：1991年4月4日。药后头晕减轻，口干不苦，近2日感咽痛，血压150~160/90~100mmHg之间，舌质红苔薄白，脉弦。上方加藏青果12g。7剂，水煎服，日1剂。

四诊：1991年4月11日。药后咽痛止，以上诸症明显减轻，但觉胸闷，血压在150~160/80~90mmHg。上方去藏青果，加瓜蒌24g。7剂，水煎服，日1剂。

五诊：1991年4月18日。药后血压基本稳定在150/80~90mmHg之间，自觉症状消失，入睡难，舌脉同前。上方加琥珀末（冲服）3g，7剂。随诊，血压、睡眠安好。

（范爱平，曲家珍．李介鸣临证验案精选．北京：学苑出版社，1999：

59-60.）

【诠解】在正常生理条件下，人体阴阳维持着动态平衡。肝阴不足，阴不制阳，即出现肝阳上亢证。肝阴不足主要是由肾阴虚，肾水不能滋养肝木，致气郁化火，内耗肝阴。平肝潜阳，一方面能补肝阴之不足，又能使亢盛的肝阳得到抑制，使人体阴阳恢复相对平衡。因肝阳上亢是肝肾阴虚、阴不制阳的结果，所以平肝潜阳法常与滋补肝肾法配合使用。本案患者虽患高血压病多年，临床症状为头痛头晕，耳鸣目眩，心烦易怒，口苦咽干，舌质红、苔薄黄，脉弦，一派肝火上炎、肝阳上亢之象。李老治疗时用龙胆草、黄芩苦寒直折，清泻肝经实火；夏枯草、蒺藜、钩藤清肝明目，平肝潜阳；菊花养肝散风，擅清头目；生石决明、生龙骨、生牡蛎、磁石等重坠之品镇静安神，平肝潜阳，重在清肝泻火，平肝潜阳和络。用牛膝补益肝肾，引血下行，折其亢阳。全方合用，使肝经热清，风阳内潜，血压自平。

邓铁涛医案
（肝阳上亢痰浊阻，平肝潜阳祛痰浊）

贾某，男，38岁。

初诊：2001年3月16日。患者诉头痛反复1年，伴头晕、头胀，间服西药心痛定、倍他乐克等治疗，血压控制不理想，遂求助于中医。测血压为165/95mmHg，诊查见：舌质淡红、苔薄黄，脉细滑弦。

辨证：肝阳上亢，痰浊内阻。

治法：平肝潜阳，祛痰化浊。

处方：云苓15g，竹茹10g，胆南星10g，枳壳6g，甘草6g，钩藤（后下）15g，菊花15g，白芍15g，丹参24g，牛膝15g，桑寄生30g，草决明30g。

二诊：2001年4月6日。患者仍头痛，头晕，口干，舌尖红、苔薄白，脉细弦，测血压为179/105mmHg，治以清肝为主。

处方：菊花15g，钩藤（后下）15g，夏枯草15g，赤芍15g，草决明30g，石决明30g，丹参24g，牛膝15g，桑寄生30g，生地24g，天麻10g，薏苡仁24g。同时嘱患者杭菊泡茶晨喝。

三诊：2001 年 4 月 13 日。患者诉头痛有减轻，舌尖红、舌质淡红、苔微黄，脉细弦。测血压 170/120mmHg。

处方：云苓 15g，竹茹 10g，胆南星 10g，枳壳 5g，甘草 6g，橘红 10g，石菖蒲 10g，杜仲 10g，丹参 24g，牛膝 15g，桑寄生 30g，草决明 30g。

四诊：2001 年 4 月 27 日。患者头痛减轻，口干，寐可，舌质淡，苔薄白，脉细弦。测血压 140/105mmHg。

处方：云苓 15g，竹茹 10g，枳壳 6g，甘草 6g，石菖蒲 10g，丹参 24g，桑寄生 30g，草决明 30g，石决明 30g，生牡蛎 30g，豨莶草 15g，菊花 15g。

五诊：2001 年 5 月 11 日。患者头痛、头胀明显减轻，口干，寐可，舌质淡，测血压 130/90mmHg。

处方：云苓 15g，竹茹 10g，枳壳 6g，甘草 6g，石菖蒲 10g，丹参 24g，草决明 30g，石决明（先煎）30g，生龙骨（先煎）30g，生牡蛎（先煎）30g，菊花 15g，牛膝 15g。

六诊：2001 年 6 月 1 日。患者头痛时作，时有头晕眼花，舌质淡红、苔微黄浊，脉细，测血压 130/100mmHg。

处方：石决明（先煎）30g，生龙骨（先煎）30g，生牡蛎（先煎）30g，云苓 15g，甘草 6g，丹参 24g，桑寄生 30g，白蒺藜 10g，豨莶草 15g，白芍 15g，牛膝 15g，菊花 15g。

七诊：2001 年 6 月 8 日。患者头痛时作，次数较前明显减少，口干，舌质淡、苔薄黄，测血压 140/90mmHg。

处方：云苓 15g，竹茹 10g，胆南星 10g，枳壳 6g，甘草 6g，橘红 10g，石决明（先煎）30g，生龙骨（先煎）30g，龙牡蛎（先煎）30g，桑寄生 30g，牛膝 15g，丹参 24g。

八诊：2001 年 6 月 29 日。患者头痛不显，口干，颈部不适，舌质淡、苔薄白，测血压 130/90mmHg。

处方：竹茹 10g，胆南星 10g，枳壳 6g，甘草 6g，橘红 10g，白蒺藜 10g，草决明 30g，生龙骨（先煎）30g，龙牡蛎（先煎）30g，桑寄生 30g，牛膝 15g，丹参 24g。

九诊：2001 年 7 月 6 日。患者偶尔头痛、头晕，时有流鼻涕好转，舌质淡、苔薄白，脉细，测血压 130/90mmHg。

处方：竹茹 10g，胆南星 10g，枳壳 6g，甘草 6g，橘红 10g，泽泻 10g，草决明 30g，桑寄生 30g，牛膝 15g，丹参 24g，玉米须 30g，蔓荆子 10g。

此后，患者又复诊 2 次，血压都在 130/90mmHg 左右，头痛不显，由于经济原因未坚持治疗。

（邓小英．古今名医临证实录丛书——高血压．北京：中国医药科技出版社，2013：124.）

【诠解】本案患者头痛反复，头晕头胀，舌质淡红、苔薄黄，脉细滑弦，证属肝阳与痰浊并见。治以平肝潜阳，祛痰化浊。方中云苓、竹茹、胆南星、枳壳祛痰化浊；钩藤、菊花、草决明平肝潜阳；白芍、丹参、牛膝、桑寄生补益肝肾，活血引血下行。五诊之后症状减轻，但血压仍高，故加用草决明、石决明、生龙骨、生牡蛎潜阳补阴，降低血压。

丁光迪医案
（风火头痛肝风动，苦寒泻火顾真阴）

朱某，男，52 岁，干部。

高血压已 3~4 年，但自觉无甚异常。自去年冬天工作劳累，突然头痛脑动，目眩旋转，几欲跌倒，经休息治疗，又继续上班。今春正在开会，突又发作，卧床不起，起则天旋地转，头痛欲裂。平时性情急躁，做事不肯稍缓。体丰能食，大便时秘，小便赤。脉弦滑数，舌赤苔黄腻根厚。血压 190/110mmHg。

辨证：风火头痛。

治法：泻火顾阴。

处方：当归龙荟丸方去麝香、木香，加制乳香、赤白芍、竹沥、半夏、炙甘草作汤剂。六味地黄丸 10g，另吞，2 剂。

二诊：药后大便畅行 3 次，神倦入睡，微微得汗，醒后觉饥，进稀粥甚适，头已不痛，能起床，血压亦降。脉弦减缓，黄厚苔尽脱，舌红稍暗，欠津。

处方：丹皮，黑山栀，白芍，川芎，炙甘草，北沙参，麦冬，白术，茯苓，牛膝，女贞子，墨旱莲草。

（单书健，陈子华．古今名医临证金鉴——头痛眩晕卷．北京：中国中医药出版社，1999：352．）

【诠解】 本案患者平素性情急躁，工作劳累又体丰能食，均为肝阳过亢。此次发病，大便秘结，小便赤，脉弦滑数，舌赤苔黄腻根厚，为肝经实热表现。此时不予平肝、镇肝之方，而以当归龙荟丸为基础方，使肝火泻，大便通。火去风清，阴津损伤之象显露，转予养阴固本、清金制木之方以消余焰。治疗中更要标本兼顾，调理而平，故选用六味地黄丸养阴。

周鸣岐医案

（肝阳偏亢风上扰，清热平肝潜风阳）

李某，男，54岁。

初诊：1977年3月26日。病人头痛、头晕已3年之久，烦躁易怒，睡眠不宁，多梦纷纭。经某医院诊断为原发性高血压，血压波动在176~190/100~120mmHg之间，常服降压及镇静止痛药，起暂缓之效。刻诊：头痛、头胀剧烈，眩晕欲仆，烦热面赤，夜寐不宁，噩梦纷纭，舌质暗、苔黄，脉弦劲而数。

辨证：肝阳上亢，肝风萌动。

治法：平肝潜阳息风。

处方：天麻钩藤饮加减。天麻15g，钩藤20g，夏枯草8g，菊花10g，黄芩15g，茜草15g，栀子15g，生地黄25g，龙骨30g，牡蛎30g，赭石30g，茯苓15g，首乌藤25g，怀牛膝25g。

二诊：1977年4月5日。上方进5剂后，头痛、眩晕大减，睡眠好转，烦热、面赤已除，但觉腰膝酸软。又以上方减赭石、栀子，加女贞子、枸杞子、山萸肉。续服30余剂，诸症悉除，血压已降为160/90mmHg。

（周升平．当代名医周鸣岐疑难病临证精华．大连：大连出版社，1994：58．）

【诠解】 本案为肝阳偏亢、肝风上扰证。肝阳偏亢，风阳上扰，故头痛头胀剧烈，眩晕欲仆；肝火扰心，心神被扰，故烦热面赤，夜寐不宁，噩梦纷纭；

结合舌脉，治以平肝息风、清热活血、镇静安神、补益肝肾为法。方中天麻、钩藤平肝息风；夏枯草、菊花清肝明目；茜草凉血活血利水，有利于平降肝阳；生地清热凉血，可清其营络之热；栀子、黄芩清肝泻火以折其亢阳；怀牛膝补益肝肾；代赭石配夏枯草，平肝潜阳；龙骨、牡蛎镇静安神，配茯苓、首乌藤增加宁心安神之功。

颜正华医案

（肝阳升动瘀血滞，平肝潜阳祛血瘀）

钱某，女，56岁。

初诊：2000年12月14日。头痛时作20年，加重半个月。20年前因工作紧张而致血压突然升高，进而头痛、眩晕。西医诊断为高血压病，一直服用西药降压。半月前因与家人生气而致血压急剧升高，西医诊断为"高血压危象"。经大剂量西药降压治疗，血压控制在130~140/90~100mmHg。现头痛如刺，眩晕欲仆，心悸，耳鸣，失眠，行走不利，纳可，二便调。今早自测血压140/95mmHg。舌红苔黄、舌下青紫，脉弦细。有多发性脑梗死、动脉狭窄、糖尿病等病史。

辨证：肝阳上亢，瘀血阻滞。

治法：平肝潜阳，滋养肝肾，活血祛瘀。

处方：天麻10g，白菊花10g，赤芍15g，珍珠母（打碎，先煎）30g，生葛根15g，龟甲（打碎，先煎）20g，丹参30g，红花10g，益母草30g，桑寄生30g，怀牛膝12g，磁石（打碎，先煎）30g，制首乌18g。

二诊：2000年12月28日。中药配合西药降压，症状改善。现头晕，耳鸣，心悸，纳可，眠差，二便调。今早自测血压135/90mmHg。脉弦细，舌红、苔微黄腻、舌下青紫。上方加生龙、牡（打碎，先煎）30g，炒枣仁18g，改赤芍为10g。7剂，水煎服，日1剂。药后头痛感尽释。

（张冰．中国百年百名中医临床家丛书——颜正华．北京：中国中医药出版社，2010：107－108.）

【诠解】本案患者因长期精神紧张致肝气内郁，郁久化火，加之忧思恼怒，使风阳内动，故眩晕欲仆，行走不利；火热之邪灼津，脉道枯竭，瘀血内生，故头痛如刺；肝肾阴津亏虚，不能充养耳目，故耳鸣；心血心阴亏虚，故心悸、失眠。结合患者舌红苔黄、舌下青紫，脉弦细，可知本案为肝阳上亢、瘀血阻滞、肝肾阴虚之证。治以平肝潜阳、通窍化瘀为主，加以滋补肝肾为法。方中天麻、珍珠母、磁石平肝潜阳；龟甲滋阴潜阳，养心安神；葛根既可生津，又可微升阳气，与重镇降逆之品相配，使阴阳平和；赤芍、丹参、红花、益母草活血化瘀，利水通窍；桑寄生、怀牛膝滋补肝肾；白菊花清肝明目；制首乌补益精血。

金寿山医案
（心血亏损肝风旋，养血平肝息风阳）

邵某，女，68 岁。

初诊：1979 年 3 月 2 日。巅顶胀痛，时有心悸，夜寐易醒，脉弦带滑、右大于左，舌色偏红、苔薄黄，血压 190/100mmHg。有糖尿病病史。

辨证：心血亏损，肝风上旋。

治法：养血平肝。

处方：丹参、赤白芍、生地黄、石决明、钩藤、羚羊角粉、炒黄芩、葛根、蔓荆子、怀小麦、茯苓、远志，7 剂。

二诊：1979 年 3 月 9 日。血压 150/84mmHg。头痛已减，汗多，脉弦带滑，舌红而瘦、苔薄黄，仍拟原法。前方去蔓荆子，7 剂。

以后续以此法加减，诸症基本消失，头痛不发，血压未再显著升高。

（林殷．心系病证医家临证精华——高血压病．北京：人民军医出版社，2008：408．）

【诠解】肝为刚脏，体阴用阳，主动主升，赖肾水以涵之，精血暗耗，或烦劳耗气，都可致阳气变动而为内风，上扰头目则头痛；心血亏虚，故心悸，夜寐易醒；故本病为心血亏损、肝风上旋之证，治以养血平肝为法。方中丹参、赤白芍、生地黄养血活血，柔肝滋阴；怀小麦疏肝解郁；石决明、钩藤、羚羊角粉平肝潜阳。现代药理学研究表明黄芩、葛根有明显的降压作用；蔓荆子清利头目止痛；茯苓、远志宁心安神。

高体三医案

（肝阳化风扰轻窍，滋补肝肾息肝风）

丁某，男，40岁。

初诊：2009年2月16日。发病前因饮酒过量头痛发作，未予重视，近日逐渐加重，出现头晕、失眠，遂来诊。血压170/110mmHg。现两侧头痛，入睡困难，急躁，饮食二便可，舌质暗、苔黄腻，脉弦细。

辨证：肝阳上亢。

治法：平肝息风，滋补肝肾。

处方：镇肝息风汤加减。白芍15g，天冬10g，怀牛膝20g，龟甲15g，代赭石30g，玄参15g，川楝子15g，生麦芽6g，茵陈20g，生龙、牡各30g，桂枝12g，夜交藤30g，夏枯草30g，豨莶草30g，益母草30g，珍珠母30g，川芎20g，茯苓30g，泽泻20g，柴胡15g，黄芩10g。水煎服，日1剂，连服6天。

二诊：2009年2月22日。服药后头痛、头晕改善，睡眠明显好转，血压155/100mmHg。舌质淡红、苔黄厚腻，脉滑。上方不变，日1剂，连服6天。

三诊：2009年2月27日。服上方后，血压135/90mmHg，睡眠好，头痛、头晕止，余无不适。舌质暗、苔白，脉弦数。上方不变，日1剂，连服6天。

四诊：服上方，血压稳定128/90mmHg，头痛、头晕止，睡眠正常，精神可，二便调，前天饮酒多，有胃部不适感。舌体胖、质暗、苔黄腻，脉弦数。加半夏10g，黄芩15g，水煎服，日1剂，连服6天，巩固疗效。随访无复发。

（张冰. 中国百年百名中医临床家丛书——高体三. 北京：中国中医药出版社，2010：89-90.）

【诠解】本案患者喜饮酒，过食辛热之品，损伤脾胃，痰热内生，清窍失养，故头晕，舌苔黄腻；肝阳化风，上扰轻窍，故头痛；心火亢盛，阳不入阴，故入睡困难；由患者脉弦细可知，肝肾之阴亦亏虚，肾水不能上济心火，心肝火盛，故烦躁。舌脉症结合可知本病为肝肾阴虚、肝风内动之证，治以平肝息风、滋补肝肾为法，方选镇肝息风汤加减。方中怀牛膝入血分，善下行，又可补益肝肾；代赭石镇肝降逆；龙、牡、龟甲、白芍益阴潜阳，镇肝息风；天冬、玄参下走肾经，滋阴清热，合龟甲、白芍滋水涵木，滋阴以柔肝；茵陈、川楝子、生麦芽清泄肝热，疏理肝气，以遂其性；桂枝交通心肾；益母草、川芎行气活血化瘀；夏枯草清肝明目，配柴胡、黄芩、泽泻清三焦之热；珍珠母、夜交藤镇心安神。

周信有医案

（肝肾阴虚阳上亢，育阴养血清肝阳）

唐某，女，59岁。

初诊：2010年5月13日。患者有高血压史7年，平时性情急躁易怒，手脚心热，睡眠差。1周前因生气出现明显头痛、眩晕、耳鸣、失眠。今来我处就诊，见舌质暗红、少苔，脉弦细。血压180/105mmHg。

辨证：肝肾阴虚，阴虚阳亢。

治法：育阴潜阳，清泄肝胆，养血通络，明目定眩。

处方：何首乌20g，桑椹20g，女贞子20g，玄参20g，桑叶9g，菊花20g，茺蔚子20g，车前子（包）9g，决明子20g，广地龙20g，钩藤20g，生龙骨（先煎）20g，生牡蛎（先煎）20g，石决明（先煎）30g，丹参20g，香附15g。水煎服，连服5剂，诸症悉减。

二诊：上方加枸杞15g，怀牛膝9g，继服药15剂，症除病愈，血压稳定在125/80mmHg左右。嘱其继续服药，以巩固疗效。

[何永强，殷世鹏. 周信有教授高血压病辨治经验. 光明中医，2012，27（11）：2182-2184.]

【诠解】本案患者平时性情急躁易怒，手脚心热，为阴虚火旺体质，生气后肝阳上亢，故头痛，眩晕；肝肾阴虚，虚火相灼，故耳鸣；心阴血亏虚，故失眠。治以补益肝肾、育阴潜阳为主，辅以清泄肝阳，养血通络。方中何首乌、桑椹、女贞子滋阴养血，补肝肾；地龙、钩藤、生龙骨、生牡蛎、石决明平肝息风；决明子、桑叶、菊花、车前子清肝明目。

何炎燊医案

（肝阴不足肝阳亢，滋阴柔肝抑肝阳）

张某某，男，52岁。

初诊：1993年3月12日。数日前，因烦劳过度，又以心境不舒，恼怒无时，血压遂陡升至180/110mmHg左右，服一种降压西药已无显效，医嘱联用2~3种降压药，只能稍降，而症状不减，遂来院诊治。其人身体尚健壮，面红声粗。头额胀痛，时有眩晕，稍劳则如坐舟中。眼球热痛，唇干，有轻微麻木感，肢体活动尚正常，而烦躁不安，夜睡不宁。舌正红、苔微黄而干，脉弦劲如循锋刃，血压170/102mmHg。自诉有高血压家族病史。30多岁时，血压已稍偏高，西医嘱其须长期服用降压药，血压维持在150/90mmHg左右。

辨证：肝阴不足，肝阳偏亢。

治法：滋肝阴，平肝阳。

处方：叶氏降压方加味。桑叶15g，钩藤15g，草决明30g，蒺藜15g，秦皮15g，石斛20g，橘皮5g，白芍30g，夏枯草20g，麦芽30g，茵陈25g，黄芩15g。3剂，水煎服，日1剂。西药照服。

二诊：患者诸症大减，血压降至140/88mmHg。因公外出，煎药不便，嘱其仍用西药维持，不可间断，并将原方去秦皮、橘皮，加石决明30g，玉竹25g，以柔肝平肝。若血压升高时，服2~3剂即可，又令其长服六味地黄丸滋水涵木以治本，至今年余颇妥。

（何炎燊. 何炎燊医案选集. 广州：广东高等教育出版社，2002：232-233.）

【诠解】肝主调畅情志，情志活动异常多导致气机不调的病变，怒则气上。本案患者因劳累过度暗耗阴血，恼怒无时致肝阳上亢，故出现头额胀痛、眩晕、眼球热痛、唇干；肝肾阴虚，故出现麻木感；心阴亏虚，心火上炎，故烦躁，夜睡不宁；舌红、苔黄而干，脉弦，故为肝肾阴虚、肝阳上亢之证，方拟张锡纯之镇肝息风汤。方中桑叶、钩藤、草决明、蒺藜、夏枯草清热平肝，息风止痉；秦皮性寒味苦，可清肝明目；石斛滋阴清热；白芍滋水以涵木；橘皮、麦芽、茵陈、黄芩清泄肝热，疏肝理气，以遂其性。全方在镇肝息风、平抑肝阳之时，不忘柔肝以顺应肝性，共成标本兼治。

杨少山医案

（阴阳互根互用，阴虚血少肝旺，滋阴补血求阳）

郑某，男性，80岁。

初诊：2005年2月3日。反复头痛、头晕12年，伴间歇性四肢畏寒7年。患者12年前出现头痛、头晕，查血压180~220/70~75mmHg之间，服用洛丁新、硝苯地平治疗后，血压控制在130~150/70~75mmHg之间。自诉7年前因劳累后感四肢畏寒，无疼痛，呈间隙性发作，每次持续时间约2~5小时不等，出现上述症状同时血压波动在170~190/80~100mmHg左右，经调整降压药物后血压均可控制，但畏寒症状反复出现，以劳累后为甚。曾赴多家医院经各项检查均未发现其他器质性疾病，同时曾在当地医院予金匮肾气丸为主治疗，自诉畏寒症状反见加重，且发作持续时间延长。今经病友介绍而求诊于杨氏。刻下：头痛、头晕，心烦易怒，手足心热，盗汗明显，四肢畏寒，腰膝酸软乏力，口干苦，胃纳欠佳，大便干结，睡眠欠佳，耳鸣，舌红少苔，脉细弦。

辨证：阴虚血少肝旺。

治法：滋阴补血，平肝潜阳。

处方：明天麻10g，枸杞子30g，钩藤15g，白芍15g，炙甘草5g，炒川连3g，酸枣仁30g，川石斛15g，麦冬10g，炒天虫10g，丝瓜络15g，北沙参30g，炒谷芽15g，炒麦芽15g，佛手片6g，绿梅花10g，太子参30g。14剂，水煎服，日1剂。

二诊：2005年2月18日。服药后，诉四肢畏寒症状明显减轻，头痛、头晕好转，精神状态改善，盗汗仍明显，夜寐梦扰。守前方加炙龟甲15g，化龙骨15g。续服1个月后，畏寒症状完全消失，余症皆除。随访至今，病情稳定，未见复发。

（高新彦．高血压病中医诊疗经验集．西安：西安交通大学出版社，2011：122-123．）

【诠解】本案患者头痛、头晕，心烦易怒，手足心热，盗汗明显，口干苦，胃纳欠佳，大便干结，睡眠欠佳，耳鸣，舌红少苔，脉细弦，为一派阴虚之象。然四肢畏寒、腰膝酸软乏力为阳虚之症，似自相矛盾，仔细推敲却发现实则互为因果。根据阴阳互根互用的原则，可知本病因阴虚使阳气无以化生，进而导致阳气相对亏虚，所以本病的病机仍为阴虚火旺，所以患者在一开始服用金匮肾气丸，四肢畏寒、腰膝酸软之症加重，而改用滋阴补血、平肝潜阳之法后，患者阳虚及阴虚火旺诸症明显减轻。此病案贵在能够于诸多病症中明确病因病机之所在，辨证论治，疗效立竿见影。

周次清医案

（肝阳上亢肝气郁，疏肝清肝平潜阳）

李某，女，43 岁，工人。

初诊：1992 年 5 月 14 日。头痛、头晕 2 年，加重 5 日。病人 2 年前出现头痛头晕，失眠多梦，烦躁易怒，劳累及情志刺激后头痛头晕加重，伴胸闷，腹胀，嗳气。平时血压在 140/90mmHg 左右，间断服用复方罗布麻、复方降压片等药物。5 日前因生气而致病情加重。舌尖红、苔薄黄，脉弦，血压 150/100mmHg。

辨证：肝气郁滞，肝阳上亢。

治法：疏肝理气，平肝潜阳。

处方：柴胡 12g，栀子 12g，牡丹皮 12g，佛手 10g，钩藤 30g，菊花 10g，炒酸枣仁 30g，黄芩 10g。6 剂，水煎服，日 1 剂。

二诊：1992 午 5 月 22 日。服上方后，头痛、头晕明显减轻，睡眠好转，仍感胸闷，腹胀，嗳气，舌淡红、苔薄白，脉弦，血压 130/90mmHg。以上方加枳壳 10g，砂仁 6g。水煎服，日 1 剂。

三诊：1992 年 5 月 29 日。服上方 6 剂，诸症均减，口渴，大便偏干，舌脉同前，血压 130/85mmHg。上方加麦冬 15g，生地黄 20g，继服 6 剂。

（高洪春. 中国百年百名中医临床家丛书——周次清. 北京：中国中医药出版社，2004：82-83.）

【诠解】本案中胸闷、腹胀、嗳气为肝气郁结、横逆犯胃的表现；"怒则气上"，情志刺激后，肝气上冲，扰乱清窍，故头痛头晕、烦躁易怒、失眠多梦、脉弦。治疗上应以疏肝理气解郁、平肝潜阳为法。方中柴胡、佛手疏肝理气；黄芩、栀子清热泻火除烦；牡丹皮凉血活血；钩藤、菊花平肝潜阳；炒酸枣仁养心安神。二诊时仍感胸闷、腹胀、嗳气，余症明显减轻，故加枳壳、砂仁理气宽中。三诊时诸症均减，口渴，大便偏干，故加麦冬、生地黄滋阴生津。

晏鹏程医案

（肝虚阳亢郁火窜，养血润木疏气机）

赵某，女，57岁。

初诊：1984年3月17日。自述从20世纪60年代开始经常头痛。近2年来头痛、眼花频繁发作，症状加剧，屡治无效。现头痛甚，眩晕欲倒，不能转动，头昏时心慌气短，每在少腹一股热气往上冲时则面部烘热，头痛如劈，头顶闷胀，咽痒欲咳，嘴唇发麻，心胸嘈杂，吐泡沫涎水，两目畏光，视物不清。每次发作2~3小时，渐次出汗而症状缓解。平时亦头昏，耳鸣，四肢乏无力，食少胃脘烦闷，肝区和胸胁阵阵疼痛，小便时黄，大便常常秘结，体质中等，痛苦病容，脉沉细而弦，舌质红绛、边有齿痕、苔白薄、舌体中部及根部苔黄而腻，舌下静脉曲张，血压150/100mmHg，心律齐，心率70次/分钟，心电图、脑电图及肝功能检查均无异常。

辨证：肝阴虚郁夹痰。

治法：平肝息风，清火涤痰。

处方：黄芩温胆汤加栀子仁、木通、菊花、石决明。

二诊：连服5剂无效，病势7日内大发1次。原有症状悉存，反增口苦舌干，左肩胛有如拳头大一块肌肤麻木、灼热，心烦不宁。

处方：柴胡温胆汤，仅服4剂而诸症即止。为巩固疗效，嘱服杞菊地黄汤10剂，滋水涵木，摒除病根。4年来，该病患亦时来门诊医治他疾，询知未有复发。

（崔应珉. 中华名医名方薪传——心血管病. 郑州：河南医科大学出版社，1999：167-168.）

【诠解】肝藏血，主疏泄，喜条达恶抑郁；若肝肾阴血亏虚，肝血无以化生，阴不制阳，阳气上冲头目，故头痛、眩晕；目受血则能视，肝血不能濡养双目，故眼花、视物不清；心气血不足，故心慌气短；阴虚生内热，故面部烘热、咽痒欲咳、心胸嘈杂；木旺乘土，脾气不运，则四肢乏无力、食少；胃阴虚则胃脘烦闷；小便黄，大便秘结，脉沉细而弦，舌质红绛、边有齿痕、苔白薄、舌体中部及根部苔黄而腻，舌下静脉曲张，故为肝郁阴虚、痰瘀互结之证。但一诊时医者将病证辨为肝阴虚郁夹痰，以黄芩温胆汤加减时效果不佳，反增口苦舌干、左肩胛部肿块肌肤麻木、灼热、心烦不宁之症；故以柴胡温胆汤疏肝解郁，清热涤痰，效果显著。

杨介宾医案

（上实下虚肝阳亢，滋水涵木降肝阳）

郑某，女，56 岁。

初诊：1988 年 10 月 9 日。头晕、胀痛 10 年，近半年加重。近来常头痛眩晕，上重下轻，有时手足麻木，眼睑跳动，平时心烦易怒，性情急躁，夜难安眠，腰酸膝软，耳鸣如蝉，经多方治疗，常起伏不定。形体丰腴，颜面红润，口苦，舌质红少津、苔薄黄，脉弦数。有原发性高血压病史，血压常波动在150~180/90~120mmHg 之间。

辨证：肝阳上扰。

治法：平降肝阳，滋水涵木。

处方：自拟桑菊平肝汤加味。桑叶 10g，菊花 10g，生地 20g，白芍 15g，黄芩 10g，夏枯草 20g，牡蛎 30g，钩藤（后下）15g，石决明 30g，天麻 15g，甘草 6g。4 剂，水煎服，日 1 剂。

二诊：头痛、眩晕锐减，血压下降。连服 10 剂，诸症悉除，血压基本正常。原方续服 3 个月，每周 2 剂，以巩固疗效，3 年后随访未见复发。

（崔应珉. 中华名医名方薪传——心血管病. 郑州：河南医科大学出版社，1999：142.）

【诠解】本案患者为上实下虚之证，肝肾阴虚，水不涵木，肝火上炎，则头痛眩晕、心烦易怒、腰膝酸软、耳鸣如蝉；肝胆火旺，则口苦口干，手足麻木、眼睑跳动均为阴虚之证；结合舌脉可知，本病为肝阴不足、虚阳上扰之证；治以平肝潜阳、滋水涵木为法。方中桑叶、菊花甘苦微寒，轻清宣散，泄上扰之肝风；黄芩苦寒，清肝胆之热；夏枯草苦寒泄热，能散厥阴之郁火，善治头痛、眩晕；牡蛎、石决明咸寒质重，能益肝阴，潜浮阳；钩藤轻清透热，平肝息风；天麻甘平，定眩息风；甘草调和诸药而缓苦寒之性。诸药合用，方可药到病除。

张琼林医案

（肾阴亏耗风阳旋，滋水柔木清风阳）

蒋某，男，56 岁。

初诊：1992 年 6 月 7 日。患者素有高血压病，午餐小酌，突发头痛如劈入院，血压 209/130mmHg，心率 88 次 / 分钟。经对症处理后，血压下降为128/78mmHg，头痛缓解，然绵绵不止，于 3 天前突发剧痛，应邀会诊。患者自诉头目昏痛而眩，阵发如破。口干便燥，夜寐梦多。观其面色赤亮，舌质偏红，苔黄根糙，脉弦细劲，血压 140/90mmHg。

辨证：肾阴亏耗，肝阳上旋。

治法：滋水涵木，平肝潜阳。

处方：珍珠母（先煎）30g，山羊角（先煎）30g，炒白芍 30g，决明子 20g，杭菊花（后下）15g，钩藤（后下）20g，天麻 12g，川牛膝 12g，苦丁茶 15g。5 剂。降压药维持量。芥硫散 100g，每日 10g，冲水浴足。

二诊：1992 年 6 月 15 日。头痛已轻，夜梦已少，大便畅行，诸症悉减，然而仍感头晕目眩，腰痛膝软，下床踱步，站立不稳。宗前法，重在补肾养肝，清泄亢阳。

处方：山羊角（先煎）30g，生地黄 30g，桑寄生 25g，何首乌 20g，怀牛膝12g，决明子 20g，炒白芍 20g，钩藤（后下）25g，6 剂。

三诊：1992 年 6 月 28 日。昏眩悉平，身轻步健，食甘寐甜，血压142/90mmHg，仍以凉肝降逆、清泄息风之剂巩固之。

处方：决明子 400g，钩藤 200g，杭菊花 100g，打粗粉，分 20 份，每日 1 份，煮沸代茶时饮。

（林殷．心系病证医家临证精华——高血压病．北京：人民军医出版社，2008：434．）

【诠解】本案患者头目昏痛而眩、口干便燥、夜寐梦多、苔黄根糙，均为肝阳上亢、热扰心神之症，然结合弦细劲脉可知兼有阴虚之证，综上考虑辨为肾阴亏耗、肝阳上旋证，治以滋水涵木、平肝潜阳为法。方中钩藤、天麻平肝潜阳，山羊角凉肝息风；菊花辛凉疏泄；生白芍酸甘化阴，滋阴增液，柔肝舒筋；珍珠母镇静安神；川牛膝引血下行。诸药合用，共奏咸凉柔镇、潜宁降逆、清泄风阳之功。

徐经世医案

（肝肾不足虚阳亢，滋补肝肾潜肝阳）

孔某，男，47 岁。

初诊：2009 年 8 月 11 日。头胀痛、晕 3 年。3 年前开始头胀、头痛、头晕，伴口舌干燥、心烦易怒、腰膝酸软、尿黄等症，曾到当地医院就诊，西医诊断为高血压，血压 168/116mmHg，予以西药治疗，效果不佳，故慕名请徐老诊治。察其舌红苔薄黄，脉细数。

辨证：肝肾不足，阴虚阳亢。

治法：滋阴潜阳。

处方：北沙参 20g，石斛 15g，熟女贞 15g，天麻 15g，潼蒺藜 15g，干地龙 10g，益母草 20g，夏枯草 15g，王不留行 15g，生龙、牡（先煎）各 15g，川杜仲 20g。15 剂，水煎服，日 1 剂，连服 15 天。

二诊：2010 年 1 月 8 日。药后诸症改善，几个月来一直服上方，现头痛、头胀、头晕基本消除，心烦口干、腰膝酸软也大有减轻，为巩固治疗特来门诊。继服上方。

（姚乃礼，贺兴东，翁维良，等．当代名老中医典型医案集——内科分册．北京：人民卫生出版社，2014：66-67．）

【诠解】五行中肾属水，肝属木，水为木之母，木为水之子，肾阴亏虚则不能养肝，水不涵木，风木上扰清窍，可致头痛、眩晕；肝阴不足，子病亦可及母，又可导致肾阴亏虚，相火上炎也可发为眩晕。本案患者因清窍被扰，故头痛、头晕，因心肝火旺、肝疏泄太过、肝火扰心灼津，心烦易怒、口干舌燥、尿黄；腰膝酸软为肝肾亏虚之症。结合舌红苔薄黄、脉细数及诸症可知本案为肝肾不足、阴虚阳亢之证，治以滋阴潜阳为法。方中北沙参、石斛养阴生津；熟女贞滋补肝肾；天麻、蒺藜平肝潜阳；地龙、益母草、王不留行祛风通络，活血化瘀；夏枯草清肝明目；龙、牡平肝潜阳；杜仲补肝肾、强筋骨。

张学文医案

（阴虚阳亢风兼瘀，补肾活血防复发）

刘某，女，61岁。

初诊：1990年3月11日。头痛、头晕、头胀、手麻已10余年，右腿痛，右耳鸣，睡眠差，精神萎靡，腰膝酸软，血压180/100mmHg，舌色紫暗，脉弦。

辨证：阴虚阳亢，肝风兼有血瘀。

治法：平肝，滋阴潜阳，息风化瘀。

处方：天麻钩藤饮加减。菊花12g，川芎10g，牛膝15g，磁石（先煎）30g，丹参15g，豨莶草30g，赤芍10g，路路通15g，僵蚕10g，牛地黄12g，首乌藤30g，生龙骨（先煎）30g。6剂，水煎服，日1剂。

二诊：1990年3月25日。症状如前，仍用上方加天麻10g，姜黄10g。

三诊：1990年10月21日。上方服20余剂，诸症减轻，遂未再服药。近半年来头又胀痛，双手发麻，睡眠差，耳鸣，舌质暗、少苔，脉沉细，血压又达以前高度。

处方：炙黄芪30g，当归12g，川芎10g，赤芍10g，桃仁10g，红花6g，地龙10g，炒酸枣仁30g，首乌藤30g，川牛膝15g，磁石（先煎）30g，生龙骨（先煎）30g，牡蛎（先煎）30g，豨莶草30g，生山楂15g。6剂，水煎服，日1剂。

四诊：1990年10月28日。服上方后头痛减，睡眠改善，仍手麻，耳鸣，心慌，胸闷，舌淡、苔薄白，脉弦细。仍用上方加瓜蒌15g，天麻12g，蝉蜕6g，去牡蛎。

五诊：1990年11月25日。头痛大减，手麻减轻，耳鸣已不发生，自觉诸症大减，唯因感冒求治，血压140/90mmHg。仍以上方加葛根、菊花、薄荷、丹参等加减。并嘱长服杞菊地黄丸与复方丹参片，以巩固疗效。

（孙光荣，鲁兆麟，贾德贤. 当代名老中医典型医案集——内科分册. 北京：人民卫生出版社，2009：1141-1143.）

【诠解】本案患者肝肾阴虚，水不涵木，故头痛、头晕、耳鸣、腰膝酸软；阴虚不能濡养四末，故手麻；故治以平肝潜阳、滋补肝肾为主。患者病史已达10年之久，久病必入络，《灵枢》云"菀陈则除之"，故本病的治疗要辅以化瘀，方以天麻钩藤饮加减。方中磁石、生龙骨、菊花平肝潜阳；川芎、丹参、赤芍活血化瘀止痛；豨莶草、路路通、僵蚕通络止痛，祛风化痰；牛膝、生地黄补肝肾；首乌藤养心安神。因患者病程已久，故治疗一诊后效果不显，但二诊仍用前方加以天麻、姜黄后效果显著，天麻润热不燥，主入肝经，长于平肝息风，姜黄行气活血。三诊时患者头痛再次发作，并出现双手发麻，睡眠差，耳鸣，舌质暗、少苔，脉沉细，究其原因概为患者素体气虚，正气不足，不能仿"衰其大半而止"的方法，加之瘀血为沉疴顽疾，须一举除之，否则病情易反复。故三诊时加黄芪温补肺气，余治疗原则同前。四诊时患者头痛减，睡眠可，仍手麻，耳鸣，心慌，胸闷，舌淡、苔薄白，脉弦细。故仍用上方加瓜蒌宽胸散结，化痰利气合质润多汁之天麻养血息风，加蝉蜕止耳鸣。

彭述宪医案

（肾精不足风湿兼，补肾益精息风阳）

舒某，男，57岁，教师。

初诊：1980年10月20日。以头痛6个月为主诉而就诊，检查血压为170/100mmHg，诊断为原发性高血压。服降压药后，血压时高时低，头痛时增时减，近月来头痛增，头部胀痛，整日不休，伴眩晕，腰膝酸重，精神疲乏，口苦，舌质红、苔黄滑，脉小弦滑数，血压160/100mmHg。

辨证：肾精不足，肝风上扰，挟有湿热。

治法：补肾益精，潜阳息风，佐以祛湿。

处方：山药 20g，何首乌 12g，赭石（先煎）15g，夏枯草 15g，钩藤（后下）15g，丹参 15g，佩兰 9g，茯苓 9g。15 剂，水煎服，日 1 剂。

二诊：1980 年 11 月 5 日。服上方后，头痛渐减，目已不眩，仍感微晕，腰酸足软，小便量多，舌质淡红、苔薄黄，脉细弦，血压 146/90mmHg。证属风火势微，湿热已除，肾精仍亏。治宜补肾益精，平肝息风。

处方：山药 30g，何首乌 12g，钩藤（后下）15g，丹参 15g，肉苁蓉 12g，益智仁 9g，赭石（先煎）9g，白菊花 9g，牛膝 9g。7 剂，水煎服，日 1 剂。

三诊：1980 年 11 月 12 日。服上方后，诸症消失，血压 138/88mmHg，并一直很稳定，2 年未复发。

（彭述宪. 疑难病症治验录. 北京：人民军医出版社，2010：104-105.）

【诠解】本案患者头痛时作，呈胀痛，腰膝酸重，口苦，舌红、苔黄滑，脉小弦滑数，可知本案为肾精久亏，肝木失养，风阳上扰，挟有湿邪，治以补肾益精、潜阳息风、佐以祛湿为法。方中山药、何首乌补肾填精；赭石性寒质重，平肝潜阳；夏枯草清肝火；钩藤息肝风；佩兰、茯苓芳香化湿，健脾理气；丹参活血止痛。二诊时头痛渐减，仍感微晕，腰酸足软，小便量多，舌质淡红、苔薄黄，脉细弦，为肝风将息，湿热已去，肾气欠固，故加肉苁蓉、益智仁以补肾固涩，平肝息风。

张炳厚医案

（肝肾阴虚肝阳亢，滋阴潜阳镇肝风）

于某某，男，49 岁。

初诊：因半年来经常出现头胀痛来诊，以巅顶沉胀为主要表现，伴耳鸣重听，视物不清，口干心烦，眩晕易怒，腰酸乏力，舌质红、苔薄黄，脉弦滑。测血压 150/100mmHg，否认其他慢性病史。

辨证：肝肾阴虚，肝阳上亢。

治法：滋阴潜阳，镇肝息风。

处方：生石决明（先煎）20g，草决明 20g，生龙骨（先煎）15g，生牡蛎（先煎）15g，代赭石 20g，润玄参 15g，杭白芍 15g，生地黄 15g，生杜仲 10g，炒川楝子 10g，嫩茵陈 12g，怀牛膝 12g，全蝎 2g，蜈蚣 3g，炙甘草 10g。7 剂，水煎服，日 1 剂。

二诊：头痛已基本消失，其余症状明显好转，测血压 130/90mmHg。又连续服上方 14 剂，诸症均消，血压稳定在 120~130/80~90mmHg 左右。

（张胜荣. 张炳厚辨证治疗高血压病的临床经验. 北京中医杂志，2001，1：9-16.）

【诠解】肝体阴而用阳即指：肝阴与肝阳，相互依存，相互为用，对立统一；肝阴亏虚使肝阳失去平衡协调，肝阳相对偏盛，肝喜条达，肝阳上扰头目而见头痛，以巅顶为主，肝阴亏虚不能濡养耳目，故耳鸣重听、视物不清；"乙癸同源"，肾阴亏虚，故腰酸乏力；母病及子，心火炽盛，故口干心烦；肝主调畅情志，肝气不调，故烦躁易怒，治以滋阴潜阳、镇肝息风为法。方中代赭石镇肝降逆；草决明、龙牡平肝潜阳；玄参滋阴清热；白芍滋阴以柔肝；茵陈、川楝子清泄肝热，疏肝理气；生石决明、生地黄养阴生津；杜仲、怀牛膝滋补肝肾；全蝎、蜈蚣搜风通络。

高忠英医案

（阴虚阳亢肝风动，滋阴潜阳息风痰）

孙某，女，68 岁。

初诊：1999 年 6 月 24 日。头痛 10 余年，加重 1 个月。10 余年前出现头痛，测血压发现血压偏高，最高时血压可达 195/95mmHg。初服降压 0 号，现服吲达帕胺片，血压波动在 150~180/90mmHg 之间。近 1 个月来，头痛加重，前日晨起左侧肢体及面部发麻，做脑 CT（－），血糖（－）。经西医治疗（具体用药不详）后又出现嗜睡，停药后嗜睡缓解。既往血脂偏高。刻下：头痛项强，耳鸣如蝉，纳食尚可，睡眠较差，多梦，口舌干燥，二便尚调。舌红、苔白腻，脉沉弦细。测血压 170/90mmHg。

辨证：阴虚阳亢，肝风内动。

治法：滋阴潜阳，柔肝息风。

处方：镇肝息风汤加减。龟甲 12g，白芍 15g，钩藤（后下）12g，牛膝

10g，生龙骨（先煎）30g，生牡蛎（先煎）30g，天冬 10g，天麻 10g，丹参20g，水蛭 10g，生赭石 20g，玳瑁（分冲）3g，全蝎（研末分冲）2g。7 剂，水煎服，日 1 剂。医嘱调情志，避风寒，忌生冷、辛辣、刺激之品。

治疗经过服上药 7 剂后，患者自行停服西药降压药，头痛等诸症均减轻，血压维持在 130~140/70~80mmHg 之间。上方减生赭石、玳瑁、全蝎，加生石决12g，菊花 10g，豨莶草 25g。再进 14 剂，头痛基本未作，血压平稳。

（邹志东，金志杰 . 高忠英验案精选 . 北京：学苑出版社，2006：116-117.）

【诠解】本案患者头痛，见舌红、脉弦为阳亢之征；肢及面部麻木为动风之兆；口干、耳鸣如蝉为肝肾阴虚之象；苔白腻为风痰内扰之症。脉症相参，本病为肝肾阴虚、风阳挟痰动风之证。治以滋阴潜阳、平肝息风化痰为法。方中牛膝引血下行，并补益肝肾；赭石镇肝降逆；龟甲、生龙骨、生牡蛎、白芍益阴潜阳，镇肝息风；天麻、钩藤平肝息风化痰；天冬下走肾经，滋阴清热；丹参、水蛭、全蝎活血利水，搜风通络。

卢尚岭医案

（肝肾阴亏气血冲脑，潜阳息风通络止痛）

某男，42 岁。

头胀痛、心烦易怒 3 年。患者有高血压病史 3 年余，现头胀痛，眩晕耳鸣，面色潮红，心烦易怒，失眠多梦，大便秘结，舌红苔薄黄，脉弦有力。

辨证：肝肾阴亏，气血逆乱，上冲于脑。

治法：潜阳息风，通络止痛。

处方：白芍 30g，蜈蚣 3 条，代赭石（先煎）30g，玄参 20g，天冬 15g，龙骨（先煎）30g，牡蛎（先煎）30g，川楝子 10g，龟甲 30g，蒺藜 15g，羚羊角粉（冲）1g，黄芩 12g，大黄（后下）9g。6 剂，水煎服，日 1 剂。

服 6 剂后，头晕头痛、耳鸣心烦、便秘等症状明显减轻。原方减大黄用量，加减共服 40 余剂，症状基本消失，血压下降。

（林殷 . 心系病证医家临证精华——高血压病 . 北京：人民军医出版社，

2008：447-448.）

【诠解】本案患者因肝肾阴虚，阴不制阳，虚火上炎，故头痛、眩晕、耳鸣，面色潮红，心烦易怒；阴虚肠燥，故大便秘结；舌红苔薄黄，脉弦有力，故为肝阳上亢、肝肾阴虚之证，治以潜阳息风、通络止痛为法。卢师常常重用白芍配蜈蚣柔肝缓急，又能息风解痉，通络止痛；又以薄荷、白蒺藜疏肝理气，轻扬疏达，清利头目以止痛；羚羊角加黄芩、大黄平肝降火，泄热通腑，疏肝止痛。玄参、天冬、龟甲滋补肝肾之阴，以润肠燥。

周文泉医案
（肝阳上亢痰瘀阻，平肝潜阳化痰瘀）

患者某，男，66岁。

初诊：2009年3月23日。发现高血压病2个月余，最高血压可达200/90mmHg，降压药控制仍有波动。近日来头胀痛，无口干、口渴，腿软乏力，四肢偶有麻木，不怕冷，怕热，稍动则汗出，无手脚心发热，时有耳鸣，纳食可，夜眠差，二便调，舌质红苔白腻，脉弦细。就诊时测血压160/100mmHg。

辨证：肝阳上亢，痰瘀互阻。

治法：平肝潜阳，活血化痰。

处方：川牛膝15g，怀牛膝15g，地龙15g，夏枯草15g，海藻12g，天麻12g，钩藤15g，川芎12g，葛根15g，郁金12g，香附12g，炒酸枣仁20g，柏子仁15g，远志12g，夜交藤30g。服7剂。

二诊：患者头晕痛症状减轻，腿软乏力好转，夜眠尚可，耳鸣消失，血压140/80mmHg。上方有效，随症加减，继服1个月，血压一直稳定在正常范围内。

［刘方．周文泉用加味红龙夏海汤治疗高血压病经验．世界中医药，2010，5（5）：321.］

【诠解】本案患者肾精不足，不能化生肾阴，肾阴亏虚，故腿软乏力；平素嗜食肥甘厚味，伤及脾胃，脾失健运，湿浊内蕴，聚而为痰；痰阻脉道，血脉瘀滞，气血不能上荣于头目，故眩晕、头痛。痰浊内生，阻滞经络，久而生瘀，痰瘀互结，故四肢麻木；舌质红苔白腻，脉弦细。故本病为肝阳上亢、痰瘀互阻之证，治以平肝潜阳、活血化痰为法。方中川牛膝引血下行；怀牛膝补益肝肾；夏枯草、天麻、钩藤平肝息风；地龙、川芎、郁金、香附活血化瘀，理气止痛；海藻化痰散结；葛根微升清阳；炒酸枣仁、柏子仁、远志、夜交藤养心安神。

柴瑞霭医案

（审证求因审因论治，随证诊察细分辨）

王某，男，21岁，工人。1982年12月3日（小雪）入院。

初诊：患者身体壮实，喜欢运动，性格急躁，容易动怒。1980年冬季因经常头痛，发现血压偏高，多徘徊在135/85mmHg左右，未重视。1982年6月21日因外感出现头额疼痛，头晕项强，鼻塞，流清涕，入夜微有发热恶寒，性情急躁，郁郁而烦，默默不欲饮食，左胁微痛如虫行状，面色潮红，体温37℃，血压190/120mmHg。至6月25日突然剧烈头痛，测血压竟高达230/130mmHg（以前血压也曾突然升高，但从未到此程度），急住入运城地区万荣县某医院，后又转入运城地区某医院，再赴西安市某医院辗转治疗21日，经用各种西药降压药、中药平肝息风剂效果均不理想。7月16日患者因为头痛剧烈，在床上不断翻滚，头撞墙壁，引起全身汗出，之后头痛明显减轻，血压明显下降，故于7月20日出院。后患者因自觉心下痞塞曾邀余诊治。当时症见：心下痞塞，按之濡，脐周按之微痛，舌红苔薄黄腻，脉象弦滑而数，两关上浮滑而数，重按无力。余辨证为热痞，方用《伤寒论》大黄黄连泻心汤清热泄痞，泻火解毒，苦寒燥湿。

处方：大黄6g，黄芩9g，黄连3g。3剂，麻沸汤泡服。

药后诸症消失，嘱其停药。11月30日又因入冬后气候寒冷患感冒，同时血压随之升高，出现头痛头晕，恶寒无汗，身腰疼痛，咳嗽无痰，烦躁口渴，默默不欲食，心下痞硬，脐周按之疼痛有抵抗。舌红苔薄腻，脉浮弦紧兼数，右脉浮紧、较左脉明显（脉搏76次/分钟），遂住院，中西药治疗3天，头痛加剧，他症基本如故，血压190/120mmHg。早上8时邀余会诊，会诊患者后，在准备让患者转北京进一步确诊的情况下，突然想起今年7月患者血压增至

230/130mmHg 时，就是因为头痛剧烈，不断翻滚，头撞墙壁，引起全身汗出而头痛显减，血压亦随之明显下降，余再仔细了解病情，详细询问症状，紧紧抓住患者头额剧痛，恶寒无汗，身腰疼痛，烦躁异常，口渴喜饮，舌红苔黄，脉浮紧兼数。

辨证：寒邪束表，内有郁热。

治法：外解风寒，内清郁热。

处方:《伤寒论》大青龙汤。麻黄（先煎，去上沫）12g，炒杏仁（捣）9g，桂枝 6g，炙甘草 6g，鲜生姜 6g，大枣(擘) 4 枚，生石膏(捣，先煎) 30g，1 剂。

早上 9 时开始煎煮头煎，头煎先煮生石膏 30 分钟，入麻黄煎煮 3 分钟去上沫，再入其他药物同煎 20 分钟，10 时顿服头煎，覆被取汗，并嘱大米熬汁同时频服，药后约 10 分钟头额及全身津津汗出，小便明显增多，随之头痛、恶寒、身痛悉明显好转，至中午 12 时由全身津津汗出变为身仅有微汗，烦躁、口渴亦明显减轻，血压降至 168/110mmHg。下午 16 时头痛、恶寒、身痛尽除，余症亦明显减轻，脉转浮弦略数，故嘱煎煮二煎 20 分钟，嘱其 17 时温服二分之一，余药停服。

二诊：1982 年 12 月 4 日。头额微痛伴头晕，恶寒、身痛、口渴消失，但尚有心下痞硬、胸胁苦满，微有呕恶，郁郁微烦，默不欲食，口苦口黏，脐腹满胀微痛，按之有抵抗，细询大便先干后正，2 天未行，舌红苔薄腻，脉象弦略数而有力。脉搏 76 次 / 分钟，血压 170/100mmHg。

辨证：少阳不和，阳明热结。

治法：和解少阳，清泄阳明。

处方:《伤寒论》大柴胡汤。柴胡 18g，黄芩 9g，半夏 9g，白芍 9g，枳实 12g，大黄（后下）9g，生姜 6g，大枣（擘）4 枚。2 剂，水煎 2 次，取汁合煎 3 分钟，分早、午、晚 3 次温服，日 1 剂。

三诊：1982 年 12 月 6 日。患者 4 日服完 1 剂药 2/3 后，下午 15 时大便畅通，随之脐腹满胀消失，心下痞硬减轻，晚上服完 1 剂，胸胁苦满，微有呕恶，郁郁微烦亦明显好转，渐有食欲。5 日服完第 2 剂，至今晨 8 时 30 分复诊时，少阳不和、阳明热结诸症基本消失，微有头痛，头晕明显，尚有急躁、口苦，但不明显，且增有身热面红，口渴舌燥，饮不解渴（1 天内能饮 2 大暖瓶开水），手足心热，全身乏力，腰腿酸软，大便正常。舌红微绛、苔少花剥、分布不匀，脉弦数已去，转为虚大兼弦数，两尺无力。脉搏 72 次 / 分钟，血压176/95mmHg。

辨证：肝肾精亏，虚风内动，肝阳偏亢。

治法：滋阴养血，平肝息风，重镇潜阳。

处方：《温病条辨》大定风珠加味。生白芍 18g，阿胶（烊化）9g，生龟甲（捣，先煎）12g，干地黄 18g，火麻仁（捣）6g，五味子 6g，生牡蛎（捣，先煎）12g，麦冬 18g，炙甘草 12g，鸡子黄（冲入）2 枚，生鳖甲（捣，先煎）12g，生石决明（捣，先煎）30g，珍珠母（捣，先煎）30g。5 剂，水煎 2 次，头煎先煎龟甲、鳖甲、石决明、珍珠母 30 分钟，再加入白芍、地黄、火麻仁、五味子、麦冬、甘草继煎 30 分钟，共煎 60 分钟；二煎 30 分钟，合汁后兑入阿胶和鸡子黄早、晚分服，日 1 剂。

四诊：1982 年 12 月 11 日。药后身热面红，口渴舌燥，急躁口苦皆除，头痛头晕、手足心热、腰腿酸软明显减轻，饮食二便正常，精神明显好转，舌红偏深苔薄，花剥已不明显，分布渐匀，脉象虚弦。血压 140/85mmHg。

辨证：肾虚肝风上扰。

治法：滋水涵木，平肝息风。

处方：《温病条辨》三甲复脉汤。干地黄 18g，白芍 18g，麦冬 15g，阿胶（烊化）9g，炙甘草 18g，生牡蛎（捣，先煎）30g，生龟甲（捣，先煎）15g，生鳖甲（捣，先煎）15g，生石决明（捣，先煎）30g，鸡内金（捣）10g。5 剂，水煎 2 次，分早、晚温服，日 1 剂。药后诸症悉除，血压稳定在 130/85mmHg。

（柴瑞霭. 全国名老中医柴瑞霭临床经验集萃. 北京：科学出版社，2011：43-44.）

【诠解】《伤寒论》曰："心下痞，按之濡，其脉关上浮者，大黄黄连泻心汤主之。"本证由无形之邪热炽盛于中焦，热壅气滞而致，关脉候中焦，无形邪热炽盛中焦，故两关上浮数而滑，故为热痞，方用大黄黄连泻心汤清热泄痞，泻火解毒，苦寒燥湿。方中大黄苦寒沉降，泄热和胃开结；黄连苦寒，善于清心胃之火，黄芩清泄上中二焦之火。后患者头痛再发，头额剧痛、恶寒无汗、身腰疼痛，为寒邪束表之症，烦躁异常，口渴喜饮，舌红苔黄，为内有郁热之症。

《伤寒论》云："太阳中风，脉浮紧，发热恶寒，身疼痛，不汗出而烦躁者，大青龙汤主之。"方中麻黄伍桂枝、生姜辛温峻汗以开腠理散风寒；石膏辛寒以清里热而除烦躁。二诊时根据心下痞硬，胸胁苦满，微有呕恶，郁郁微烦，默默不欲食，口苦口黏，脐腹满痛，舌苔薄腻，脉弦略数，诊为少阳不和、阳明热结之证，用《伤寒论》大柴胡汤和解少阳，清泄阳明。三诊时根据身热面红，口渴舌燥，饮不解渴，手足心热，腰腿酸软，舌红微绛，脉象虚大，诊为肝肾精亏、虚风内动之证，用《温病条辨》大定风珠加味滋阴养血，平肝息风。四诊时根据患者手足心热，腰腿酸软，舌红苔薄，脉虚弦，可知患者为肾阴亏虚、水不涵木、肝木上扰之证，方选《温病条辨》三甲复脉汤以滋水涵木，平肝潜阳。纵观全部治疗过程，柴瑞霭舍弃血压计所测的客观指标，不去对号入座，不去按图索骥，按照中医论治的思路，审证求因，审因论治，完全辨证论治，取得十分满意的疗效。

脾肾阳虚、湿浊中阻证

盛国荣医案

医案 1（湿浊滞阻经脉，健脾利水通经）

吴某，女，51 岁。头重头胀，脘腹胀闷，上楼气喘，四肢关节酸楚麻胀，弯曲不利，晨起尤甚，形体虚胖，纳少口淡，便溏溲短，舌淡胖、苔白滑，脉濡。血压 160/100mmHg。年轻怀孕时发现高血压，至今 20 年余。

辨证：湿浊滞阻经脉。

治法：健脾渗湿，利水通经。

处方：桑枝 15g，车前子 15g，蚕沙 15g，茯苓皮 30g，薏苡仁 30g，泽泻 10g，秦艽 10g，木瓜 10g，乳香 6g，没药 6g，甘草 4g。

服 6 剂后，头重、头胀减，纳增溲长，湿浊渐化，舌苔转薄白，脉缓，血压 147/88mmHg。于上方加白术 10g，陈皮 10g。调理 1 个月，血压稳定。

[柯联才，盛云鹤. 盛国荣利水降压法用药经验. 中医杂志，1994，35（1）：22—24.]

【诠解】如朱丹溪所言，"头痛多主于痰"。饮食不节，素嗜肥甘厚味，暴饮暴食，饮食伤脾，气血化生不足，无力推动津液运行，聚而成痰，蒙闭清窍；或劳伤脾胃，以致脾阳不振，脾不能运化转输水津，聚而痰湿内生，以致清阳不升，浊阴下降，清窍为痰湿所蒙；或痰阻脑脉，痰瘀痹阻，气血不畅，均可致脑失清阳，精血失充，脉络失养而痛。故本案从健脾化湿入手，取得良效。

医案 2（脾虚失运湿浊生，健脾理气渗水湿）

黄某，女，64 岁。

近月来头重胀痛，视物昏花，胸闷气喘，动则尤甚，脘胀纳呆，眼睑、下肢浮肿，小便短少，大便溏薄，每日2~3次，舌淡胖、苔白滑，脉细弱。血压210/125mmHg。有高血压病史。血清胆固醇6.7mmol/L，甘油三酯1.9mmol/L，血糖7.5mmol/L。尿蛋白（++），白细胞（+）。

辨证：中土疲惫，湿浊水化。

治法：健脾理气，利水渗湿。

处方：玉米须60g，带皮茯苓30g，赤小豆30g，薏苡仁30g，党参15g，白术15g，泽泻15g，车前子15g，砂仁10g，怀牛膝10g。

连服2周，血压降为160/96mmHg，尿检正常，诸症均减。嘱以玉米须100g，煎汤煮薏苡仁30g，赤小豆30g，黑芝麻30g，山药30g，每日1剂。调理半年，血压稳定，血脂、血糖均降至正常。

［柯联才. 盛国荣利水降压法用药经验. 中医杂志，1994，35（1）：22-24.］

【诠解】脾喜甘而恶秽，喜燥而恶湿，喜利而恶滞，故选参苓白术散加减。方中党参、白术、茯苓、薏苡仁，甘而微燥者也；砂仁辛香而燥，可以开胃醒脾；怀牛膝滋补之功，如牛之力，长于补益肝肾，强腰膝，通经利尿。现代药理学研究表明怀牛膝所含生物碱，具有良好的降压作用。与赤小豆、玉米须同用，增强其利水祛湿、平肝泄热之力。

医案3（阳虚湿阻失运化，温阳化气利脾湿）

李某，男，58岁，干部。

初诊：头痛、眩晕10年多。近半年来，头痛、眩晕发作频繁，伴下肢浮肿，近1个月来病情加剧。血压230/120mmHg，心率68次/分钟，心界向左扩大，下肢踝以下呈凹陷性水肿，左踝关节轻度肿胀畸形（类风湿关节炎），尿蛋白（++）。B超提示：主动脉硬化，高血压致左室壁肥厚，冠心病，前列腺肥大。经中药温化寒湿、利水通淋，配合西药降压利尿治疗，病情未见明显改善，出院求诊于盛氏。刻下：头痛、眩晕频发，下肢浮肿明显，颜面浮肿，面色晦暗，神疲倦怠，四肢乏力颤抖，步态不稳需人扶持，腹胀纳少，梦多，口干不欲饮，小便短少不畅，大便秘结，舌胖苔白腻，脉弦大无力。血压220/117mmHg，尿蛋白（++）。

辨证：阳虚湿阻，气机运化不畅，升降出入失常。

治法：温阳化气，健脾利湿，佐以解痉利尿。

处方：黄芪30g，白术15g，带皮茯苓30g，干姜6g，地龙干10g，川附子（先煎）6g，夏枯草10g，葛根20g，车前子15g，砂仁6g。6剂，水煎服，日1剂。

二诊：上方服后，头痛、眩晕好转，夜寐渐安，纳食稍进，但二便尚未通畅，余症仍存，脉舌同上，血压200/100mmHg。药已中鹄，毋庸更张，斡运气机，调和升降，以期二便通畅，仍以上方进退加减。

处方：黄芪20g，白术10g，带皮茯苓30g，干姜6g，川附子6g，地龙干10g，火麻仁10g，郁李仁10g，砂仁6g，葛根20g。另以玉米须60g，山药20g，先煎15分钟后，以汤液煎上药；嘱以决明子研末，每次10g，开水冲服。

三诊：上方服6剂后，气机条达，大便通，尿量增，下肢浮肿渐消，头痛止，眩晕减，行走渐稳，不需人扶持可在室内行走，但尚感乏力，寐安食增，血压180/98mmHg，舌淡胖、苔白腻，脉弦大无力、尺弱。此乃气机虽畅，湿浊未净，升降仍阻。宜加强温阳化气、健脾化湿之力。

处方：生晒参10g，黄芪30g，白术10g，川花椒8g，地龙干15g，猪苓15g，泽泻15g，带皮茯苓20g，干姜6g，赤小豆30g，黑大豆30g，油肉桂粉（分2次冲服）2g。另嘱血鹿茸粉2g，分2次，以鸭汤冲服。

四诊：上方服10剂，并配服血茸3次，精神倍增，头痛未发，眩晕止，下肢浮肿明显消退，已能独立外出行走，二便通畅，舌质淡红、白腻苔渐化，脉弦滑。尿蛋白消失，血压160/94mmHg。以三诊处方续服，并嘱以血肉有情之品食疗调养，以巩固疗效。食疗药方：干枸杞子20g，杜仲15g，黄精10g，当归8g，煎汤加生晒参10g，天麻10g，炖鳖鱼服。上方服20剂余，并配服血茸鸭汤及炖服鳖鱼数次，病情稳定，行走自如，矫健如昔，血压150~160/90~95mmHg，已能上半天班。

（史大卓，李立志．专科专病名医临证经验丛书——心脑血管病．北京：人民卫生出版社，2006：96-98．）

【诠解】中医学的特点是辨证论治，表现在异病同治、同病异治方面。本案患者表现为头痛、眩晕，不能一味地平肝潜阳，重镇降逆，活血祛瘀，要纵观患者兼症及舌脉，四诊合参。每调理升降出入，斡旋气机运化，使诸阳之首、清空之地不受诸邪干扰，则头痛、眩晕之症迎刃而解。盛氏认为，治疗原发性高血压，临证时尤需注意气机之运化，特别对于一些病情错综复杂的病人，以调和升降出入、气机运化为法治疗。本例病人乃因脾肾阳虚，气机运化失健，致使湿浊内阻，升降出入失常。该升者不升，清阳受阻，津液不能输布，故见头痛、眩晕，口干不欲饮；该降者不降，故见大小便不利。脾肾阳虚，升降出入失常，故见病人颜面浮肿，面色晦暗，神疲倦怠，胖苔白腻。盛氏立法、处方、用药自始至终紧扣温肾阳以利水、补脾气以化湿，药用生晒参、黄芪、附子、干姜、肉桂、白术、砂仁、杜仲等，温补脾肾，使脾肾运化旺则水湿自行，这正所谓治本也。调畅气机、通利水道、开启二阴也势在必行，故方中以车前子、猪苓、茯苓皮、玉米须、赤小豆、地龙干、黑大豆利小便，通水道；以火麻仁、郁李仁、草决明通大便，启后阴；再用葛根、花椒利气机，通三焦。

邓铁涛医案

（脾气亏虚挟痰瘀，益气健脾祛痰血）

患者，男，51 岁，飞行员。

2011 年 8 月 22 日入院：头胀痛 2 天。2 天前出现头胀痛，呈持续性，伴胃脘部轻度胀闷不适，于当地测血压 196/126mmHg，予圣通平 20mg，2 次 / 日，口服后血压控制欠佳。入院时患者头胀痛明显，倦怠，面色潮红，无头晕目眩，食纳可，夜休差，二便调。舌暗红、苔薄白，脉沉弦。查体：血压 185/110mmHg，心率 74 次 / 分钟，律齐，未闻及病理性杂音。肝脾肋下未触及，双下肢无水肿。

诊断：头痛。

辨证：肝阳上亢挟瘀。

治法：平肝潜阳，活血止痛。

处方：天麻 12g，钩藤（后下）15g，草决明 30g，丹参 18g，赤芍 12g，牛膝 12g，益母草 20g，橘红 6g，枳壳 6g，生地 12g。每日 1 剂，水煎服。

服药后头痛缓解不显，面红稍减，血压仍 180/120mmHg，请邓铁涛会诊。

2011年8月31日邓老一诊：患者头胀痛，倦怠乏力，恶心欲吐，纳谷不香，夜眠差，大便稍溏，小便正常。舌淡红稍暗、中根黄腻、边有齿痕，脉沉弱。

辨证：脾虚痰瘀。

治法：益气健脾，祛痰活血。

处方：北黄芪60g，云茯苓15g，白术15g，薏苡仁30g，枳壳10g，竹茹10g，橘红6g，牛膝15g，佩兰10g，扁豆花10g，草决明30g，甘草3g。每日1剂，水煎服。

服1剂后即觉诸症缓解，头痛消失，胃脘舒畅，全身得轻，血压平稳下降。续服2剂后，诸症基本消失，头痛全无，仅胃纳稍差，略觉乏力。降压药继服，血压控制平稳。

二诊：2011年9月3日。无头痛、无恶心欲吐，纳谷欠香，略觉倦怠，夜眠尚可，二便正常。舌淡稍暗、苔薄白微腻、边见少量齿痕，脉弱。

辨证：脾虚挟痰。

治法：益气健脾化痰。

处方：北黄芪60g，党参20g，五爪龙30g，云茯苓15g，白术15g，怀山药15g，砂仁（后下）6g，枳壳10g，橘红6g，佩兰10g，扁豆花10g，甘草6g。每日1剂，水煎服。血压平稳，9月4日出院，带中药续服。

[颜芳，赵立诚. 邓铁涛教授健脾化痰法治疗顽固性原发性高血压病验案1则. 中医研究，2004，17（6）：15-16.]

【诠解】本案患者头胀痛，倦怠，胃脘部轻度胀闷不适，恶心欲吐，纳谷不香，夜眠差，大便稍溏，小便正常，舌淡红稍暗、中根黄腻、边有齿痕，脉沉弱。始辨证为肝阳上亢挟瘀，治以平肝潜阳、活血止痛，但给予寒凉苦降之品后并未获效，甚至出现胃脘胀满不适。此时患者倦怠乏力，恶心欲吐，纳谷不香，大便溏，均为原本脾虚，更用寒凉损伤脾胃之症。故邓老会诊后，辨为脾虚痰瘀，重用黄芪、云茯苓、白术益气健脾，薏苡仁、枳壳、竹茹、橘红、佩兰、扁豆花祛除湿浊，使脾胃运化得复，气血得生，津液得行，痰湿得化，故头痛改善，血压平稳。西医对高血压病的治疗仅选择适合的降压药物一法，但中医辨证施治，同病异治，个性化的治疗方案更易获得良效。

俞长荣医案

医案 1（阳明中寒厥阴胜，温阳补虚潜降肝）

王某，男，55岁。

初诊：1996年3月8日。头痛时作，已历数年，此次持续发作3日，痛从前额连及巅顶，痛剧时则呕吐清涎白沫，舌质偏淡、苔薄白，脉细缓。血压150/98mmHg，有高血压病史。

辨证：阳明中寒，厥阴独胜，肝郁挟胃蚀上扰清窍。

治法：温中补虚，温阳疏肝。

处方：吴茱萸汤加减。吴茱萸15g，党参20g，大枣10g，生姜12g。水煎服，日1剂。

[许仕纳，俞宜年. 俞长荣教授治疗高血压病的经验. 福建中医学院学报，1994，4（3）：1-3.]

【诠解】《伤寒论·辨厥阴病脉证并治》曰："干呕、吐痰涎、头痛者，吴茱萸汤主之。"厥阴之脉夹胃属肝络胆，并上行至巅顶与督脉会合，阳明虚寒，胃失和降，浊阴上逆，故呕吐清涎白沫；胃中浊阴循肝经上扰于头，故痛及前额、巅顶。结合舌淡苔白、脉细缓可知，本证属肝胃虚寒、浊阴上逆之证，治以温中补虚、降逆止呕，方用吴茱萸汤。方中吴茱萸味辛苦而性热，归肝、脾、胃、肾经，既能温胃暖肝以驱寒，又可和胃降逆止呕；重用生姜温胃散寒，降逆止呕，两药相配温降之力加倍；党参、大枣之甘缓，能调和诸气，以安其中。

医案 2（脾虚肝强饮上逆，温中补虚利湿浊）

刘某，男，43岁。

初诊：1975年5月22日。头晕并头顶枕后痛，晕甚则呕吐清涎痰水，血压143/102mmHg，脉左细右小弦，舌质淡红、苔白厚。

辨证：脾虚肝强，寒饮上逆，清阳受扰。

治法：健脾平肝，降逆定眩。

处方：吴茱萸汤加白术、半夏、泽泻，服2剂。头眩、头痛均减，呕吐缓解。续服 4 剂，诸症解除，血压正常，半个月后恢复。

[许仕纳，俞宜年. 俞长荣教授治疗高血压病的经验. 福建中医学院学报，1994，4（3）：1-3.]

【诠解】本案患者以头晕、头痛为主症，呕吐清涎痰水为次症，虽头痛部位为头顶、枕后，但仔细分析可知本案的病机为痰饮上犯，清阳受扰。脾虚水饮不化，聚而为痰；浊阴之邪随肝经上扰头目，故出现头晕、头痛、呕吐痰涎。许宏《金镜内台方议》云："干呕，吐痰涎，头痛，厥阴之寒气上攻也，……以吴茱萸能下三阴之逆气为君，生姜能散气为臣，人参、大枣之甘缓，能调和诸气也。"故以吴茱萸汤治之，温中补虚，降逆止呕；外加白术、半夏燥湿健脾化痰；泽泻利水渗湿，泻浊阴，使湿邪有出路可去。

周鸣岐医案
（风痰上扰蒙清窍，健脾除湿降痰气）

某，男，43 岁。

初诊：1980 年 5 月 11 日。头痛，头重，眩晕，胸闷泛恶，胃脘胀满，食后乏力，肢体困重，舌苔白腻，脉弦滑。病人体肥面浮，嗜酒烟，有咳嗽旧疾已 6 载有余。

辨证：风痰上扰。

治法：降痰理气，健脾除湿。

处方：半夏白术天麻汤加减。半夏 15g，天麻 10g，菊花 10g，白术 15g，橘红 10g，茯苓 30g，麦芽 25g，神曲 10g，杏仁 10g，薏苡仁 15g，石菖蒲 10g。

二诊：1980 年 5 月 22 日。上方服 5 剂后，头痛、眩晕均减，胸恶、脘胀已除，舌苔薄白，脉弦，但觉自汗乏力。又以上方加党参 15g，黄芪 25g。续服 10 剂，诸症悉除。

（周升平. 当代名医周鸣岐疑难病临证精华. 大连：大连出版社，1994：58.）

【诠解】本案患者体肥面浮，有咳嗽旧疾已 6 载有余，可知患者为痰湿体质。水饮内停，化而为痰，脾为生痰之源，痰湿停于胃脘，故胃脘胀满；脾气不足不能运化水谷精微，故食后乏力；痰饮留于胸胁，故胸闷，流注于四肢故肢体困重；痰浊中阻，胃失和降，故恶心；风痰上扰，蒙蔽清窍，故头重眩晕；结合舌苔白腻、脉弦滑，可辨得本证为风痰上扰。治以降痰理气、健脾除湿为法，方选半夏白术天麻汤。李东垣在《脾胃论》中说："足太阴痰厥头痛，非半夏不能疗；眼黑头眩，风虚内作，非天麻不能除。"白术、茯苓、薏苡仁健脾祛湿，佐以橘红理气化痰，脾气顺则痰消；麦芽、神曲调和脾胃；石菖蒲辛温行散，苦温除湿，既能除痰利心窍，又能化湿以和中。

印会河医案

（痰饮上逆扰清空，温阳健脾燥痰湿）

李某，女，52岁。

初诊：1991年5月18日。头目沉胀，眩晕气短，心悸胸闷。血压190/110mmHg。舌淡，苔白微腻，脉濡而滑。

辨证：痰湿中阻，水饮内停。

治法：温阳健脾，燥湿化痰行水。

处方：苓桂术甘汤加味。茯苓30g，泽泻30g，钩藤（后下）30g，桂枝10g，白术10g，甘草10g，车前子（包煎）10g，半夏10g，天麻10g，橘红10g，夏枯草15g，制附子6g。10剂，水煎服，日1剂。

二诊：1991年6月2日。血压150/90mmHg，苔根黄厚，大便偏干。去附子，加竹茹12g，胆南星6g，炒草决明子30g，又10剂以巩固疗效。

（方居正. 国家级名老中医高血压验案良方. 郑州：中原农民出版社，2010：28.）

【诠解】脾主中州，职司气化，为气机升降之枢纽。若脾阳不足，健运失司，则湿滞而为痰为饮，痰饮随气升降，停于胸胁，则胸闷气短；阻滞中焦，清阳不升，则见头晕、头胀；上凌心肺则心悸，舌淡、苔白微腻，脉濡而滑，故为痰湿中阻、水饮内停之证，治以温阳化饮、健脾利湿为法。仲景云："病痰饮者，当以温药和之。"方选苓桂术甘汤加减，方中茯苓健脾利水，渗湿化饮；桂枝、附子温阳化气，平冲降逆；白术健脾燥湿；甘草合桂枝辛甘化阳，以助温补中阳之力，合白术益气健脾；泽泻、车前子渗湿利水；钩藤、天麻、夏枯草平肝息风；半夏、橘红健脾化痰理气。

任继学医案

（痰湿中阻气血滞，燥脾祛湿化痰络）

季某，女，40岁。

初诊：2004年12月13日。头痛、头晕半年。现症：头痛、头晕、乏力、多梦，舌暗体大有齿痕、苔白滑，脉动。自述有颈椎病史、高血压家族病史。初诊时血压170/120mmHg。

辨证：痰湿中阻。

治法：燥脾，祛湿，化痰。

处方：苍术30g，清半夏10g，天麻20g，莱菔子20g，郁金15g，藿香20g，杜仲15g，僵蚕20g。每日1剂，水煎服。

服药4剂，头痛、头胀感略有缓解，但仍乏力多梦，舌暗苔白兼滑润，脉动。血压160/105mmHg。诊为痰浊中阻，络脉不畅，气血运行受阻；治以化痰活络，兼以泄热。

处方：苍术20g，天麻（先煎）25g，钩藤（后下）30g，沉香5g，僵蚕20g，延胡索15g，川芎15g。

服6剂，诸症好转，血压140/90mmHg。以上方为基本方加减化裁，继服10剂，病情控制，疗效满意。

[常立萍，盖国忠. 从痰论治高血压病治验举隅. 长春中医学院学报，2006，22（1）：15.]

【诠解】本案患者舌暗体大有齿痕、苔白滑，脉动，为痰湿瘀内阻之象；痰湿中阻，清阳不升，故头痛、头晕；痰阻气机使气血运行不畅，故乏力。治疗以燥脾、祛湿化痰为法。方中苍术、清半夏燥湿化痰；天麻、僵蚕平肝祛痰息风；郁金疏肝理气；藿香芳香化湿；杜仲补肝肾；莱菔子消食化痰，宽中下气。二诊时患者仍乏力多梦，余症减轻，舌暗苔白，兼滑润，脉动。究其原因为痰浊中阻，络脉不畅，气血运行受阻，痰瘀互结。故在前方基础上加以活血化瘀，兼泄热。方中仍以苍术燥湿化痰；天麻、钩藤平肝息风；僵蚕化痰祛风；沉香疏肝理气止痛；延胡索、川芎活血化瘀，通络止痛。

丁书文医案

（痰湿困脾脉络阻，化痰利湿祛血瘀）

某女，59岁。

初诊：1999年7月21日。间歇性头痛、头晕8年，伴胸闷2年，加重7天。8年前体检时发现高血压，血压165/100mmHg。8年来间断服用复方罗布麻片、脑立清片剂部分西药，血压一般维持在145~150/95~100mmHg。2年前感头痛、头晕症状加重，伴心悸、失眠、胸闷、恶心、双下肢足踝部浮肿。7天前因劳累上述症状进一步加重。舌质紫暗、苔薄白腻，脉弦滑。血压170/110mmHg。

辨证：脉络瘀阻，痰湿困脾。

治法：活血祛瘀，化痰利湿。

处方：丹参30g，川牛膝15g，益母草30g，泽兰15g，泽泻30g，白术12g，车前子（包煎）30g，汉防己12g，豨莶草30g。6剂，水煎服，日1剂。

服药后血压降至145/95mmHg，诸症缓解，仅心悸、失眠不减。

二诊：上方加酸枣仁30g，茯苓30g。继进10剂，诸症悉平，血压降至正常。遂将上方改成丸剂，长期服用，调理善后。

（方居正. 国家级名老中医高血压验案良方. 郑州：中原农民出版社，2010：2.）

【诠解】脾为后天之本，气血生化之源。头窍有赖于精微物质的滋养，头痛因于脾者，或因脾虚化源不足，气血亏虚，清阳不升，头窍失养而致头痛；或因脾失健运，痰浊内生，阻塞气机，浊阴不降，清窍被蒙而致头痛。本案患者感头痛、头晕，伴心悸、失眠、胸闷、恶心、双下肢足踝部浮肿，舌质紫暗、苔薄白腻，脉弦滑，符合痰湿困脾诸症；痰浊、血瘀均为病理产物，在一定条件下，可以相互致病，故在治疗上配以活血化瘀之丹参、牛膝、泽兰；用泽泻、白术、车前子、汉防己、豨莶草化痰利湿；酸枣仁、茯苓健脾宁心安神以缓解心悸、失眠诸症。

正气亏虚证

丁光迪医案

医案1（气阴两虚挟瘀，益气养阴活血）

张某某，男，65岁，退休干部。

初诊：1999年12月5日。有高血压病史15年，头痛头晕，反复发作，加重4月。伴神疲乏力，易出汗，动则尤甚，手足心热、耳鸣、心悸、腰膝酸软、指端麻木。服降压西药及镇肝息风汤、天麻钩藤饮，血压有所下降，但症状反剧，血压195/150mmHg。舌红少津、苔薄黄、舌底脉络紫暗迂曲，脉细弱数。

辨证：气阴两虚挟瘀。

治法：益气养阴，活血降压。

处方：方用生脉散合补阳还五汤加减。人参6g，黄芪30g，茯苓15g，麦冬15g，五味子15g，当归15g，枸杞15g，桃仁15g，首乌15g，桑椹15g，沙参15g，丹参15g，石斛15g，远志10g，酸枣仁10g，柏子仁10g，丹参20g，红花8g，地龙12g，川芎12g，赤芍12g。水煎，分2次服，每日1剂。服5剂症状减轻。血压165/135mmHg。

（吴大真，刘学春，顾漫，等.现代名中医高血压中风治疗绝技.北京：科学技术文献出版社，2004）

【诠解】肺主皮毛，司开合，肺气亏虚，故以汗出，动则尤甚；脾主肌肉，脾气亏虚，不能化生水谷精微濡养四肢，故神疲乏力；肝肾阴虚，阴虚生内热，故手足心热、耳鸣、心悸、腰膝酸软。正气亏虚不能行血，以致脉络瘀阻，筋脉肌肉失去濡养，故指端麻木；结合舌红少津、苔薄黄，可知本证为气阴两虚挟瘀。方以生脉散益气生津，敛阴止汗。方中人参甘温，益元气，补肺气，生津液；麦冬、沙参、石斛甘寒，养阴生津；五味子酸温，敛肺止渴；再加补阳还五汤补气活血通络，方中黄芪补益元气，意在气旺则血行，瘀去络通；当归活血通络不伤血；桃仁、红花、丹参、赤芍、川芎合当归活血祛瘀；地龙通经活络，力专善行，周行全身。酸枣仁、柏子仁、远志养心安神；首乌、桑椹、枸杞滋补肝肾。全方补而不滞，标本兼顾。

医案2（肾阳亏虚兼血瘀，补肾活血利水湿）

王某某，男，71岁，退休干部。

初诊：1997年12月8日。既往有高血压病史20年，头痛头晕，反复发作，加重5月，曾服中西降压药无效。伴耳鸣，神疲乏力，失眠易惊，形寒肢冷，面目轻度浮肿。血压210/150mmHg。舌暗苔白，脉沉细。

辨证：肾阳亏虚，水停血瘀。

治法：补肾活血，利水降压。

处方：济生肾气丸加味。附子15g，茯苓15g，怀山药15g，枸杞15g，熟地3g，山萸肉12g，泽泻12g，巴戟天10g，锁阳10g，丹皮10g，地龙10g，泽兰10g，益母草10g，车前子10g，川牛膝10g，猪苓10g，丹参20g，水煎分2次服，每日1剂。

服5剂，面目浮肿消退。血压165/120mmHg，他症亦减轻。守方续进35剂，症状平复，血压150/90mmHg。

（吴大真，刘学春，顾漫，等.现代名中医高血压中风治疗绝技.北京：科学技术文献出版社，2004）

【诠解】本案患者肾阳亏虚，不能温煦全身，故形寒肢冷；肾阳不能蒸化水液，水液留滞，故面目浮肿；肾气亏虚，故神疲乏力；结合舌暗苔白，脉沉细，本证为肾阳亏虚、水停血瘀之证。治以补肾活血、利水降压为法。方中地黄滋补肾阴，加附子、锁阳、巴戟天助命门之火以温阳化气，乃阴中求阳之意；山萸肉、山药补肝益脾，化生精血；牛膝滋阴益肾；泽泻、茯苓、猪苓利水渗湿消肿，并可防地黄之滋腻；车前子清热利湿；泽兰、益母草、丹参、地龙活血化瘀，利水消肿，通络止痛；枸杞配熟地滋补肝肾。诸药合用，助阳之弱以化水，滋阴之虚以生气，兼加活血化瘀、利水消肿之药，补中寓泻，使扶正与祛邪相得益彰。

关思友医案

（正气虚弱风寒留，扶正祛邪散风寒）

方某，女，30岁。

初诊：自述头痛、头晕，血压160/110mmHg已3个月，曾服硝苯地平和卡托普利等，血压不降。继服中药镇肝息风汤、天麻钩藤饮加减和牛黄降压丸等，血压仍居高不下。缘于头痛难忍，便自服感冒通片，服后痛减，但血压不降。初服感冒通时止痛效显，继服则须加量方效。是以剂量与日俱增，竟达常量数倍，以致痛必服之，不能停药，甚感烦心，于是求治于余。现症：巅顶痛，头晕胀，畏寒喜暖，喜按摩，得温则痛减，有时自觉脊柱两侧发麻拘紧，面部烘热，神疲乏力，闷闷不乐，食欲不振，口中乏味，月经半年未潮，带下量一般。舌质紫暗、苔白腻、舌下静脉粗紫，脉沉无力，血压155/110mmHg。询问得知，始起春节后，乘车行车程百余里回归故里，途中因晕车而把头伸出车外，不料至家即头痛难忍，至今未愈。

辨证：正气虚弱，感受风寒，邪犯太厥，留而未去。

治法：扶正祛邪，疏风散寒。

处方：党参21g，当归30g，川芎30g，吴茱萸10g，白芷15g，细辛4g，白芍30g，荆芥13g，防风13g，丹参30g，桃仁12g，红花12g，甘草12g，藿香（后下）30g，全蝎（研末冲服）6g，蜈蚣（研末冲服）1条。3剂，水煎服，日1剂。

二诊：1剂尽，血压130/105mmHg。虽停服感冒通，头痛却大减遂喜返岗位。2剂尽，血压降至120/90mmHg，头痛若失，唯感头皮拘紧。近日精神旺盛，睡眠安宁，食欲一般，口中无味，胃脘舒适，二便正常，舌质淡暗、舌下静脉色淡紫，脉沉无力。风寒散而未尽，拟原方损益。

处方：川芎18g，白芷12g，细辛3g，吴茱萸7g，党参20g，白芍18g，荆芥10g，防风10g，丹参20g，当归20g，全蝎（研末冲服）3g。3剂，水煎服，日1剂。

药尽，康复如初。观察3个月，血压一直维持在120/80mmHg，无任何不适。

（吴大真，刘学春，顾漫，等.现代名中医高血压中风治疗绝技.北京：科学技术文献出版社，2004.）

【诠解】本案患者感受风寒，气血不足，诱因明确。患者脊柱两旁不适，巅顶痛，且畏寒喜嗳。脊柱两旁为膀胱经所到之处，足厥阴肝经上达巅顶，说明本案中风寒之邪侵犯足太阳膀胱经和足厥阴肝经，寒性收引、凝滞，血受寒则缓，故舌质暗紫、舌下静脉粗紫为寒凝血瘀之象；正气不足，故神疲乏力，脉沉而无力；面部烘热，提示本案为阴血亏损、虚火上炎之证。故治以四物汤补血养血，加桃仁、红花调血活血。《金镜内台方议》："干呕，吐涎沫，头痛，厥阴之寒气上攻也。吐利，手足逆冷也，寒气内盛也；烦躁欲死者，阳气内争也；食谷欲呕者，胃寒不受也。此三者之症，共用此方者，以吴茱萸能下三阴之逆气也。"故取吴茱萸汤，意在温散厥阴肝寒，加荆芥、防风以疏风散寒，风寒之邪久留厥阴，故以全蝎、蜈蚣直入厥阴搜风通络；川芎、白芷、细辛三味合用行气止痛。

张炳厚医案

（阳虚络瘀窍失养，温阳益气活血络）

富某，男，60岁。

近1月来头痛明显，常于睡眠时出现，血压一般在170/100mmHg，伴畏寒膝冷，口干喜热饮，夜尿频多，腰痛无力，舌质暗、苔薄白，脉沉细，尺无力。因患高血压10年，一直用心痛定治疗，血压时高时低。

辨证：肾阳气虚弱，血脉运行不畅，瘀血阻络，清窍失养。

治法：温阳益气，活血通络。

处方：熟附片10g，黄芪20g，桂枝10g，杭白芍12g，大川芎30g，蔓荆子10g，薄荷（后下）6g，北细辛6g，藁本10g，制水蛭3g，全蝎2g，蜈蚣3g，南红花10g，三七末（冲）3g。

服21剂后，病情明显好转，血压降至140/90mmHg。后将此方黄芪加至30g，配成丸药让患者连服药3个月，症状基本消失，血压平稳。

（方居正. 国家级名老中医高血压验案良方. 郑州：中原农民出版社，2010：71.）

【诠解】本案患者肾阳虚衰，不能温煦筋骨、腰膝，故畏寒膝冷；阳虚不能蒸腾津液，故口干喜热饮；肾阳虚弱，固精摄尿之力减退，则尿频清长，夜尿多；结合舌质暗、苔薄白，脉沉细、尺无力，故为肾阳气虚弱、血脉运行不畅、瘀血阻络、清窍失养之证。治以温阳益气、活血通络为法。方中熟附片大辛大热，为温阳诸药之首；桂枝辛甘而温，乃温通阳气要药；黄芪补中益气；水蛭、全蝎、蜈蚣搜风通络；川芎、红花、三七活血化瘀止痛；白芍柔肝止痛；蔓荆子、薄荷、细辛、藁本散阴寒止头痛。

高忠英医案

医案1（阴阳失调气血逆，滋阴扶阳和气血）

靳某，女，45岁。

初诊：1997年12月16日。主诉头痛1年余。平素易作头痛，未加注意，今年5月份单位体检时发现血压高（血压150/110mmHg）。既往血压偏低。刻下：时感头痛，目眶胀痛，恶心，纳食尚可，睡眠梦多，大便干结，须服通便药方解，小便可。月经期准，量色可，末次月经11月初，但至今未至。舌暗淡、苔薄白，脉弦细滑。12月3日心电图示：窦性心律，T波改变。

辨证：阴阳失调，气血逆乱。

治法：滋阴扶阳，调和气血。

处方：二仙汤加减。淫羊藿15g，仙茅10g，肉苁蓉30g，女贞子12g，知母10g，黄柏10g，灵磁石（先煎）20g，旱莲草10g，巴戟天10g，当归10g，益母草20g，桃仁10g，红花10g。3剂，水煎服，日1剂。

治疗经过服药3剂后，月经19日来潮，量色可；服至7剂恶心除，但头及目眶仍痛，梦多，血压140/95mmHg。月经得下，冲任血瘀可畅，邪无逆则阴阳可平。原方减女贞子、旱莲草，加酸枣仁15g，夜交藤15g。

继服4剂后，头目胀痛已大减，但于食后突作头痛1次，睡眠后自行缓解，时有眠差，腰痛，血压110/90mmHg。阴阳渐已平秘，血压趋向正常。

上方加减续服3个月后，头目痛若失，偶因劳累头痛小作，休息后可自行消失，腹胀便秘逐渐好转，月经如期而潮，唯血量较多、色黑且多块，经前腹痛、腰酸，血压稳定于120~140/90mmHg之间，转调月经。

（邹志东，金丽杰. 高忠英验案精选. 北京：学苑出版社，2006：117—

118.）

【诠解】《素问·上古天真论》曰："女子七岁，肾气盛，……六七三阳脉衰于上，面皆焦，发始白；七七任脉衰，太冲脉无力，天癸竭，地道不通，故称形坏而无子。"本案患者45岁，正直天癸欲绝之期，西医学谓之更年期，此时冲任二脉失去精血的濡养，造成阴阳气血之紊乱，阴不维阳，阳亢逆上，故见头晕胀痛；冲气挟胃气逆上，则恶心；热扰心神则多梦；阴虚肠燥，故便秘；阴阳失和，水火不济见心烦、多汗。本案为阴阳失调、气血逆乱之证，方选二仙丸合二至丸。方中淫羊藿、仙茅、肉苁蓉、巴戟天甘温助阳为主；当归养血活瘀可调经；知母、黄柏清阴中之热，兼制主药温燥而坚阴；磁石重镇潜阳；益母草、桃仁、红花活血调经。

医案 2（冲任虚寒瘀血滞，温经化瘀调气血）

陈某，女，42岁。

初诊：1999年11月9日。头痛5年。5年来头痛频繁发作，以头额部为甚。血压波动在140~145/105~110mmHg之间，一直服用降压0号，血压控制在120/80mmHg左右。6月初曾服用中药右归饮加减方，但效果不佳。其父亲患有高血压病症。刻下：头额痛，耳鸣，唇干，食欲不振且食量较少，睡眠梦多，时时惊醒，胸闷，气短乏力，心悸，脘腹胀，小腹冷，二便调。月经前期，量可色暗、有血块，经前烦躁。舌淡胖、苔白，脉沉细、左滑右弦。血压为120/80mmHg。

辨证：冲任虚寒，瘀血内滞。

治法：温经化瘀，调和气血。

处方：温经汤加减。吴茱萸10g，肉桂10g，巴戟天10g，小茴香10g，当归10g，益母草20g，川芎10g，香附10g，京三棱10g，莱菔子10g，鸡内金10g，木香10g。每日1剂，水煎服。

服药7剂后，头痛减轻，自觉下肢力，但时感矢气频频，腹胀痛，大便频多，溏结不调，遇冷易流涕。上方去莱菔子、鸡内金、木香，加厚朴10g，黄芪20g，女贞子10g。继服1个月后头痛大减，仅在睡眠少时偶作头痛，血压平稳，月经来潮，经色转红，血块减少。改为安坤赞育丸晚服1丸，妇科得生丹早服1

丸。连服半年而头痛未作。

（邹志东，金丽杰. 高忠英验案精选. 北京：学苑出版社，2006：119-120.）

【诠解】本案患者冲任虚寒，瘀血阻滞。冲为血海，任主胞胎，肾阳虚衰，下焦虚寒，故小腹冷，舌淡胖；脾阳不足，运化乏力，故食欲不振、气短乏力、脘腹胀；寒凝血瘀，经脉不畅，故月经色暗、有血块；瘀血不去，新血不生，不能濡润，故唇干、耳鸣；寒瘀滞络，气血不和，故头痛。辨证为冲任虚寒，瘀血内滞。治以温经散寒、养血祛瘀为法。方中吴茱萸散寒止痛，肉桂、巴戟天温肾阳，暖脾胃，除积冷；小茴香、木香、香附散寒止痛，理气和胃；当归、益母草、川芎、京三棱行气活血调经；莱菔子、鸡内金消食化积。

卢尚岭医案

（肝肾阴亏水湿留，补益肝肾利水气）

某男，50岁。

头痛、头晕10余年，双下肢浮肿1年余。患者有高血压病史15年。现头痛头晕，眩晕耳鸣，失眠烦躁，双下肢浮肿，夜尿增多，舌红苔黄腻，脉沉弦，血压167/110mmHg。尿常规PRO（+），RBC（+），管型（-）。

辨证：肝肾阴亏，肝阳上亢，水湿停留。

治法：补益肝肾，潜阳利水。

处方：白芍30g，蜈蚣3条，代赭石（先煎）30g，玄参20g，天冬15g，龙骨（先煎）30g，牡蛎（先煎）30g，川楝子10g，龟甲30g，蒺藜15g，王不留行12g。水煎服，日1剂。

加减服药60余剂，浮肿消失，余症状明显减轻，血压150/103mmHg，尿常规（-）。

（林殷. 心系病证医家临证精华——高血压病. 北京：人民军医出版社，2008：447-448.）

【诠解】本案患者头痛头晕，眩晕耳鸣，失眠烦躁，为肝肾阴虚、肝阳上扰之症。但患者久病失治，迁延数10年，加之年老体衰，肾气虚损，不能化生肾阳，致肾气化功能失常，故夜尿增多，双下肢浮肿；结合舌红苔黄腻，脉沉弦，可知本病为肝肾阴亏、肝阳上亢、水湿停留证。治以补益肝肾、潜阳利水为法。方中白芍、蜈蚣柔肝缓急；卢尚岭遵从张锡纯在《医学衷中参西录》中评白芍"性善滋阴，而又善利小便，原为阴虚小便不利之主药也"之意，重用白芍配王不留行以行气利水；代赭石重镇降逆；玄参、天冬下走肾经，清泄虚热；龙骨、牡蛎、龟甲滋阴潜阳；川楝子疏肝理气；蒺藜平肝疏肝。

石海澄医案
（肾阳亏虚水血瘀，补肾活血利水）

王某某，男，71 岁，退休干部。

初诊：1997 年 12 月 8 日。既往有高血压病史 20 年，头痛头晕，反复发作，加重 5 月，曾服中西降压药无效。伴耳鸣，神疲乏力，失眠易惊，形寒肢冷，面目轻度浮肿。血压 210/150mmHg。舌暗，苔白，脉沉细。

辨证：肾阳亏虚，水停血瘀。

治法：补肾活血，利水降压。

处方：济生肾气丸加味。附子 15g，茯苓 15g，怀山药 15g，枸杞 15g，熟地 30g，山萸肉 12g，泽泻 12g，巴戟天 10g，锁阳 10g，丹皮 10g，地龙 10g，泽兰 10g，益母草 10g，车前子 10g，川牛膝 10g，猪苓 10g，丹参 20g，5 剂，水煎服。

面目浮肿消退，血压 165/120mmHg，他症亦减轻。守方续进 35 剂，症状平伏，血压 150/90mmHg。

[石凯歌，刘绪银，黄笃高，等. 石海澄老中医高血压病辨治经验. 湖南中医杂志，2001，17（2）：39-40.]

【诠解】肾为水脏，主骨生髓，脑为髓海，头痛因于肾者，或因房劳过度、或因禀赋不足，使肾精久亏，无以生髓，髓海空虚，发为头痛。本案患者老年男性，体衰，导致肾虚，一则髓海失充，脑神经功能失调；二则水液代谢失司，潴留体内，充溢脉道，留而不去，血脉不利；故头痛头晕，反复发作，伴耳鸣，神疲乏力，失眠易惊，形寒肢冷。治以补肾活血、利水降压，方选济生肾气丸加减。

许华医案

（脾肾两虚痰湿阻，健脾益肾缓治虚）

李某，男，52 岁。

初诊：1979 年 11 月 16 日。头痛，头晕，胸闷气短，四肢无力，五更泄，腹胀，腰酸而痛，胃纳不佳，舌淡苔白而滑腻，脉象寸浮关弦尺弱、右脉为甚。发现高血压 15 年，此次测血压 170/114mmHg。

辨证：脾肾两虚，痰湿中阻。

治法：健脾益肾，渗湿化浊。

处方：生白芍 15g，生山药 20g，生山茱萸 12g，生龙骨 15g，生牡蛎 15g，大熟地黄 15g，炒杜仲 10g，茯苓 15g，泽泻 15g，莱菔子 9g，淫羊藿 9g，白扁豆 12g，夏枯草 12g，菟丝子 9g，仙茅 9g。5 剂，水煎服，日 1 剂。

二诊：1979 年 11 月 21 日。服药后，头晕痛减轻，胸中自觉开豁，纳增，泄泻好转，舌苔由白腻变为薄白，血压 150/90mmHg。继服前方 3 剂后，血压下降到 130/84mmHg，五更泄虽好转但未痊愈。改滋生丸加味。

处方：党参 80g，茯苓 100g，陈皮 70g，白扁豆 100g，山药 100g，甘草 70g，莲子肉 100g，砂仁 70g，薏苡仁 100g，桔梗 70g，焦山楂 80g，焦神曲 80g，白芍 70g，芡实 70g，钩藤 100g，马尾莲 70g。共为细末，蜜炼为丸 10g 重，每服 1 丸，每日 3 次。此药丸服至 100 丸后，血压稳定在 130/80mmHg，五更泄已明显好转，饮食、睡眠均恢复正常。

（陈新宇，刘建和. 名家医案·妙方解析——心血管病. 北京：人民军医出版社，2007：171.）

【诠解】脾气亏虚，运化乏力，水谷不能化生精微，故四肢乏力；水湿不化，聚而生痰，痰浊中阻，清气不升，故头痛，头晕，胸闷气短；肾主水，肾阳亏虚，气化乏力，水不化气，故而下泄发为五更泄；腹胀，腰酸而痛，舌淡苔白而滑腻，脉象寸浮关弦尺弱、右脉为甚均为脾肾两虚、痰湿中阻之症。治以健脾益肾、渗湿化浊为法。方中淫羊藿、仙茅、菟丝子、山茱萸温补肾阳；熟地黄、杜仲补肝肾；山药、茯苓、白扁豆健脾渗湿；莱菔子消食理气；白芍柔肝止痛；生龙骨、生牡蛎、夏枯草平肝潜阳；泽泻渗湿泄虚热。二诊时患者症状已明显减轻，故加滋生丸以调理气阴。